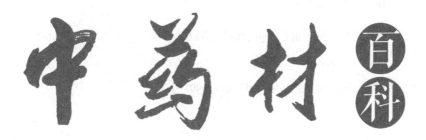

中药材 百科

薛丽君 主编

U0308260

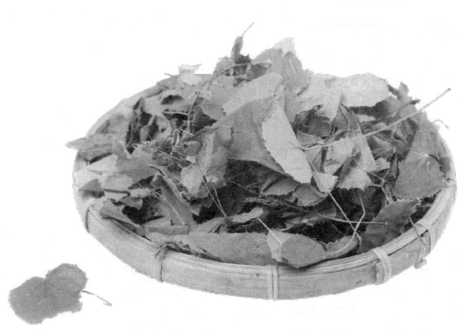

黑龙江科学技术出版社
HEILONGJIANG SCIENCE AND TECHNOLOGY PRESS

图书在版编目（CIP）数据

中药材百科 / 薛丽君主编 . -- 哈尔滨：黑龙江科
学技术出版社，2019.1 （2024.6 重印）
ISBN 978-7-5388-9206-2

Ⅰ . ①中… Ⅱ . ①薛… Ⅲ . ①中药材 – 基本知识
Ⅳ . ① R282

中国版本图书馆 CIP 数据核字 (2017) 第 088997 号

中 药 材 百 科

ZHONGYAOCAI BAIKE

作　　者	薛丽君	
项目总监	薛方闻	
责任编辑	回　博	
策　　划	深圳市金版文化发展股份有限公司	
封面设计	深圳市金版文化发展股份有限公司	
出　　版	黑龙江科学技术出版社	

地址：哈尔滨市南岗区公安街 70-2 号　邮编：150007

电话：（0451）53642106　传真：（0451）53642143

网址：www.lkcbs.cn

发　　行	全国新华书店
印　　刷	深圳市雅佳图印刷有限公司
开　　本	723 mm×1020 mm　1/16
印　　张	29
字　　数	320 千字
版　　次	2019 年 1 月第 1 版
印　　次	2024 年 6 月第 3 次印刷
书　　号	ISBN 978-7-5388-9206-2
定　　价	68.00 元

目 录

CONTENTS

第一章

中药入门基础课，遇见最美的本草

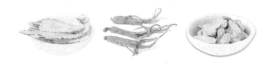

第二章

补虚药

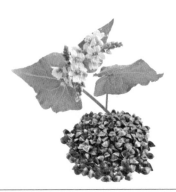 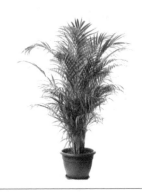

第三章
解表药

第四章
清热药

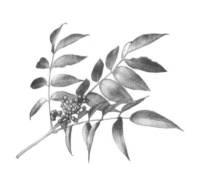
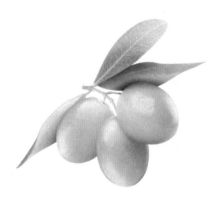

第五章
化痰止咳平喘药

第六章
消食驱虫药

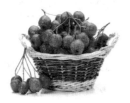
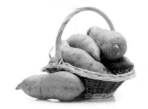
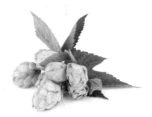

第七章
泻下药

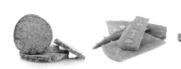

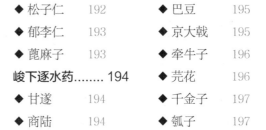

第八章
利水渗湿药

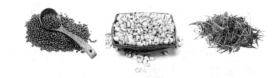

第九章
温里化湿药

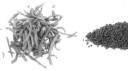

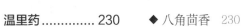

第十章
祛风湿药

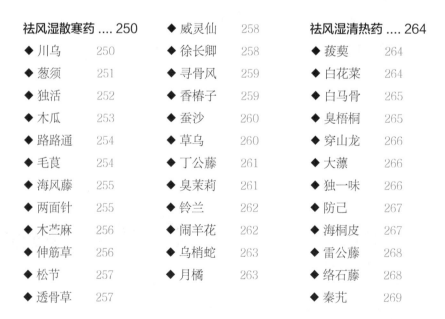

第十一章

活血祛瘀药

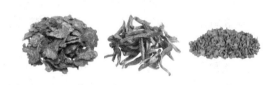

第十二章
止血药

第十三章
平肝息风开窍药

第十四章
安神药

第十五章

收敛药

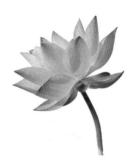

第十六章
其他药

附录

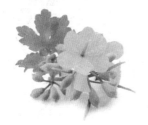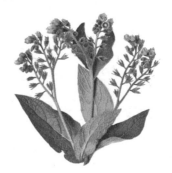

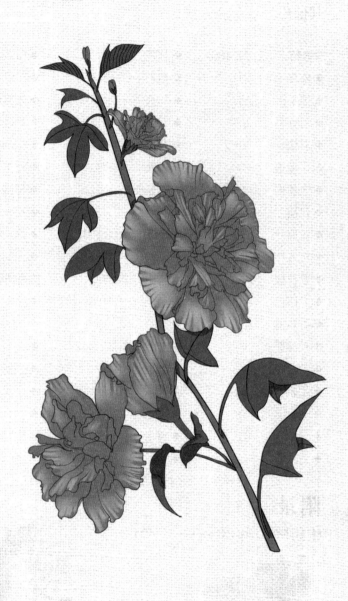

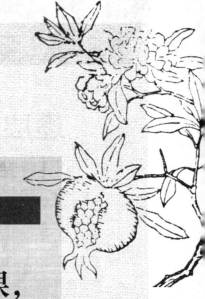

第一章

中药入门基础课，遇见最美的本草

中药的药源有植物、动物和矿物，其中以植物药占绝大多数，使用也更普遍。

我国各地使用的中药已达 5000 种，把各种药材配伍而形成的方剂更是数不胜数。中药的知识包含了药材的采集、加工炮制、分类、煎煮等。

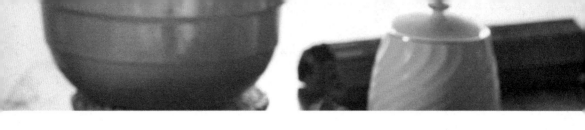

逐层讲透中药材的来源

中药的采集

中药的采收季节、时间、方法和贮藏等与中药的品质好坏有着密切的关系，是保证药物质量的重要环节。因此，采药要根据不同的药用部分（如植物的根、茎、叶、花、果实、种子或全草都有一定的生长成熟时期，动物亦有一定的捕捉与加工时期），有计划地进行采制和贮藏，才能得到较高的产量和品质较好的药物，以保证药物的供应和疗效，满足人民卫生保健事业上的需要。

采集原则	
全草、茎枝及叶类药物	大多在夏秋季节植株充分成长、茎叶茂盛或开花时期采集，但有些植物的叶亦有在秋冬时采收的。多年生草本常割取地上部分，如益母草、薄荷等；一些茎较柔弱的矮小植物及必须带根用的药物则连根拔起，如垂盆草、紫花地丁等
根和根茎类药物	一般是在秋季植物地上部分开始枯萎或早春植物抽苗时采集，这时植物的养分多贮藏在根或根茎部，所采的药物产量高、质量好。但也有些根及根茎如孩儿参、半夏、延胡索等则在夏天采收。多数的根及根茎类药物需生长一年或二年以上才能采收供药用
花类药物	多在花未开放的花蕾时期或刚开时候采集，以免香味失散、花瓣散落，影响质量，如金银花、月季花等。由于植物的花期一般很短，有的要分次及时采集，如红花要采花冠由黄变红的花瓣，花粉粒需盛开时采收，如松花粉、蒲黄等。采花最好在晴天的早晨，以便采后迅速晾晒干燥

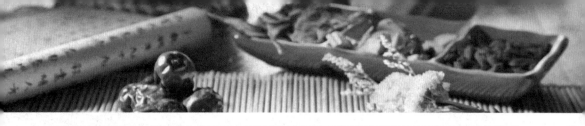

果实类药物	除少数采用未成熟果实如青皮、桑椹等外，一般应在果实成熟时采集
种子类药物	通常在完全成熟后采集。有些种子成熟后容易散落，如牵牛子、急性子（凤仙花子）等，则在果实成熟而未开裂时采集。有些既用全草又用种子的药物，则可在种子成熟时，割取全草，将种子打下后分别晒干贮藏，如车前子、紫苏子等
树皮和根皮类药物	通常是在春夏间剥取，这时正值植物生长旺盛期，浆液较多，容易剥离。剥树皮时应注意不能将树干整个一圈剥下，以免影响树干的输导系统，造成树木的死亡
动物类药物	一般潜藏在地下的小动物，宜在夏秋季捕捉，如蚯蚓、蟋蟀等；大动物虽然四季皆可捕捉，但一般宜在秋冬季猎取，不过鹿茸必须在雄鹿幼角未角化时采取

采集注意要点

1. 留根保种

有些多年生植物，地上部分可以代根用的，尽量不要连根拔；必须用根或根茎的，应该注意留种。用全草的一年生植物，大量采集时应留下一些茁壮的植株，以备留种繁殖。用叶的药物不要把全株叶子一次采光，应尽量摘取密集部分，以免影响植物的生长。

2. 充分利用

根、茎、叶、花都可入药的多年生植物，应多考虑用地上部分和产量较多的部分。此外，可结合环境卫生大扫除、垦地填洪和伐木修枝，随时注意将可作药用的树皮、根皮、全草等收集起来，认真加以整理，以供药用。

3. 适当种植

根据实际需要，对于本地难以采集或野生较少的品种，可以适当地进行引种繁殖，以便采用。

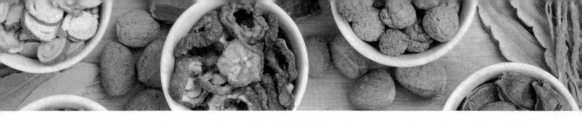

中药的加工

加工即"炮制"，又称"炮炙"，是药物在制成各种剂型之前对药材的整理加工以及根据医疗需要而进行加热处理的一些方法。

中药加工的目的

消除或减少药物的毒性、烈性等不良反应	如生半夏、生南星有毒，用生姜、明矾脆制，可解除毒性；又如巴豆有剧毒，去油用霜，可减少毒性
改变药物的性能	如地黄生用性寒凉血，蒸制成熟地则微温而补血；何首乌生用润畅通便、解疮毒，制熟能补肝肾、益精血
便于制剂和贮藏	如将植物类药物切碎，便于煎煮；矿物类药物煅，便于研粉。又如某些生药在采集后必须烘焙，使药物充分干燥，以便贮藏
使药物洁净、便于服用	如药物在采集后必须清除泥沙杂质和非药用的部分；有些海产品与动物类的药物需要漂去咸味及腥味等

中草药常用的加工方法

1. 洗

洗是将原药放在清水中，经过洗涤去净药物表面的泥沙杂质，从而达到洁净卫生的目的。应注意浸洗的时间不要过长，以防止有效成分溶于水中。

2. 漂

有腥气（如龟板、鳖甲、乌贼骨）、咸味（如昆布、海藻）或有毒性（如乌头、附子）的药物，可利用多量清水反复浸漂，经常换水，来漂去这些气味或减少毒性。

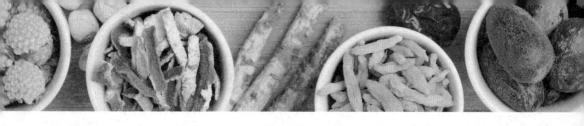

3. 泡

泡就是用药物汁水浸泡以减低原药的烈性或刺激性，如用甘草水泡远志、吴莱萸。

4. 渍

渍就是在药物上喷洒少量清水，让水分渐渐渗透而使药物柔软，便于切片。某些药物浸泡后药性易于走失的，宜用此法。

5. 水飞

水飞是研粉方法之一，适用于矿石和贝壳类不易溶解于水的药物如朱砂等，目的是使药物粉碎得更加细腻，便于内服和外用。在水飞前先将药物打成粗末，然后放在研钵内和水同研，倾取上部的混悬液，然后再将沉于下部的粗末继续研磨，这样反复操作，研至将细粉放在舌上尝之无渣为度。水飞可防止粉末在研磨时飞扬，以减少损耗。

6. 煅

煅的作用主要是将药物通过烈火直接或间接煅烧，使它质地松脆，易于粉碎，充分发挥药效。

7. 炒

炒是炮制加工中常用的一种加热法，是将药物放于锅内加热，用铁铲不断铲动，炒至一定程度取出。

8. 炮

炮与炒基本相同，但炮要求火力猛烈，操作动作要快，这样可使药物（一般须切成小块）通过高热，达到体积膨胀松胖，如干姜即用此法加工成为炮姜炭。

9. 煨

煨的主要作用在于缓和药性和减少不良反应。常用的简易煨法是将药物用草纸包裹两三层，放在清水中浸湿，置文火上直接煨，煨至草纸焦黑内熟取出，煨生姜就是用此法。

10. 煮

煮是将经过整理及洗净的原药，放在锅内用清水与其他辅助药料同煮至熟透。如附子、川乌与豆腐同煮可减少其毒性。

药材来之不易，需好好保存

药物在采集、加工处理以后，还需要好好贮藏。

1　植物类药品都应根据药物的性质来进行加工后，分别保存。

2　植物的果实或种子，如五味子、女贞子、莱菔子、葶苈子、白芥子等，需放在密封的瓮内。

3　植物的茎叶或根部没有芳香性的，如益母草、木贼草、夏枯草、大青叶、板蓝根、首乌藤等，可放在干燥阴凉处或贮于木箱内。

4　芳香性药物及花类，如菊花、金银花、月季花等，需放在石灰瓮内，以防受潮、霉烂、变质。

5　种子类药物要防虫鼠。

6　动物药及脏器组织，如蕲蛇、乌梢蛇、蜈蚣、地鳖虫、胎盘等，烘干后应放在贮有石灰的缸中以保持干燥，并放在冷暗干燥的地方，以防虫蛀或腐烂。

7　剧毒药物要另行贮藏保管，防止发生事故。

8　矿物药如石膏、滑石、灵磁石等可放在木箱内；但芒硝、硼砂等需放在瓮内盖紧，以防受潮。

贮藏药物的库房需保持清洁干燥，并防虫、鼠的侵蚀；药物还需勤加翻晒，对某些易生虫蛀或容易受潮发油的药物，如前胡、羌活、独活、甘遂、当归等，必须经常检查，以防霉蛀变质。

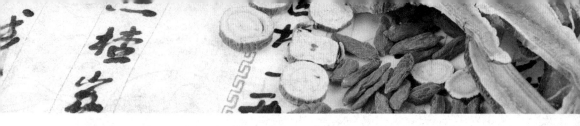

如何辨别购买的药材质量好不好

中药材的质量指的是中药材这种商品价值的优劣程度。中药材的真假、质量的好坏，会直接影响临床应用的效果和患者的生命安全，因此中药材的鉴别有着十分重要的意义。中药材的质量有一个基本要求，即安全有效。中药材的质量包含了外观质量和内在质量两个部分。而对于中药材的鉴别方法有很多，主要有对药材外表性状的鉴别和用显微镜观察其结构的鉴别，以及化学分析、生物测定等鉴别方法。最常用的中药材鉴别就是对药材外观性状的鉴别。

从外观鉴别药材质量

NO.1 眼观

看药材的表面——不同种类的药材由于用药部位的不同，其外形特征会有所差异。如根类药材多为圆柱形或纺锤形，皮类药材则多为卷筒状，等等。另外，一些药材有着它们自己特定的表面特征，或光滑，或粗糙。

看颜色——药材颜色的不同或变化，是鉴别药材的重要因素。通过对药材外表颜色的观察，分辨出药材的品种、产地和质量的好坏，比如黄连色要黄、丹参色要红、玄参色偏黑等。

看断面——很多药材的断面都具有明显的特征，如防己的断面呈车轮状纹理，而黄芪的断面纹理呈"菊花心"样纹理，杜仲有胶状的细丝相连，等等。这些独有的断面特征是鉴别药材的重要依据。

NO.2 手摸

手摸法——用手去感受药材的软硬、轻重，质地是疏松还是致密，表面是光滑还是黏腻，细致还是粗糙，以此鉴别药材的好坏。如盐附子质软，而黑附子则质地坚硬。

手捏法——用手感受药材的干湿、黏性，例如天仙子手捏有黏性。

手掂法——用手拿着药材上下掂动感受药材的轻重，疏松还是致密。如荆三棱坚实体重，而泡三棱则体轻。

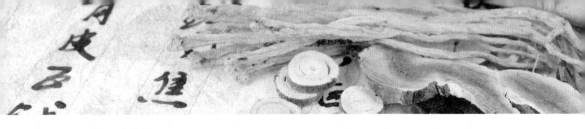

NO.3 鼻闻

直接鼻嗅法——将草药靠近鼻子闻它的气味，例如薄荷的香、阿魏的臭、白鲜皮的羊膻气等。

浸鼻嗅法——将草药放入热水中浸泡，然后用鼻子闻它的气味，如犀角有清香而不腥，水牛角略有腥气。

揉搓鼻嗅法——因有些草药的气味微弱，不易直接嗅到，我们可以将它揉搓、折断后再闻味，如鱼腥草的腥味、细辛的清香味等。

NO.4 口尝

鉴别药材的意义不仅在于味道，还包括"味感"。味分为辛、甘、酸、苦、咸，如山楂的酸、黄连的苦、甘草的甜等。

从内在鉴别药材质量

中药材的疗效和药效物质的含量密切相关，因此，中药材最科学合理的质量指标应是药效物质的含量。《中国药典》2005 年版收载的 551 种药材及饮片品种中，规定了 217 种中药材有效物质的含量限度，如黄连中小檗碱的含量不得少于 3.6%，国产沉香中醇浸出物的含量不得低于 10.0%。

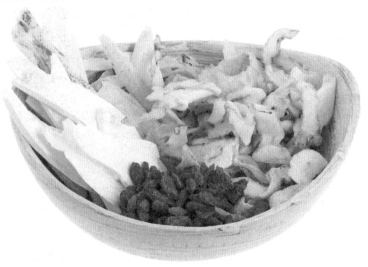

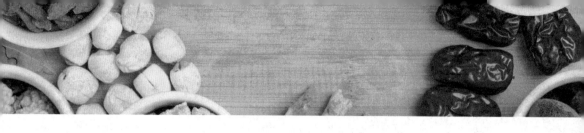

识药性，认识中药材的"四气"与"五味"

寒、热、温、凉为四气

四气又称四性，即寒热温凉四种药性，反映药物在影响人体阴阳盛衰、寒热变化方面的作用倾向，用以说明药物的作用性质。寒凉和温热是对立的两种药性，寒和凉之间、热和温之间是程度上的不同，也就是说药性相同，但在程度上有差别，温次于热、凉次于寒。

此外，在寒热温凉之外，还有"平性"。"平性"是指药性平和，寒热之性不甚明显，但实际上仍有偏温、偏凉之不同。称其性平是相对而言的，仍未超出四性的范围。故四性从本质而言，实际上是寒热二性。

药物四气确定	药性的寒、热、温、凉，是通过药物作用于人体发生的反应归纳出来的，例如，感受风寒、怕冷发热、流清涕、小便清长、舌苔白，这是寒的症状，这时用紫苏、生姜煎了汤饮服后，可以使病人发一些汗，就能消除上列症状，说明紫苏、生姜的药性是温热的。如果生了疔疮，局部红肿疼痛，甚至小便黄色、舌苔发黄，或有发热，这就是热的症状，这时用金银花、菊花来治疗，疗效很好，说明金银花、菊花的药性是寒凉的。
四气的作用	中草药的四气，通过长时期的临床实践，绝大多数已为人们所掌握，如果我们熟悉了各种药物的四气，就可以根据"疗寒以热药、疗热以寒药"和"热者寒之、寒者热之"的治疗原则针对病情适当应用了。一般寒凉药，大多具有清热、泻火、解毒等作用，常用来治疗热性病症；温热药大多具有温中、助阳、散寒等作用，常用来治疗寒性病症。

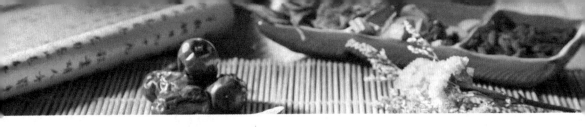

酸、苦、甘、辛、咸为五味

　　"五味"是指药物有酸、苦、甘、辛、咸五种不同的味道，具有不同的治疗作用。五味是通过人的味觉辨别出来的，是药物的真实味道。然而和四气一样，五味更重要的是通过长期实践观察，发现不同味道的药物作用于人体会有不同的反应，产生不同的效果，因而归纳出了五味的理论。所以说，五味更重要的是对药物作用的高度概括。

　　根据前人的研究，将五味所代表药物的作用及主治病症分述如下：

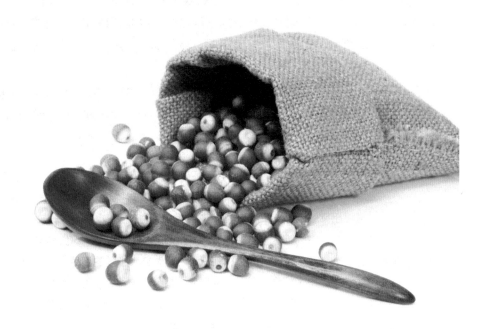

1. 酸

　　酸"能收、能涩"，有收敛、固涩的作用，一般固表止汗、敛肺止咳、涩肠止泻、固精缩尿、固崩止带的药物多具有酸味。酸味药多用于治疗体虚多汗、肺虚久咳 、久泻肠滑、遗精滑精、遗尿尿频、崩带不止等症，如五味子固表止汗、乌梅敛肺止咳、五倍子涩肠止泻、山茱萸涩精止遗，以及赤石脂固崩止带等。

2. 苦

　　苦"能泄、能燥、能坚"，具有清热泻火、泄降气逆、通泄大便、燥湿坚阴等作用。一般来讲，清热泻火、下气平喘、降气止呕、通利大便、清热燥湿、泻火存阴的药物多具有苦

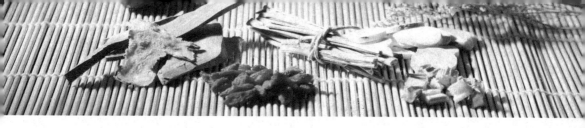

味，多用于治热证、火证、喘证、呕恶、便秘、湿证、阴虚火旺等。如黄芩、栀子清热泻火，杏仁、葶苈子降气平喘，半夏降逆止呕，大黄泻热通便，知母、黄檗泻火存阴等。

3. 甘

甘"能补、能和、能缓"，具有补益和中、调和药性和缓急止痛的作用。一般来说，滋养补虚、调和药性及制止疼痛的药物多具有甘味。甘味药多用于治疗正气虚弱、身体诸痛及调和药性、中毒解救等几个方面，如人参大补元气、熟地滋补精血、饴糖缓急止痛、甘草调和药性并解药食中毒等。

4. 辛

辛"能散、能行"，有发散、行气、行血的作用。一般来讲，解表药、行气药、活血药多具有辛味，因此辛味药多用治表证及气血阻滞之症。如，苏叶发散风寒、木香行气除胀、川芎活血化瘀等。此外，辛味药还有润养的作用，如款冬花润肺止咳、菟丝子滋养补肾等。但大多数辛味药以形散为攻，"辛润"之说缺乏代表性。

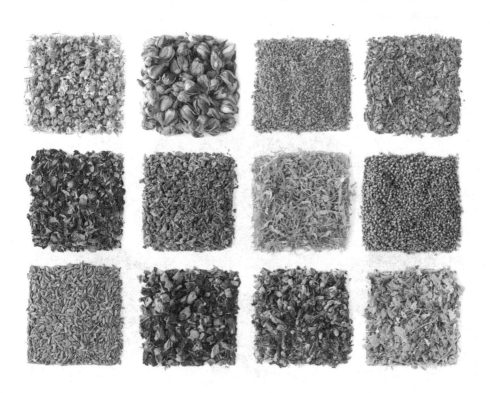

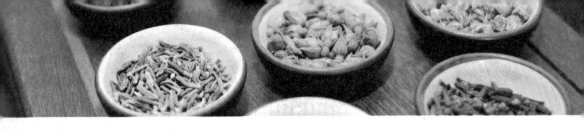

5. 咸

咸"能下、能软"，具有泻下通便、软坚散结的作用。一般泻下或润下通便及软化坚硬、消散结块的药物多具有咸味。咸味药多用于治疗大便燥结、痰咳、瘿瘤、症瘕痞块等症，如芒硝泻热通便，海藻、牡蛎消散瘿瘤，鳖甲软坚消症等。

此外，有些药物还具有淡味或涩味，因而实际上不止五味，但是五味是最基本的五种滋味，所以仍然称为五味。

6. 淡

淡"能利、能渗"，具有渗湿、利排尿的作用，故有些利水渗湿的药物具有淡味。淡味药多用于治疗水肿、脚气、排尿不利之症，如薏米、通草、灯芯草、茯苓、猪苓、泽泻等。由于《神农本草经》未提淡味，后世医家主张"淡附于甘"，故只言五味，不称六味。

7. 涩

涩与酸味药的作用相似，多用于治疗虚汗、泄泻、尿频、遗精、滑精、出血等症，如莲子固精止带、禹余粮涩肠止泻、乌贼骨收涩止血等。故本草文献常以酸味代表涩味的功效，或与酸味并列，表明药性。

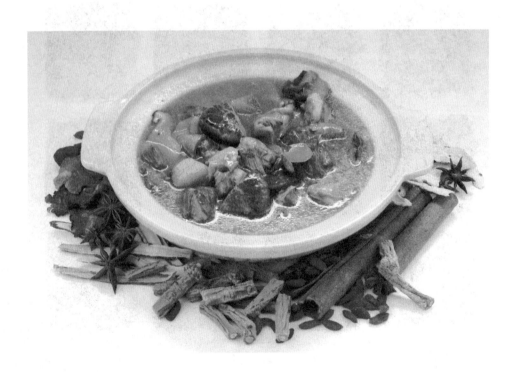

"四气"与"五味"之间的关系

　　由于每一种药物都具有性和味，因此两者必须综合起来看。例如两种药物都是寒性，但是味不相同，一是苦寒，一是辛寒，两者的作用就有差异。反过来说，假如两种药物都是甘味，但性不相同，一是甘寒，一是甘温，其作用也不一样。所以，不能把性与味孤立起来看。性与味显示了药物的部分性能，也显示出有些药物的共性。只有认识和掌握每一药物的全部性能，以及性味相同药物之间同中有异的特性，才能全面而准确地了解和使用药物。

　　一般来说，性味相同的药物，其主要作用也大致相同；性味不同的药物，功效也就有所区别；性同味不同或味同性不同的药物在功效上也有共同之处和不同之点。同样是寒性药，若味不相同，或为苦寒，或为辛寒，其作用就有所差异。如黄连苦寒，可以清热燥湿；浮萍辛寒，可以疏解风热。同样是甘味药，但气有所不同，或为甘温，或为甘寒，其作用也不一样，如黄芪甘温，可以补气；芦根甘寒，能清热生津。所以，在辨识药性时，不能把药物的气与味孤立起来。

　　在临床具体应用时，一般都是既用其气，又用其味的，而在特殊应用的时候，配合其他药物，则或用其气，或用其味。

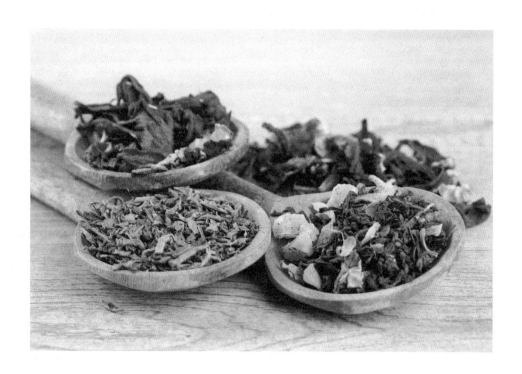

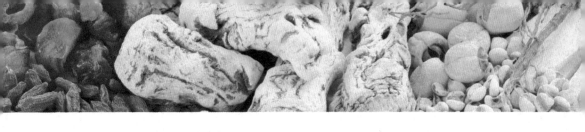

中药药效为何能直达脏腑

  药物对于人体某些脏腑、经络有着特殊的作用，这种作用在中医上概括为"归经"。例如，龙胆草能归胆经，说明它有治疗胆的病症的功效；藿香归脾、胃二经，说明它有治疗脾胃病症的功效……

  药物归经这一理论，是以脏腑、经络理论为基础的。由于经络能够沟通人体的内外表里，所以一旦人体发生病变，体表的病症可以通过经络而影响内在的脏腑，脏腑的病变也可通过经络而反映到体表。各个脏腑经络发生病变产生的症状是各不相同的，如肺有病变时，常出现咳嗽、气喘等症；肝有病变时，常出现胁痛、抽搐等症；心有病变时，常出现心悸、神志昏迷等。在临床上，用贝母、杏仁能止咳，说明它们能归入肺经；用青皮、香附能治胁痛，说明它们能归入肝经；用麝香、石菖蒲能苏醒神志，说明它们能归入心经。由此可见，药物的归经也是人们长期从临床疗效观察中总结出来的。

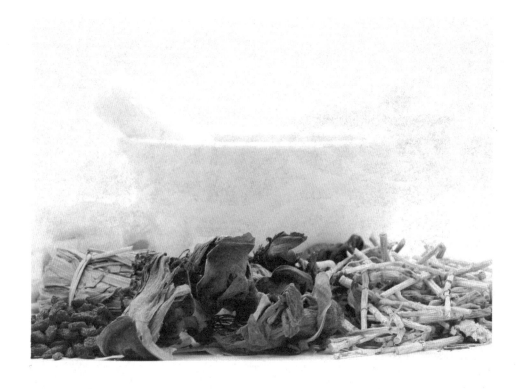

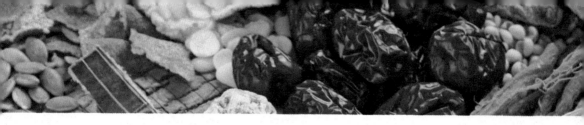

疾病的性质有寒、热、虚、实等不同，用药也必须有温（治寒证）、清（治热证）、补（治虚证）、泻（治实证）等区分。但是发病脏腑经络又是不一致的，如热性病证，又有肺热、胃热、心火、肝火等，在用药治疗时，虽然都需要根据"疗热以寒药"的原则选用性质寒凉的药物，然而还应该考虑脏腑经络的差异，鱼腥草可清肺热、竹叶可清胃热、莲子心可清心火、夏枯草可清肝火，就是由于它们归经的不同而有所区别。同样的原因，对寒证也要进一步分肺

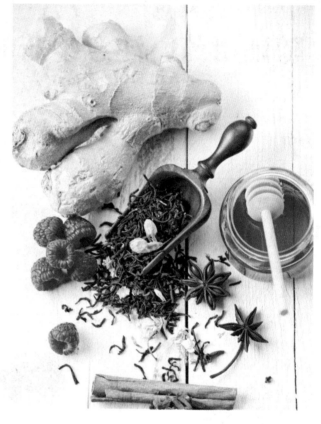

寒、脾寒等，虚证要分脾虚、肾虚等。在治疗上，温肺的药物，未必能暖脾；清心的药物，未必能清肺；补肝的药物，未必能补肾；泻大肠的药未必能泻肺……所有这些情况，都说明药物归经的重要意义。

但是，在应用药物的时候，如果只掌握药物的归经，而忽略了四气、五味、补、泻等药性，同样也是不够全面的。因为某一脏腑经络发生病变，可能有的属寒、有的属热，也有可能有的属实、有的属虚，那就不能因为重视归经，而将能归该经的药物不加区分地应用。相反，同归一经的药物种类很多，有清、温、补、泻的不同，如肺病咳嗽，虽然黄芩、干姜、百合、葶苈子都能归肺经，在应用时却不一样，黄芩主要清肺热、干姜主要能温肺、百合主要补肺虚、葶苈子主要泻肺实，在其他脏腑经络方面同样也是如此。

归经是中草药性能之一，古代文献上又曾将它和"五味"联系起来，认为：味酸能入肝；味苦能入心；味辛能入肺；味甘能入脾；味咸能入肾。这种归纳，虽然对一部分药物是符合的，但绝大部分与客观实际情况并不一致，不能完全按照这个规律来做。

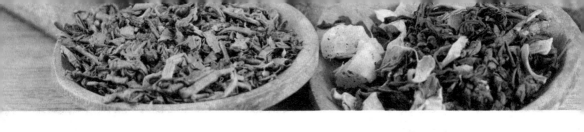

随证用药，注意中药的升降沉浮

升降浮沉，就是药物作用于人体的四种趋向。它们的意义如下：

1. 升

升就是上升、升提的意思。能治病势下陷的药物，都有升的作用。

2. 降

降就是下降、降逆的意思。能治病势上逆的药物，都有降的作用。

3. 浮

浮就是轻浮、上行发散的意思。能治病位在表的药物，都有浮的作用。

4. 沉

沉就是重沉、下行泄利的意思。能治病位在里的药物，都有沉的作用。

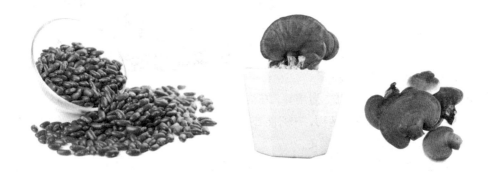

归纳来说，凡升浮的药物，都能上行、向外；如升阳、发表、散寒、催吐等作用的药物，药性都是升浮的。凡沉降的药物，都能下行、向里；如清热、泻下、利水、收敛、平喘、止呃等作用的药物，药性都是沉降的。

升降浮沉，既是四种不同药性，同时在临床上又作为用药的原则，这是它的重要意义。因为人体发生病变的部位有上、下、表、里的不同，病势有上逆和下陷的差别，在治疗上就需要针对病情，选用药物。病势上逆者，宜降不宜升，如胃气上逆的呕吐，当用姜半夏降逆止呕，不可用瓜蒂等涌吐药；病势下陷者，宜升不宜降，如久泻脱肛，当用黄芪、党参、升麻、柴胡等益气升提，不可用大黄等通便药；病位在表者，宜发表而

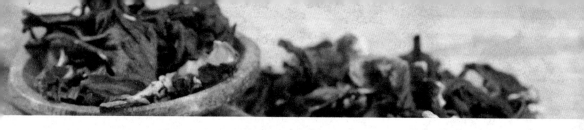

不宜收敛，因表证须发汗解表，当用紫苏、生姜等升浮药，而不能用浮小麦、糯稻根等收敛止汗药；病位在里者，宜用清热、泻下或温里、利水等沉降药，不宜用解表药等。如肝阳上逆的头痛，误用升散药，反而会造成肝阳更为亢盛的情况；脾阳下陷的泄泻，误用泄降药，反而会造成中气更为下陷，以致久泻不止的症状。

升降浮沉，也是对药性认识的一种归纳方法，并且在应用上和药物的归经上有密切联系。例如，肺病咳嗽，当用肺经药物，但又须区分病势的情况，考虑升浮沉降的药物；如果是由于外邪犯肺、肺气失宣引起的咳嗽，当用升浮药发散外邪、宣畅肺气，如麻黄、桔梗等；如肺虚久咳就应该用敛肺止咳的五味子、诃子药性沉降的药物来治疗。又如，气分上逆的病症，应当用沉降药来治疗，但又须区别属于何经的病症，如胃气上逆、呕吐呃逆，就要用半夏、丁香等胃经降逆药；肺气上逆、咳嗽气喘，就要用旋覆花、白前等肺经降逆药。

升降浮沉的药性，一般来说和药物的性味、质地有一定关系。从药性方面来说，凡味属辛甘、性属温热的药物，大都为升浮药；味属苦、酸、咸，性属寒凉的药物，大都为沉降药，因此有"酸咸无升、辛甘无降、寒无浮散、热无沉降"的说法。从药物质地方面来说，凡花、叶以及质轻的药物，大都为升浮药；种子、果实、矿石以及质重的药物，大都为沉降药。

但是，上述情况又并不是绝对的，还必须从各种药物的功效特点来考虑，例如，诸花皆升，旋覆花独降。在性味和质地方面，药物的升降浮沉也是如此，如苏子辛温、沉香辛微温，从性味来说应是升浮，但因为质重，所以作用为沉降；胡荽子药用种子应是沉降，但因为药性辛温，所以作用为升浮，等等。此外，通过药物的炮制，也能使升降浮沉有所转化，如酒炒则升、姜制则散、醋炒则敛、盐制则下行等。

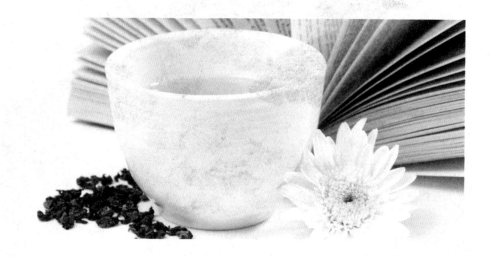

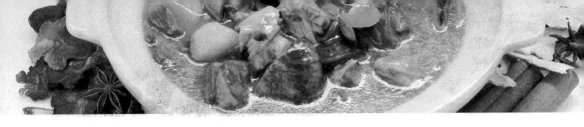

安全用药，正确认识中药的毒性

中药的毒性是指药物对机体的损害性。毒性作用与一般的不良反应不同，是指用药后能导致器官损害、机体功能障碍，产生新的疾病，甚至导致死亡。

中药毒性的含义

NO.1 药物有无毒性

凡有毒的药物大都作用强烈，或者有不良反应，用之不当可导致中毒，甚至危及生命；无毒的药物，性质比较平和，一般无不良反应。古人很重视药物的毒性，《神农本草经》把药物的毒性作为分类的依据，把可以攻病愈疾的药物称为有毒，可以久服补虚的药物称为无毒。

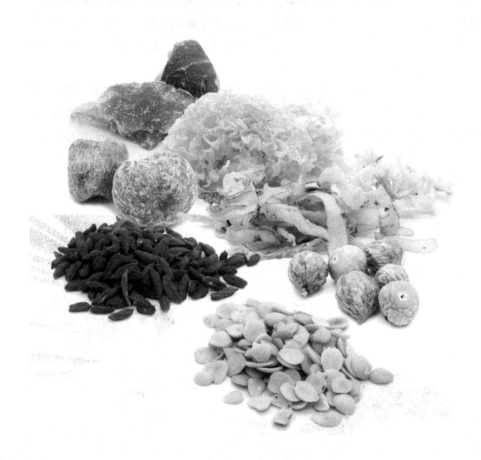

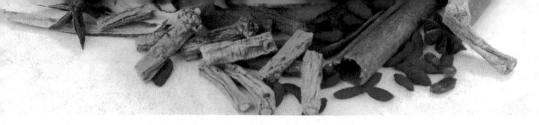

NO.2 毒性是药物的偏性

古人认为毒药是药物的总称，如张景岳说："药以治病，因毒为能，所谓毒者，因气味之有偏也……大凡可以辟邪安正者，均可以称为毒药，故曰毒药攻邪也。"这里所指的毒药，即是泛指一切药物。

对于认识中药的毒性，我们可以通过对重要毒性的确定、影响因素、中毒的原因和服用注意事项方面的了解，来加深对中药的了解，改变人们对中药的看法。

如何判定毒性

NO.1 含不含有毒成分

有些药物本身带有毒性，如砒石、马钱子等含有毒成分。

NO.2 用量是否适当

使用剂量是否适当是确定药物有毒无毒的关键，未超过人体对药物的最大承受量即为无毒，超过则为有毒。有毒药物的治疗剂量与中毒剂量比较接近或相当，因而治疗用药时安全度小，易引起中毒反应；无毒药物安全度较大，但并非绝对不会引起中毒反应，如人参、知母等皆有产生中毒反应的报道，这与剂量过大或服用时间过长等有密切关系。

影响药材有毒无毒的因素

药物的毒性与品种、入药的部位、产地、采集时间、贮存、加工炮制、配伍、剂型、给药途径、用量、使用时间的长短、在皮肤黏膜施用面积大小，以及病人的体质、年龄、性别、种属、证候性质等都有密切关系，因此，使用有毒药物时，应从上述环节进行控制，避免中毒的发生。

引起中药中毒的主要原因

NO.1 品种混乱

有些人不辨真伪，误将混淆品种当作正品使用，引发中毒。如有人将有毒的香加皮作五加皮入药，导致中毒。

NO.2 误服毒药

有些人迷信传说和文献错载，误服有毒中药，致使中毒。如有人误信马钱子能避孕，取七粒捣碎服，遂致中毒死亡。

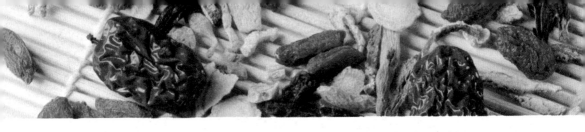

NO.3 用量过大

有些人误认为中药均无毒或毒性甚小，不必严格控制剂量，在求愈心切的心理支配下，盲目加大用量，导致中毒。如有人过量服用人参或大面积涂敷斑蝥而致中毒死亡。

NO.4 炮制失度

有些有毒药生用毒大，炮制后毒减，若炮制失度，毒性不减，即可引发中毒。如有人服用含有炮制失度的草乌制剂而致中毒。

NO.5 剂型失宜

有些药物在服用时对剂型有一定要求，违则中毒。如砒石不能做酒剂，违之则毙命。

NO.6 管理不善

有些单位对剧毒药管理不善，造成药物混杂，或错发毒药，遂致中毒。如有人在调剂时，误将砒石当花蕊石等发给病人，造成病人中毒身亡。

NO.7 疗程过长

有些人误认为中药均无毒或毒性甚小，长期使用有毒的中药或含有有毒成分的中成药，导致不良反应的发生。

NO.8 配伍不当

中成药组方不合理、中药汤剂配伍不合理、中西药联用不合理等，也会导致不良反应的发生。

NO.9 辨证不准

临床因辨证失准，寒热错投，攻补倒置，导致不良反应的案例时有发生。如明为脾虚泄泻，反用大剂黄连，致使溏泄加重；虽为血虚，但兼便溏，仍投大剂当归，致使溏泄不已。

NO.10 个体差异

由于个体差异，各个体对某些药物的耐受性相异，乃至高度敏感，也常引起不良反应。如白芍、熟地、牡蛎本为无毒之品，常人服之一般不会发生不良反应，但个别病人服后却会引起过敏，临床时有报道。

服用有毒药物的注意事项

☆用量要适当，采用小量渐增法投药，要忌初用即给足量，以免中毒。

☆采制要严格，在保证药效的前提下，严格把住采制的各个环节，杜绝伪品。

☆用药要合理，杜绝乱用滥投，孕妇、老幼及体弱者忌用或慎用毒烈之品。

☆识别过敏者，及早予以防治。

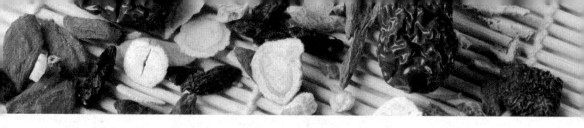

中医用药的不传之秘在于"量"

　　用量，就是中药在临床上应用时的分量。一般包括重量（如若干两、若干钱）、数量（如几只、几片）、容量（如若干汤匙、若干毫升）等，它们都是常写于医生处方上给药房配伍药品的剂量。

　　中药的用量，直接影响它的疗效。如果本来应该用大剂量来治疗的，反而用了小量药物，可能因药量太小，效力不够，不能及早痊愈，以致贻误病情；或者应该用小剂量来治疗的，反而用大量药物，可能因用药过量，以致克伐人体的正气，都将对疾病的治疗带来不利的后果。此外，一张通过配伍组成的处方，如果将其中某些药物的用量变更以后，它的功效和适应范围也就有所不同。

　　一般说来，在使用药物、确定剂量的时候，应该从下列三个方面来考虑：

药物的性质与剂量的关系	在使用剧毒药物的时候，用量宜小，并以少量开始，视症情变化，再考虑逐渐增加；一旦病势已减，应逐渐减少或立即停服，以防中毒或产生不良反应。在使用一般药物的时候，对质地较轻或容易煎出的药物如花、叶之类，用量不宜过大；质重或不易煎出的药物如矿物、贝壳之类，用量应较大；新鲜的药物因含有水分，用量可较大些，干燥的应较少些。过于苦寒的药物，多用会损伤肠胃，故剂量不宜过大，也不宜久服
剂型、配伍与剂量的关系	在一般情况下，同样的药物，入汤剂比丸、散剂用量要大一些；在复方应用时比单味药用量要小一些
年龄、体质、病情与剂量的关系	成人和体质较强实的病人，用量可适当大些；儿童及体弱患者，剂量宜酌减。病情轻者，不宜用重剂；病情较重者，剂量可适当增加。现今，临床上对于草药的用量一般多用6~12克，在用药药味较少、药性没有毒性或不良反应的情况下是可以的；但是处方用药药味已经很多，或者有些药物具有不良反应，用量就应该适当小些。特别是有些药物，一方面固然有良好的疗效，但价格又比较昂贵，如犀角、羚羊角、麝香、牛黄、猴枣、鹿茸、珍珠等，更应该注意它们的用量

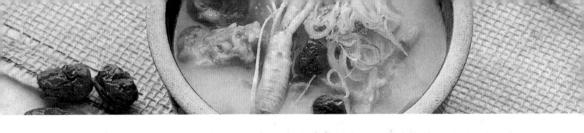

中药煎服有大学问

煎药的五大要点

煎药法已有2000多年的历史，汤剂是中医临床上应用最早、最广泛的剂型。煎药的目的，是把药物里的有效成分，经过物理、化学作用（如溶解、扩散、渗透等），转入到汤液里去。

煎药时间	主要根据药物和疾病的性质，以及药物的情况而定。一般第一煎以沸腾开始计算需要 20~30 分钟，第二煎 30~40 分钟
煎前浸泡	药物在煎煮前一定要浸泡，因为植物类的中药多是干燥品，通过加水浸泡可以使药材变软，恢复其天然状态，煎药时易于有效成分析出
煎药温度	温度是煎药析出中药有效成分的重要因素。中医将煎药温度称为"火候"，即"文火"或"武火"。先"武火"沸腾，后"文火"煎出有效成分
煎药器具	中药汤剂的质量与选用的煎药器具有密切的关系。现在仍是以砂锅为好，搪瓷锅、不锈钢锅和玻璃煎器次之。但是不能使用铁锅、铜锅，主要是因为这些器具都会影响汤剂的质量，直接关系到中药汤剂的临床疗效
煎药用水	现在多是用自来水、井水、泉水来熬药，水质洁净即可。一般加水量应控制在 5~10 倍。按照传统的加水方法，将药物放入锅内，第一次煎煮的加水量应以水超过药物表面 3~5 厘米为宜，第二次加水则以超过药物表面 3 厘米为宜

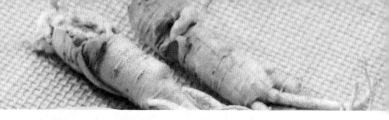

服药的三大常识

根据病情选择好需要的药物，煎好之后，服药也需要合理，古代医家对十分重视。

服药时间

清晨空腹服	因胃中没有食物，所服药物可避免与食物混合，因此可以迅速到达肠中，充分发挥药效。峻下逐水药晨起空腹时服，不仅有利于药物迅速入肠发挥作用，且可避免晚间频频起床而影响睡眠
饭前服	驱虫药、攻下药及其他治疗胃肠道疾病的药物宜在饭前服用。因饭前服用，有利于药物的消化吸收，故多数药宜饭前服用
饭后服	对胃肠有刺激性的药宜在饭后服用，如消食药宜在饭后服用。服药与进食应间隔1小时左右，以免影响食物的消化吸收与药物的药效发挥
特定的时间服	为了让药物发挥其作用，需在特定的时间服用。如安神药应在晚间服用；截疟药应在疟疾发作前两小时服药；急性病药则应不拘时服

服药量

一般疾病服用汤剂，多为每日剂，每剂分服或三服。病情急重者，可每隔四小时左右服药一次，昼夜不停，使药力持续，利于顿挫病势。应用发汗药、泻下药时，因药力较强，服药应适可而止。呕吐病人服药宜小量频服，药量小则对胃的刺激性小，不致药入即吐。

服药冷热

服药的冷热，多指汤剂。一般应根据病情和药物性质来具体确定，多宜温服。若治寒证用热药，更宜热服。至于治热病所用寒药，如热在胃肠，患者欲冷饮者可凉服；如热在其他脏腑，患者不欲冷饮者，寒药仍以温服为宜。

"七情"关系，中药的巧用与慎用

应用中药时，由于药物与药物之间出现相互作用的关系，所以有些药物因协同作用而增进疗效，但是也有些药物却可能互相对抗而抵消、削弱原有的功效；有些药物因为相互配用而减轻或消除了毒性或不良反应，但是也有些药物反而因为相互作用而使作用减弱或发生不利于人体的作用等等。对于这些情况，古人曾将它总结归纳为七种情况，叫作药性"七情"，内容如下：

1 **单行：**就是单用一味药来治疗疾病。例如用一味马齿苋治疗痢疾；独参汤单用一味人参大补元气、治疗虚脱等。

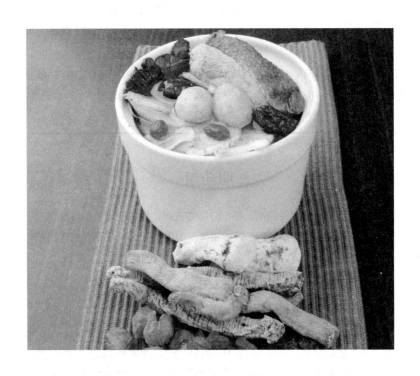

2 **相须**：就是功用相类似的药物，配合应用后可以起到协同作用，加强了药物的疗效，如石膏、知母都能清热泻火，配合应用作用更强；大黄、芒硝都能泻下通便，配用后作用更为明显等。

3 **相使**：就是用一种药物作为主药，配合其他药物来提高主药的功效。如脾虚水肿，用黄芪配合茯苓，可加强益气健脾利水的作用；胃火牙痛，用石膏清胃火，再配合牛膝引火下行，促使胃火牙痛更快地消除等。

4 **相畏**：就是一种药物的毒性或其他有害作用能被另一种药抑制或消除。如生半夏有毒性，可以用生姜来消除它的毒性。

5 **相杀**：就是一种药能消除另一种药物的毒性反应。如防风能解砒霜毒、绿豆能减轻巴豆毒性等。

6 **相恶**：就是两种药配合应用以后，一种药可以减弱另一种药物的药效。如人参能大补元气，配合莱菔子同用，就会损失或减弱补气的功能等。

7 **相反**：就是两种药物配合应用后，可能发生剧烈的不良反应。

　　以上药性"七情"，除了单行以外，都是说明药物配伍需要加以注意的。相须、相使，是临床用药尽可能加以考虑的，以便使药物更好地发挥疗效，一般用药"当用相须、相使者良"。相畏、相杀，是临床使用毒性药物或具有不良反应药物时要加以注意的，"若有毒宜制，可用相畏、相杀者"。相恶、相反，是临床用药必须注意禁忌的配伍情况，所以"勿用相恶、相反者"。从应用单味药，到用多种药物配伍，这是医药的发展，可以对表里同病、寒热夹杂、虚中带实等病情复杂的病症给予全面照顾；对毒性药物可以使用其他毒性药物以消除或减弱其毒性，从而保证用药的安全。

药有配伍即成方，分析"君、臣、佐、使"

　　方剂的组成不是单纯药物的堆积，而是有一定的原则和规律的。古人用"君、臣、佐、使"四个部分加以概括，用以说明药物配伍的主从关系。一个疗效确实的方剂，必须是针对性强、组方严谨、方义明确、重点突出、少而精悍的。现将"君、臣、佐、使"的含义分述如下：

1. 君药

　　君药是对病因或主证起主要治疗作用的药物，一般效力较强，药量较大。

2. 臣药

　　臣药是指方中能够协助和加强主药作用的药物。

3. 佐药

　　佐药是指方中另一种性质的辅药。它又分：

（1）**正佐**：协助主药治疗兼证。

（2）**反佐**：对主药起抑制作用，减轻或消除主药的不良反应。

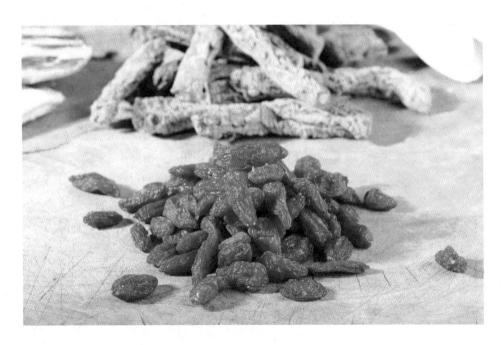

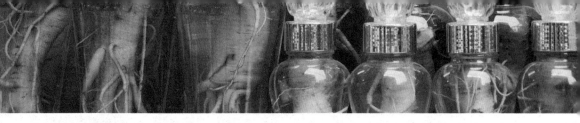

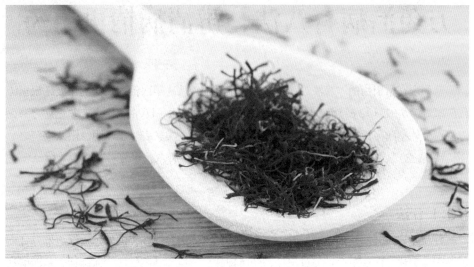

4．使药

使药分为引经药、调和药两种，且配伍意义不同。

（1）**引经药：**能引方中诸药至病所的药物。

（2）**调和药：**具有调和方中诸药作用的药物。

一个方剂中药物的君、臣、佐、使，主要是以药物在方中所起作用的主次地位为依据的。除君药外，臣、佐、使药都具两种以上的意义。在遣药组方时并没有固定的模式，既不是每一种意义的臣、佐、使药都必须具备，也不是每味药只任一职。每一方剂的具体药味多少，以及君、臣、佐、使是否齐备，全视具体病情及治疗要求的不同，以及所选药物的功能来决定。但是，任何方剂组成中，君药不可缺少。一般来说，君药的药味较少，而且不论何药在作为君药时其用量均要比作为臣、佐、使药应用时要大。这是一般情况下对组方基本结构的要求。至于有些药味繁多的大方，或多个基础方剂组合而成的"复方"，分析时只需按其组成方药的功用归类，分清主次即可。

例如一病人恶寒发热、无汗而喘、头痛、脉浮紧。其辨证是风寒表实证。择用麻黄汤治疗，方中之麻黄，辛温，发汗解表，以除其病因（风寒）而治主证为主药；桂枝，辛甘温，温经解肌，协助麻黄增强发汗解表之功，为辅药；杏仁，甘苦温，助麻黄宣肺平喘，以治咳喘之兼证为佐药；甘草，甘温，调和诸药为使药。

简单的方剂，除了主药外，其他成分不一定都具备。如芍药甘草汤，只有主、辅药；左金丸，只有主药黄连和佐药吴茱萸；独参汤，只有主药人参，复杂的方剂主药可有两味或两味以上，辅、佐、使药也可有两味或多味。

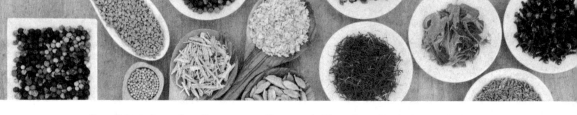

方药治病有八法，辨清病情再用药

我们现在常引用的"八法"，是清代医家程钟龄从高层次治疗大法的角度，根据历代医家对治法的归类总结而来的。程氏在《医学心悟·医门八法》中说："论病之源，以内伤、外感四字括之。论病之情，则以寒、热、虚、实、表、里、阴、阳八字统之。而论治病之方，则又以汗、和、下、消、吐、清、温、补八法尽之。"

NO.1 汗法

汗法是通过开泄腠理、调畅营卫、宣发肺气等作用，使在表的外感六淫之邪随汗而解的一类治法。汗法主要是通过出汗，使腠理开、营卫和、肺气畅、血脉通，从而能祛邪外出，正气调和。所以，汗法除了主要治疗外感六淫之邪所致的表证外，凡是腠理闭塞，营卫郁滞的寒热无汗，或腠理疏松，虽有汗但寒热不解的病症，皆可用汗法治疗。例如：麻疹初起，疹点隐而不透；水肿，腰以上肿甚；疮疡初起而有恶寒发热；疟疾、痢疾而有寒热表证等均可应用汗法治疗。

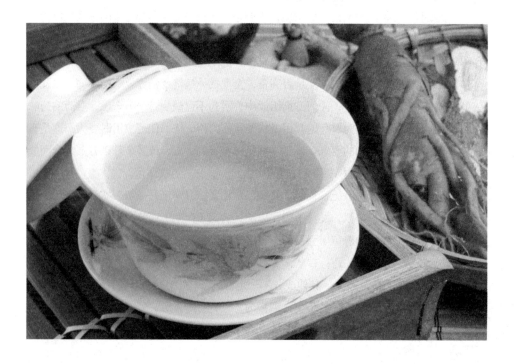

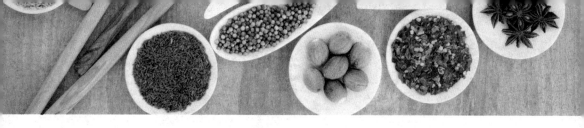

NO.2 和法

和法是通过和解或调和的方法，使半表半里之邪，或脏腑、阴阳、表里失和之证得以解除的一类治法。《伤寒明理论》说："伤寒邪在表者，必渍形以为汗；邪在里者，必荡涤以为利；其于不内不外，半表半里，既非发汗之所宜，又非吐下之所对，是当和解则可矣。"所以和解是专治邪在半表半里的一种方法。至于调和之法，戴天章说："寒热并用之谓和，补泻合剂之谓和，表里双解之谓和，平其亢厉之谓和。"（《广温疫论》）可见，和法是一种既能祛除病邪，又能调整脏腑功能的治法，无明显寒热补泻之偏，性质平和，全面兼顾，适用于邪犯少阳、肝脾不和、肠寒胃热、气血营卫失和等证。

NO.3 下法

下法是通过泻下、荡涤、攻逐等作用，使停留于胃肠的宿食、燥屎、冷积、瘀血、结痰、停水等从下窍而出，以祛邪除病的一类治法。凡邪在肠胃而致大便不通、燥屎内结，或热结旁流，以及停痰留饮、瘀血积水等形症俱实之证，均可使用。由于病情有寒热，正气有虚实，病邪有兼夹，所以下法又有寒下、温下、润下、逐水、攻补兼施之别，并与其他治法结合运用。

NO.4 消法

消法是通过消食导滞、行气活血、化痰利水、驱虫等方法，使气、血、痰、食、水、虫等渐积形成的有形之邪渐消缓散的一类治法。该法适用于饮食停滞、气滞血瘀、症瘕积聚、水湿内停、痰饮不化、疳积虫积以及疮疡痈肿等病症。消法与下法虽同是治疗内蓄有形实邪的方法，但在适应病症上有所不同。下法所治症，大抵病势急迫，形症俱实，邪在肠胃，必须速除，而且是可以从下窍而出者。消法所治，主要是病在脏腑、经络、肌肉之间，邪坚病固而来势较缓，属渐积形成，且多虚实夹杂，尤其是气血积聚而成之癥瘕痞块、痰核瘰疬等，不可能迅即消除，必须渐消缓散。

NO.5 吐法

吐法是通过涌吐的方法，使停留在咽喉、膈、胃脘的痰涎、宿食或毒物从口中吐出的一类治法。该法适用于中风痰壅，宿食壅阻胃脘，毒物尚在胃中；痰涎壅盛之癫狂、喉痹，以及干霍乱吐泻不得等，属于病位居上、病势急暴、内蓄实邪、体质壮实之证。因吐法易伤胃气，故体虚气弱者、妇人新产者、孕妇等均应慎用。

NO.6 清法

清法是通过清热、泻火、解毒、凉血等作用，以清除里热之邪的一类治法。该法适用于里热证、火证、热毒证以及虚热证等里热病症。由于里热证有热在气分、营分、血

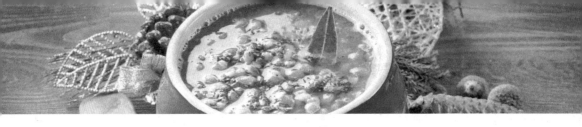

分、热壅成毒以及热在某一脏腑之分，因而在清法之中，又有清气分热、清营凉血、清热解毒、清脏腑热等不同。热证最易伤阴，大热又易耗气，所以清热剂中常配伍生津、益气之品。若温病后期，热灼阴伤，或久病阴虚而热伏于里的，又当清法与滋阴并用，更不可纯用苦寒直折之法，热必不除。

NO.7 温法

温法是通过温里祛寒的作用，以治疗里寒证的一类治法。里寒证的形成，有外感内伤的不同，或由寒邪直中于里，或因失治误治而损伤人体阳气，或因素体阳气虚弱，以致寒从中生。同时，里寒证又有部位浅深、程度轻重的差别，故温法又有温中祛寒、回阳救逆和温经散寒的区别。由于里寒证在形成和发展过程中，往往阳虚与寒邪并存，所以温法又常与补法配合运用。

NO.8 补法

补法是通过补益人体气血阴阳，以主治各种虚弱症候的一类治法。补法的目的，在于通过药物的补益，使人体气血阴阳虚弱或脏腑之间的失调状态得到纠正，复归于平衡。此外，在正虚不能祛邪外出时，也可以补法扶助正气，并配合其他治法，达到助正祛邪的目的。虽然补法有时可收到间接祛邪的效果，但一般是在无外邪时使用，以避免"闭门留寇"之弊。　补法的具体内容甚多，既有补益气、血、阴、阳的不同，又有分补五脏之侧重，但较常用的治法分类仍以补气、补血、补阴、补阳为主。

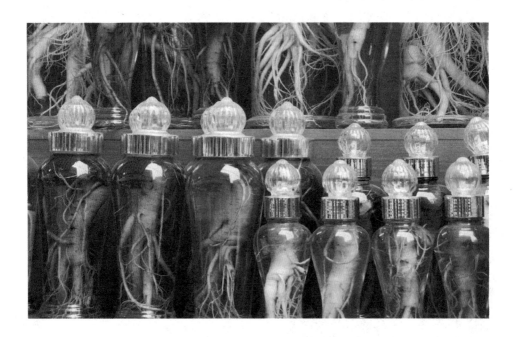

中药不可恣意而用，禁忌要牢记

"十八反"与"十九畏"

有些药品配伍使药物的治疗作用减弱，导致治疗失败；有些药品配伍使毒性增强，引起严重不良反应；还有些药品配伍使治疗作用过度增强，超出了机体所能耐受的能力，也可引起不良反应，乃至危害病人等。前人有"十八反"与"十九畏"的记述，所谓反者即指前文药物"七情"中的"相反"而言，所谓畏者即指"相恶"而言。

1. 十八反：

甘草反甘遂、大戟、芫花、海藻。

乌头反贝母、瓜蒌、半夏、白蔹、白及。

藜芦反人参、沙参、丹参、玄参、细辛、芍药。

2. 十九畏：

硫黄畏朴硝；水银畏砒霜；狼毒畏密陀僧；

巴豆畏牵牛；丁香畏郁金；川乌、草乌畏犀角；

牙硝畏三棱；官桂畏石脂；人参畏五灵脂。

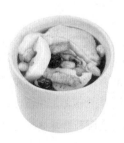
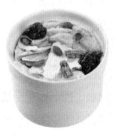

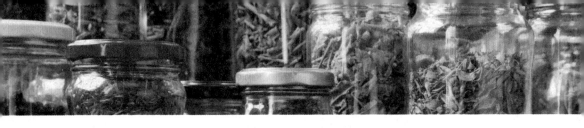

孕期用药禁忌

妊娠期间服用某些药物，可引起胎动不安，甚至造成流产。根据药物对胎儿影响程度的强弱，分禁用和慎用两类。

禁用药	大多毒性较强或药性猛烈。如剧烈泻下药巴豆、芦荟、番泻叶；逐水药芫花、甘遂、大戟、商陆、牵牛子；催吐药瓜蒂、藜芦；麻醉药闹羊花；破血通经药干漆、三棱、莪术、阿魏、水蛭、虻虫；通窍药麝香、蟾酥；其他剧毒药如水银、砒霜、生附子、轻粉等。
慎用药	大多是烈性或有小毒的药物。如泻下药大黄、芒硝；活血祛瘀药桃仁、红花、乳香、没药、王不留行、益母草、五灵脂等；通淋利水药冬葵子、薏苡仁；重镇降逆药磁石；其他如半夏、南星、牛黄、贯众等。

凡禁用药都不能使用，慎用药则应根据孕妇病情酌情使用。可用可不用者，都应尽量避免使用，以免发生事故。

服药饮食禁忌

俗话说："吃药不忌口，坏了大夫手。"无论西药还是中药，我们都要注意忌口的常识，轻则减轻药效，重则威胁生命健康，中药忌口是大家都很关心的一个问题，那么在吃中药的时候都该如何忌口呢？

NO.1 忌浓茶

一般服用中药时不要喝浓茶，因为茶叶里含有鞣酸，浓茶里含的鞣酸更多，与中药同服时会影响人体对中药中有效成分的吸收，减低疗效。尤其在服用"阿胶""银耳"时，忌与茶水同服，同时服用会使茶叶中的鞣酸、生物碱等产生沉淀，影响人体吸收。如平时有喝茶习惯，可以少喝一些绿茶，而且最好在服药 2 ~ 3 小时后再喝。

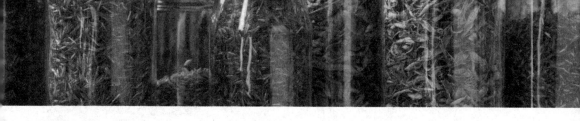

NO.2 忌萝卜

服用中药时不宜吃生萝卜（服理气化痰药除外），因萝卜有消食、破气等功效，特别是服用人参、黄芪等滋补类中药时，吃萝卜会削弱人参等的补益作用，降低药效而达不到治疗目的。

NO.3 忌生冷

生冷食物性多寒凉，难以消化。生冷类食物还易刺激胃肠，影响胃肠对药物的吸收。故在治疗"寒证"服中药，如温经通络、祛寒逐湿药或健脾暖胃药时，不可不忌生冷食物。

NO.4 忌辛辣

热性辛辣食物性多温热，耗气动火。如服用清热败毒、养阴增液、凉血滋阴等中药或在痈疽疮毒等热性病治疗期间，须忌食辛辣。如葱、蒜、胡椒、羊肉、狗肉等辛辣热性之品，如若食之，则会抵消中药效果，有的还会促发炎症，伤阴动血（出血）。

NO.5 忌油腻

油腻食物性多黏腻，助湿生痰，滑肠滞气，不易消化和吸收，而且油腻食物与药物混合更能阻碍胃肠对药物有效成分的吸收，从而降低疗效。服用中药期间，如进食荤腻食物，势必影响中药的吸收，故痰湿较重、脾胃虚弱、消化不良、高血压、冠心病、高脂血症、高血黏度以及肥胖病等患者更须忌食动物油脂等油腻之物。

NO.6 忌腥膻

一般中药均有芳香气味，特别是芳香化湿、芳香理气药，含有大量的挥发油，赖以发挥治疗作用，这类芳香物质与腥膻气味最不相容。若服用中药时不避腥膻（如海鲜腥气、牛羊膻味），往往影响药效。那些患过敏性哮喘、过敏性鼻炎患者和疮疖、湿疹、荨麻疹等过敏性皮炎患者，在服用中药期间必须忌食腥膻之物，还应少吃鸡、羊、猪头肉、蟹、鹅肉等腥膻辛辣刺激之发物。因为这类食物中含有异性蛋白，部分病人特别敏感，容易产生过敏，从而加重病情。

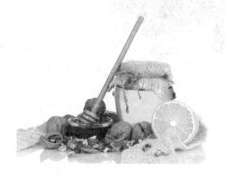
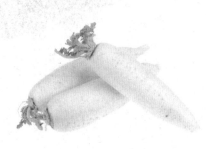

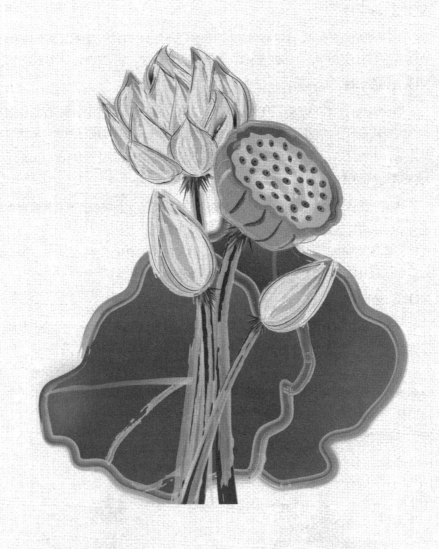

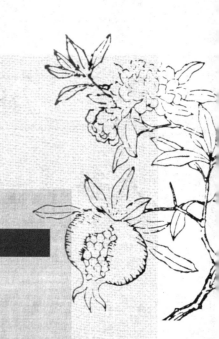

第二章

补虚药

　　补虚药主要用于虚证。所谓虚证，一般说来，有气虚、阳虚、血虚、阴虚等不同类型。补虚药根据它的效果及应用范围，一般也分为补气药、助阳药、养血药、滋阴药等。

　　在临床上用药，主要根据虚证的不同类型而予以不同的补虚药，如气虚补气，阳虚助阳，血虚养血，阴虚滋阴。但人体气血阴阳有着相互依存的关系，故益气和助阳、养血和滋阴往往同用。

人参

别名：棒棰、神草、人衔

【植物形态】多年生宿根草本；主根肥厚，肉质，黄白色，圆柱形或纺锤形，下面稍有分枝，根状茎短，直立；茎圆柱形；复叶掌状，有小叶柄，小叶片椭圆形或微呈倒卵形；夏季开花，伞形花序单一顶生叶丛中，花瓣5，淡黄绿色；浆果扁圆形，成熟时鲜红色。

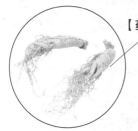

【药用部分】根。

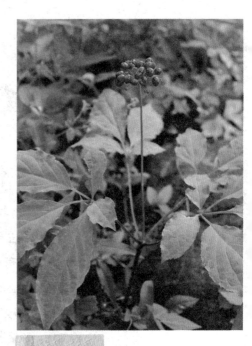

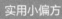 药膳食疗方

【性味归经】生者性微寒，制后性微温，味甘、味苦；归脾、肺经。

【功效主治】大补元气、补肺益脾、生津、安神；主治劳伤虚损、反胃吐食、大便滑泄、虚咳喘促、惊悸以及一切气血、津液不足之证。

【用法用量】多以水煎内服，2.5～15克，大剂15～50克；亦可熬膏，或入丸、散。

【用药贴士】实证、热证忌服。

实用小偏方

药方：人参末100克，鹿角胶（炙，研）50克，薄荷、豉汤、葱各适量。
用法：煎沸后倒入盏内，咳嗽时温服，每服15克。
适应证：肺虚久咳。

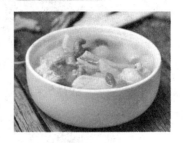

人参滋补汤
——固本培元、补虚益气

/材料/猪瘦肉300克，人参、龙眼、枸杞、红枣、姜片各适量；盐、鸡粉各适量

/做法/瘦肉汆水，放入炖盅，再加入洗净的药材和姜片，煮沸，加盐、鸡粉调味，加盖炖1小时至熟即成。

黄芪

别名：黄耆、箭芪、绵黄耆

【植物形态】多年生草本；茎上部有分枝。奇数羽状复叶互生，小叶 12 ~ 18 对，小叶片广椭圆形或椭圆形，下面被柔毛，托叶披针形。总状花序腋生，花萼钟状，密被短柔毛，具 5 萼齿，花冠黄色，旗瓣长圆状倒卵形。荚果膜质，卵状长圆形。花期 6 ~ 7 月，果期 7 ~ 9 月。

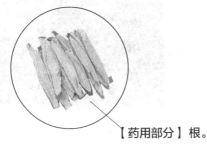

【药用部分】根。

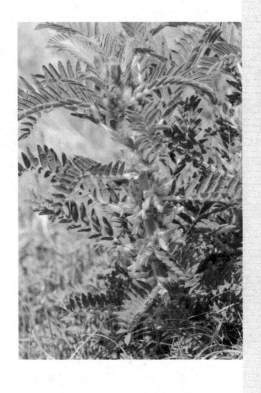

【性味归经】性温，味甘；归肺、脾经。

【功效主治】补气固表、利尿托毒；主治气虚乏力、食少便溏、中气下陷、久泻脱肛等。

【用法用量】多水煎内服，15 ~ 25 克，大量可用 50 ~ 100 克；或入丸、散。

【用药贴士】内有积滞者不宜用。

实用小偏方

药方：黄芪 100 克，木兰 50 克。
用法：研磨成细粉，每次服一点，一天服 3 次，酒送下。
适应证：酒疸黄疾。

药膳食疗方

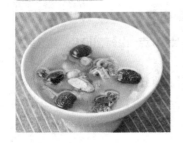

黄芪红枣鳝鱼汤
——补中益气、调和气血

/材料/鳝鱼肉 350 克，鳝鱼骨 100 克，黄芪、红枣、姜片、蒜苗各少许；盐 2 克，鸡粉 2 克，料酒 4 毫升

/做法/鳝鱼肉、鳝鱼骨切段余烫，砂锅注水，倒入红枣、黄芪、姜片、鳝鱼骨，烧开后用小火煮约 30 分钟，放入鳝鱼肉、盐、鸡粉、料酒，煮熟后撒上蒜苗即可。

山药

别名：怀山药、白山药

【植物形态】多年生缠绕藤本。块茎肉质肥厚，呈圆柱形，外皮灰褐色，有须根。茎细长，蔓性，有棱，光滑无毛。叶对生或3叶轮生，叶腋间常生珠芽；叶片三角状卵形至三角状广卵形；叶脉7~9条基出；叶柄细长。蒴果有3翅。种子扁卵圆形，有阔翅。花期7~8月，果期9~10月。

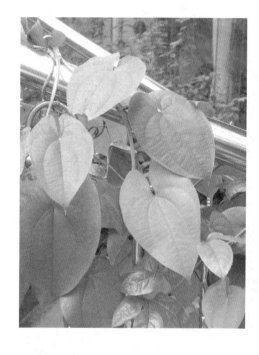

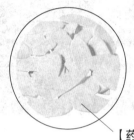

【药用部分】块茎。

【性味归经】性平，味甘；归脾、肾经。

【功效主治】补脾养胃、生津益肺、补肾涩精；主治久泻不止、气虚便秘、消化不良、肺虚喘咳、肾虚遗精等。

【用法用量】多煎汤内服，15~30克；或入丸、散；可捣敷外用。

【用药贴士】有实邪者忌服。

实用小偏方

药方：山药20克，粳米30克。
用法：上药共研磨为末，加水煮成糊状食用。
适应证：脾虚泄泻。

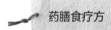
药膳食疗方

健脾山药汤
——健脾益气、和胃补虚

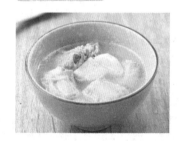

/材料/排骨250克，姜片10克，山药200克；盐2克，料酒5毫升

/做法/排骨加2毫升料酒焯煮，与姜片、料酒一同放入砂锅，用小火煮30分钟至排骨八九成熟，放入山药煮熟，加入盐，关火后盛出煮好的汤，装碗即可。

白术

别名：山蓟、山精、冬术

【植物形态】多年生草本，根茎粗大，略呈拳状。茎直立，上部分枝，基部木质化。单叶互生；茎下部叶有长柄，椭圆形或卵状披针形。头状花序顶生；总苞钟状，膜质，覆瓦状排列；花多数，着生于平坦的花托上。瘦果长圆状，微扁。花期9～10月，果期10～11月。

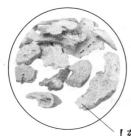

【药用部分】根茎。

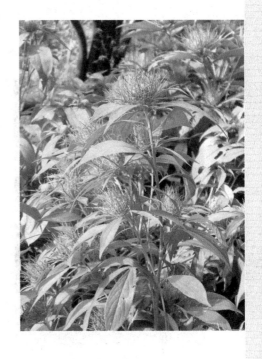

【性味归经】性温，味苦、甘；归脾、胃经。
【功效主治】补脾、益胃、利水、止汗、安胎；主治脾胃气弱、不思饮食、倦怠少气、泄泻、水肿、自汗、胎动不安等。
【用法用量】多以水煎汤内服，7.5～15克；熬膏，或入丸、散。
【用药贴士】阴虚燥渴、气滞胀闷者忌服。

实用小偏方

药方：白术100克，橘皮200克。
用法：研磨成粉末，用米糊或面糊制成丸子，梧桐子大小，每顿饭前服用30颗。
适应证：脾虚胀满。

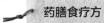

药膳食疗方

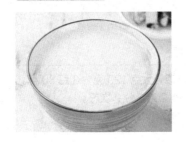

白术陈皮粥
——开胃消食、健脾化痰

/材料/ 水发大米150克，白术、陈皮各适量
/做法/ 砂锅中注入适量清水烧开，倒入洗净的白术、陈皮，放入洗好的大米，拌匀，盖上盖，烧开后用小火煮30分钟至熟，揭盖，拣出白术、陈皮，关火后盛出煮好的粥即可。

党参

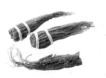

别名：台党参、潞党参

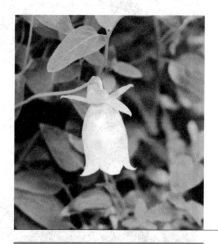

【植物形态】多年生草本。根圆柱形，顶端有一膨大的根头。茎缠绕。叶对生、互生或假轮生。花萼绿色；花冠广钟形，直立；花柱短，呈漏斗状。蒴果圆锥形。花期 8～9 月，果期 9～10 月。

【药用部分】根。

【性味归经】性平，味甘；归脾、肺经。

【功效主治】补中、益气、生津；主治脾胃虚弱、气血两亏、体倦无力等。

【用法用量】多煎汤内服，15～25 克；或入丸、散。

【用药贴士】有实邪者忌服。

实用小偏方	药方：党参 50 克，黄檗 25 克。 用法：共为细末，吹撒患处。 适应证：小儿口疮。

白扁豆

别名：扁豆、羊眼豆、蛾眉豆

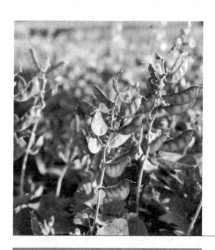

【植物形态】一年生缠绕草本植物。三出复叶，先生小叶菱状广卵形，侧生小叶斜菱状广卵形，长 6～11 厘米，宽 4.5～10.5 厘米，顶端短尖或渐尖，两面沿叶脉处有白色短柔毛。

【药用部分】成熟种子。

【性味归经】性微温，味甘淡；归脾、胃经。

【功效主治】化湿、消暑、健胃；主治脾虚泄泻、妇女白带多、暑湿吐泻、食欲不振等。

【用法用量】水煎内服，9～15 克。

【用药贴士】寒热病者勿食。

实用小偏方	药方：白扁豆 40 克，大豆 120 克，红豆 80 克。 用法：水 8 碗，煎 2 碗，分 2 次服。 适应证：脚气水肿。

大枣

别名：红枣、枣子、干枣

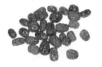

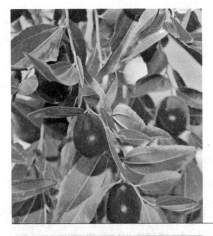

【植物形态】落叶灌木或小乔木，高可达 10 米。具成对的针刺。叶卵圆形至卵状披针形，先端短尖而钝，边缘具细锯齿。花呈短聚伞花序，黄绿色。核果卵形至长圆形。花期 4 ~ 5 月，果期 7 ~ 9 月。

【药用部分】成熟果实。

【性味归经】性温，味甘；归脾、胃经。

【功效主治】补脾和胃、益气生津；主治胃虚食少、脾弱便溏、气血津液不足等。

【用法用量】煎汤内服，15 ~ 30 克；或捣烂做丸。

【用药贴士】凡有湿痰、积滞者，均不宜用。

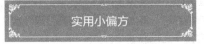

实用小偏方

药方：大枣 3 枚，胡椒 10 粒，甜杏仁 5 个。

用法：混合研末，用温水调服。

适应证：胃寒胃痛。

蜂蜜

别名：白蜜、食蜜、百花精

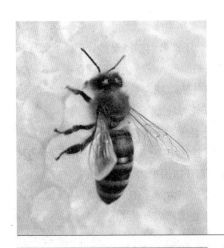

【昆虫形态】有母蜂、工蜂和雄蜂三种。工蜂形小，头、胸、背面密生灰黄色的细毛。背面黄褐色，1 ~ 4 节有黑色环带，末端有毒腺和螯针。母蜂体最大，翅短小。雄蜂头呈球状，尾端圆形，无毒腺和螯针。

【药用部分】昆虫蜜蜂等所酿的蜜糖。

【性味归经】性平，味甘；归肺、脾、大肠经。

【功效主治】润燥、止痛、解毒；主治肺燥咳嗽、肠燥便秘、胃脘疼痛等。

【用法用量】冲调内服，15 ~ 50 克；外用涂局部。

【用药贴士】痰湿内蕴、肠滑泄泻者忌服。

实用小偏方

药方：蜂蜜 50 克，黑芝麻 45 克。

用法：芝麻蒸熟捣泥，搅入蜂蜜，用温开水冲化。

适应证：高血压、慢性便秘。

甘草

别名：美草、蜜甘、蜜草

【植物形态】多年生草本。根茎圆柱状，主根甚长、粗大，外皮红褐色至暗褐色。小叶片卵圆形、卵状椭圆形或偶近于圆形。花密集。种子扁圆形或肾形，黑色，光滑。花期6～7月，果期7～9月。

【药用部分】根及根状茎。

【性味归经】性平，味甘；归脾、胃、肺经。

【功效主治】清热解毒、润肺止咳、调和诸药；主治咽喉肿痛、咳嗽、脾胃虚弱。

【用法用量】煎汤内服，2.5～15.0克；外用煎水洗。

【用药贴士】不宜与甘遂、大戟、芫花、海藻同用。

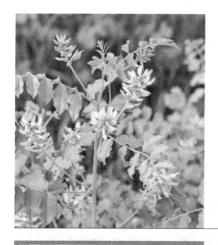

实用小偏方

药方：甘草10克，鸡蛋壳15克，曼陀罗叶0.5克。
用法：研磨成细粉，每次服3克，每天服用3次。
适应证：胃及十二指肠溃疡。

太子参

别名：孩儿参、异叶假繁缕

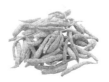

【植物形态】多年生草本，块根纺锤形。茎下部紫色。叶对生，下部叶匙形或倒披针形，上部叶卵状披针形至长卵形。花腋生，普通花1～3朵，白色。种子扁圆形。花期4～5月，果期5～6月。

【药用部分】干燥块根。

【性味归经】性平，味甘、微苦；归脾、肺经。

【功效主治】益气健脾、生津润肺；主治病后虚弱、气阴不足、自汗口渴等。

【用法用量】煎汤内服，10～20克。

【用药贴士】表实邪盛者不宜用。

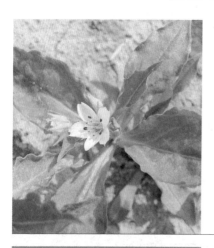

实用小偏方

药方：太子参15克，浮小麦25克。
用法：水煎服。
适应证：自汗症。

粟

别名：谷子、小米、狗尾粟

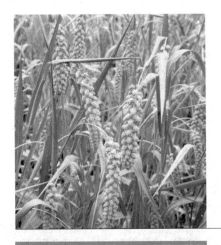

【植物形态】一年生草本植物；叶片披针形或线状披针形，先端尖长。夏秋季开花，顶生圆锥花序，呈穗状，通常下垂；小穗椭圆形。谷粒卵状或圆球状，具细点状皱纹，成熟后与其他小穗部分脱离。

【药用部分】粱或粟的种仁。

【性味归经】性凉，味甘、咸；归肾、脾、胃经。

【功效主治】和中、益肾、除热、解毒；主治脾胃虚热、反胃呕吐、消渴、泄泻等。

【用法用量】25 ~ 50 克，水煎服（包煎）。

【用药贴士】虚寒者慎用；勿与杏仁同食。

| 实用小偏方 | 药方：粟米 500 克。
用法：杵如粉，水和丸，煮熟，加盐，和汁吞下。
适应证：脾胃气弱、食不消化、呕逆反胃。 |

西洋参

别名：洋参、西参、花旗参

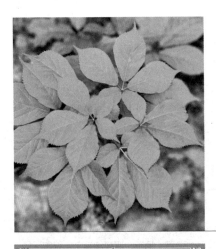

【植物形态】多年生草本。根肉质，纺锤形。茎圆柱形，有纵条纹，或略具棱。掌状 5 出复叶，轮生于茎端。伞形花序，花多数；花瓣绿白色。浆果熟时鲜红色。花期 7 月，果熟期 9 月。

【药用部分】根。

【性味归经】性凉，味苦、甘；归心、肺、肾经。

【功效主治】补气养阴、清热生津；主治气虚阴亏、内热、咳喘痰血等。

【用法用量】煎汤内服，4 ~ 10 克。

【用药贴士】不宜与藜芦同用。

| 实用小偏方 | 药方：西洋参 10 克，蜂蜜 50 克，冰糖 200 克。
用法：炖煮参汤，加蜂蜜和冰糖调服。
适应证：中暑、便秘、上火。 |

菱角

别名：水栗、菱实、芰实

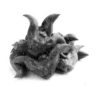

【植物形态】一年生水生草本。根二型，除吸收根外，尚有同化根。茎细长。叶集生茎顶，呈莲座状，菱状三角形，边缘上半部有粗锯齿。花两性，单生叶腋。果实为稍扁的倒三角形，两端有刺。

【药用部分】菱的果肉。

【性味归经】性凉，味甘；归肠、胃经。

【功效主治】健脾益胃、除烦、解毒；主治胃溃疡、痢疾、食管癌、乳腺癌、子宫颈癌等。

【用法用量】煎汤内服，9～60克；或生食。

【用药贴士】过食有腹满填胀、损阳痿茎之虞。

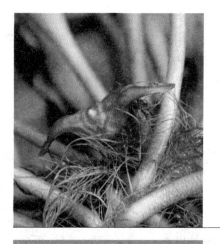

实用小偏方

药方：菱茎50克，白茅根50克，薏苡仁50克。
用法：水6碗煎3碗，当作茶饮。
适应证：胃癌。

楮实子

别名：榖树子、楮桃

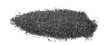

【植物形态】落叶乔木，茎、叶具乳液；嫩枝被柔毛，后脱落，叶互生；叶片卵形，先端尖，基部圆形或心脏形。

【药用部分】构树的干燥成熟果实。

【性味归经】性寒、平，味甘；归心、肺、脾、胃经。

【功效主治】滋肾、清肝、明目；主治虚劳、头晕目昏、眼翳、水肿、肾虚阳痿、腰膝酸痛等。

【用法用量】内服15～25克，晒干研末调蜜服。

【用药贴士】脾胃虚寒者慎用。

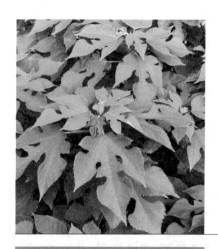

实用小偏方

药方：楮实子150克（晒干，研成细末），蜂蜜适量。
用法：每次服15克，以蜂蜜调温开水送服。
适应证：肝热眼睛生翳。

红景天

别名：蔷薇红景天，扫罗玛布尔

【植物形态】多年生草本。根粗壮，圆锥形，肉质，褐黄色，根颈部具多数须根。根茎短、粗壮，圆柱形，被多数覆瓦状排列的鳞片状的叶。花茎上下部均有肉质叶，叶片椭圆形。聚伞花序顶生。

【药用部分】全瓣红景天的全草。

【性味归经】性寒，味甘、涩，归肺经。

【功效主治】活血止血、清肺止咳；主治咯血、肺炎咳嗽、妇女白带等。

【用法用量】煎汤内服，3～9克；研末捣敷。

【用药贴士】儿童、孕妇慎用。

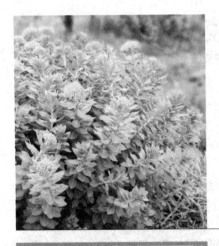

实用小偏方

药方：红景天3～6克。

用法：浸泡3～4个小时后用小火煎煮40分钟。

适应证：高原反应。

绞股蓝

别名：七叶胆、五叶参、小苦药

【植物形态】多年生攀缘草本。茎细弱。叶互生，鸟足状，卵状长圆形或长圆状披针形。雌雄异株，圆锥花序，花冠均似雄花。

【药用部分】绞股蓝的全草。

【性味归经】性寒，味苦，归肺、脾、肾经。

【功效主治】清热解毒、止咳祛痰；主治慢性支气管炎、传染性肝炎、胃肠炎等。

【用法用量】煎汤内服，15～30克；研末，3～6克；泡茶饮；捣烂涂搽。

【用药贴士】暂无明显禁忌。

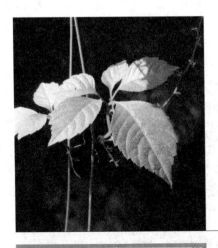

实用小偏方

药方：绞股蓝5克，桔梗5克。

用法：沸水浸泡饮用，每日一次。

适应证：适用于咳嗽初期咽干喉痛。

阿胶

别名：驴皮胶

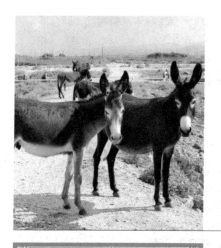

【动物形态】驴，体形比马小。头型较长，眼圆，其上生有一对显眼的长耳。四肢短粗，蹄质坚硬。

【药用部分】驴的皮去毛后熬制而成的胶块。

【性味归经】性平，味甘；归肺、肝、肾经。

【功效主治】滋阴补血；主治血虚、虚劳咳嗽等。

【用药贴士】脾胃虚弱者慎服。

实用小偏方

药方：马兜铃 25 克，阿胶 75 克，甘草 15 克。

用法：上为末，每服 5 ~ 10 克，水煎，食后温服。

适应证：小儿肺虚。

白芍

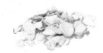

别名：白芍药

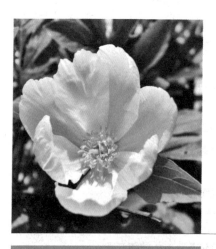

【植物形态】多年生草本。根肥大。茎直立。叶互生，小叶片椭圆形至披针形，上面深绿色，下面淡绿色。花大，单生于花茎的分枝顶端，每花茎有 2 ~ 5 朵花；花瓣倒卵形，白色、粉红色或红色。

【药用部分】芍药（栽培种）的根。

【性味归经】性微寒，味苦、酸；归肝、脾经。

【功效主治】养血柔肝、缓中止痛；主治胸腹胁肋疼痛、泻痢腹痛、自汗盗汗等。

【用法用量】煎汤内服，10 ~ 20 克；入丸、散。

【用药贴士】虚寒腹痛泄泻者慎服。

实用小偏方

药方：白芍 300 克，甘草 50 克。

用法：研为末，白汤点服。

适应证：脚气肿痛。

熟地黄

别名：熟地

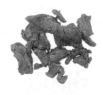

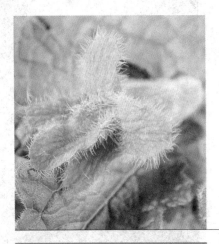

【植物形态】多年生草本，全株被灰白色长柔毛及腺毛。根茎肥厚，肉质。茎直立。根生叶丛生；叶片倒卵形或长椭圆形，边缘有不整齐钝齿。花多毛；紫红色或淡紫红色。蒴果卵形或卵圆形。

【药用部分】地黄的根茎，经加工蒸晒而成。

【性味归经】性微温，味甘；归肝、肾经。

【功效主治】滋阴补血，主治阴虚血少、腰膝痿弱。

【用法用量】煎汤内服，20～50克；入丸、散；外用熬膏或浸酒。

【用药贴士】脾胃虚弱、腹满便溏者忌服。

实用小偏方

药方：熟地黄、党参各30克，当归10克，茜草11克。
用法：水煎服。
适应证：贫血、月经不调。

何首乌

别名：首乌、地精、紫乌藤

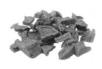

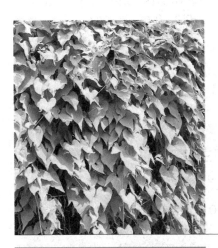

【植物形态】多年生缠绕草本。根末端为肥大的块根，外表红褐色至暗褐色。叶互生，具长柄，叶片狭卵形或心形。花小，多数。瘦果椭圆形。

【药用部分】何首乌的块根。

【性味归经】性微温，味苦、甘、涩；归肝、肾经。

【功效主治】解毒、消痈、润肠通便；主治瘰疬疮痈、风疹瘙痒、肠燥便秘等。

【用法用量】煎汤内服，15～25克；熬膏，浸酒或入丸、散；外用煎水洗、研末撒或调涂。

【用药贴士】大便溏泄及有湿痰者不宜。

实用小偏方

药方：何首乌、牛膝各500克，白酒1升。
用法：浸7宿，暴干捣末制丸，酒下30～50丸。
适应证：腰膝痛、行履不得、遍身瘙痒。

当归

别名：十归、秦归

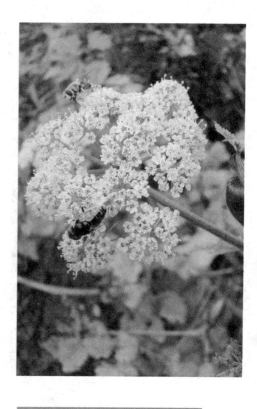

【植物形态】多年生草本。茎直立，带紫色，有明显纵直槽纹，光滑无毛。叶片卵形。复伞形花序，顶生；萼齿5，细卵形；花瓣5，白色，长卵形，无毛；雄蕊5，花丝向内弯；子房下位，花柱短，花柱基部圆锥形。双悬果椭圆形。

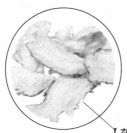

【药用部分】根。

【性味归经】性温，味甘、苦、辛；归心、肝、脾经。

【功效主治】补血和血，润燥滑肠；主治月经不调、经闭腹痛、痛经、盆腔炎、血瘀腹痛、便秘、瘕结聚等。

【用法用量】煎汤内服，7.5～15克；浸酒，熬膏或入丸、散。

【用药贴士】湿阻中满及大便溏泄者慎服。

实用小偏方

药方： 当归、贝母、苦参各200克。
用法： 研末，炼蜜丸如小豆大，饮服3丸，加至10丸。
适应证： 妊娠小便难。

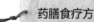
药膳食疗方

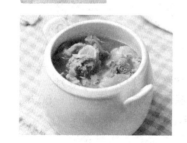

当归生姜羊肉汤
——温阳养血、散寒健体

/材料/ 羊肉400克，当归10克，姜片40克，香菜段少许；料酒8毫升，盐2克，鸡粉2克

/做法/ 羊肉加4毫升料酒汆水，与当归、姜片、料酒用小火炖2小时至羊肉软烂，放盐、鸡粉，拌匀调味，关火，盛出煮好的汤料，撒上香菜段即可。

龙眼肉

别名：桂圆肉、蜜脾、龙眼

【植物形态】幼枝被锈色柔毛，双数羽状复叶，互生，椭圆形至卵状披针形。花两性，或单性花与两性花共存；为顶生或腋生的圆锥花序；花小，黄色，花瓣 5。核果球形，外皮黄褐色，粗糙，假种皮白色肉质，内有黑褐色种子 1 颗。

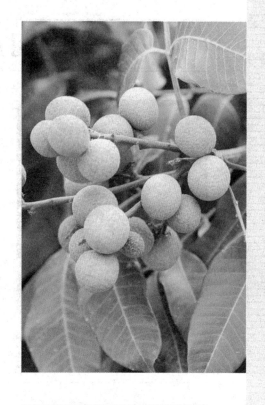

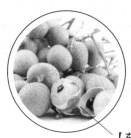

【药用部分】假种皮。

【性味归经】性温，味甘；归心、脾经。

【功效主治】益心脾、补气血、安神助眠；主治虚劳羸弱、失眠、健忘、神经衰弱、焦虑症、心悸、饮食不佳等。

【用法用量】煎汤内服，10 ~ 25 克；熬膏、浸酒或入丸剂。

【用药贴士】内有痰火及湿滞停饮者忌服。

实用小偏方

药方：龙眼干 14 粒，生姜 3 片。
用法：煎汤服。
适应证：脾虚泄泻。

药膳食疗方

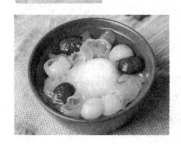

龙眼红枣银耳炖鸡蛋
——健脾养血、安神益气

/材料/ 水发银耳 50 克，桂圆肉 20 克，红枣 30 克，熟鸡蛋 1 个；冰糖适量

/做法/ 锅中注水烧开，放入熟鸡蛋、银耳、桂圆肉、红枣，煮熟，加入备好的冰糖，搅拌片刻，至冰糖完全溶化，将煮好的甜汤盛出，装入碗中即可。

/补/阴/药/部/分/

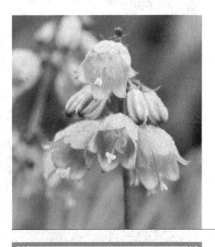

南沙参

别名：轮叶沙参

【植物形态】根粗壮，胡萝卜形。茎直立。叶片椭圆形；花冠钟形，蓝色。

【药用部分】轮叶沙参的根。

【性味归经】性微寒，味甘、苦；归肺、肝经。

【功效主治】养阴清肺；主治燥咳、虚劳久咳等。

【用法用量】熬汤，15～25克（鲜者50～150克）。

实用小偏方

药方：南沙参25克。

用法：水煎服。

适应证：肺热咳嗽。

北沙参

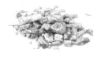

别名：辽沙参、银条参、莱阳参

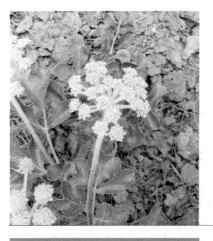

【植物形态】主根细长圆柱形。叶基出，互生；叶柄长，基部鞘状；叶片卵圆形。复伞形花序顶生；花白色；花瓣5，卵状披针形。果实近圆球形。

【药用部分】珊瑚菜的根。

【性味归经】性微寒，味甘；归肺、脾经。

【功效主治】养阴清肺、祛痰止咳；主治肺热燥咳、虚劳久咳、阴伤咽干等。

【用法用量】煎汤内服，15～25克；亦可熬膏或入丸剂。

【用药贴士】风寒作嗽及肺胃虚寒者忌服。

实用小偏方

药方：北沙参、麦冬、知母、川贝母各200克。

用法：或做丸，或做膏，每早服15克，白汤下。

适应证：咳嗽无痰、肌皮枯燥、口苦烦渴。

麦冬

别名：麦门冬、沿阶草

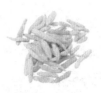

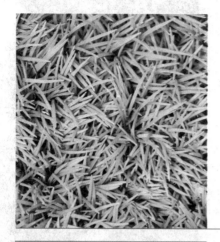

【植物形态】地下具细长匍匐枝，须根常有部分膨大成肉质的块根。叶丛生，窄线型，总状花序顶生；花淡紫色，偶为白色；花被 6 片，开展，卵圆形。浆果球状，成熟时深绿色或黑蓝色。

【药用部分】麦冬的干燥块根。

【性味归经】性寒，味甘、微苦；归心、肺、胃经。

【功效主治】养阴生津、润肺清心；主治肺燥干咳、虚劳咳嗽、津伤口渴等。

【用法用量】煎汤内服，10 ～ 20 克；或入丸、散。

【用药贴士】脾胃虚寒泄泻、胃有痰饮者忌服。

实用小偏方

药方：麦冬 30 克，黄连 15 克。

用法：上药研末炼蜜丸如梧桐子大，每服 30 丸。

适应证：咽喉生疮。

天门冬

别名：天冬

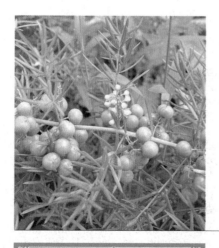

【植物形态】块根肉质，长椭圆形或纺锤形，灰黄色。茎细；叶扁平，先端锐尖。花 1 ～ 3 朵簇生叶腋，单性，雌雄异株，淡绿色；花药卵形。浆果球形，成熟时红色；具种子 1 颗。

【药用部分】天门冬的块根。

【性味归经】性寒，味甘、苦；归肺、肾经。

【功效主治】滋阴润燥、清肺降火；主治燥热咳嗽、阴虚劳嗽、热病伤阴等。

【用法用量】煎汤内服，6 ～ 15 克；熬膏或入丸。

【用药贴士】虚寒泄泻及外感风寒致嗽者皆忌服。

实用小偏方

药方：天门冬、麦冬、桔梗各 15 克，甘草 10 克。

用法：水煎服。

适应证：扁桃体炎、咽喉肿痛。

枸杞子

别名：杞子、枸杞果

【植物形态】小灌木或经栽培后而成的大灌木，高1~3米。主茎数条，粗壮。叶片披针形或长圆状披针形。花腋生；花冠漏斗状，花柱上端弓弯，柱头绿色。浆果卵圆形，红色或橘红色，果皮肉质。种子近肾形而扁平，黄色。

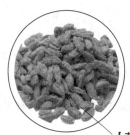

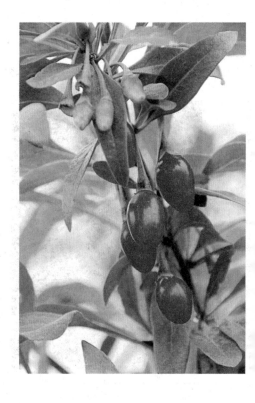

【药用部分】成熟果实。

【性味归经】性平，味甘；归肝、肾、肺经。
【功效主治】养肝、滋肾、润肺；主治肝肾亏虚、头晕目眩、腰膝酸软等。
【用法用量】煎汤内服，5～15克；或入丸、散、膏、酒剂。
【用药贴士】外邪实热、脾虚有湿及腹痛泄泻者忌服本品。

实用小偏方

药方：枸杞子、熟地黄、山萸肉、茯苓、山药、丹皮、泽泻、菊花各等量。
用法：炼蜜为丸。
适应证：肝肾不足、干涩眼痛。

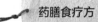
药膳食疗方

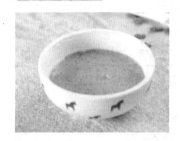

红枣枸杞米糊
——滋补肝肾、养血明目

/材料/米碎50克，红枣20克，枸杞子10克
/做法/红枣切开去果核，切成丁，取榨汁机，选择搅拌刀座组合，放入枸杞子、红枣丁、米碎，搅拌成碎末，放入锅中煮片刻至米浆呈糊状，关火后盛出煮好的米糊，装在碗中即可。

百合

别名：药百合、番韭、百合蒜

【植物形态】多年生草本。鳞茎球状，白色，肉质，下面着生多数须根。茎直立，圆柱形，常有褐紫色斑点。叶互生；无柄。花大，单生于茎顶，少有1朵以上者。

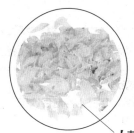

【药用部分】鳞茎。

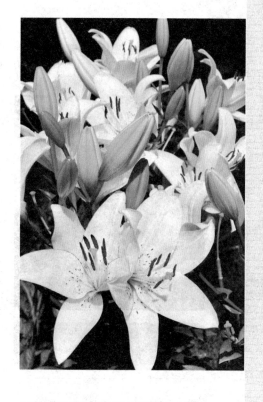

【性味归经】性微寒，味苦；归心、肺经。

【功效主治】润肺止咳、清心安神；主治肺热久嗽、咳唾痰血、脚气浮肿等。

【用法用量】煎汤内服，15～50克；蒸食或煮粥食；外用捣敷。

【用药贴士】风寒痰嗽、中寒便滑者忌服。

实用小偏方

药方：百合、蛤粉、百部各100克，白及200克。

用法：共研为细末，炼蜜为丸，每丸重10克，每次1丸，日服3次。

适应证：支气管扩张、咯血。

药膳食疗方

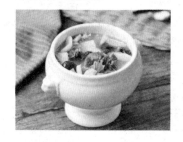

百合红枣乌龟汤
——滋阴清热、养血安神

/材料/龟肉（人工）300克，红枣15克，百合20克，姜片、葱段各少许；盐、鸡粉各2克，料酒5毫升

/做法/乌龟肉加料酒余水，砂锅注水烧热，倒入红枣、姜片、葱段、乌龟肉煮90分钟，倒入百合，续煮熟，加入盐、鸡粉，关火后将煮好的汤料盛出即可。

石斛

别名：林兰

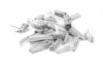

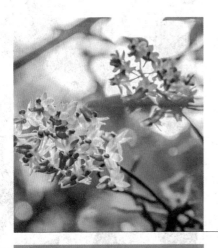

【植物形态】茎丛生，直立，黄绿色，多节。叶片长圆形或长圆状披针形。总状花序自茎节生出；花亮丽，花瓣通常较窄，唇瓣完整或三裂，与蕊柱基部相连。花瓣卵状长圆形或椭圆形。

【药用部分】铁皮石斛的新鲜或干燥茎。

【性味归经】性微寒，味甘、淡；归胃、肾经。

【功效主治】生津益胃、清热养阴；主治热病伤津、口干烦渴、病后虚热等。

【用法用量】煎汤内服，10～20克；熬膏。

【用药贴士】胃肾有虚热者宜之，虚而无火者忌用。

实用小偏方

药方：铁皮石斛鲜条适量。
用法：洗净后切薄片，用开水冲泡后饮用。
适应证：慢性咽喉炎。

玉竹

别名：尾参、葳蕤铃铛菜

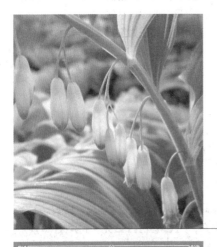

【植物形态】地下根茎横走，黄白色。茎单一，光滑无毛。叶互生于茎的中部以上；叶片椭圆形或狭椭圆形，罕为长圆形。花被筒状，白色，带淡绿色；花狭长圆形，黄色。浆果球形，暗蓝色。

【药用部分】玉竹的根状茎。

【性味归经】性平，味甘；归肺、胃经。

【功效主治】养阴润燥、生津止渴；主治肺胃阴伤、燥热咳嗽、咽干口渴等。

【用法用量】煎汤内服，10～15克；熬膏。

【用药贴士】胃有痰湿气滞者忌服。

实用小偏方

药方：玉竹250克。
用法：煮汁饮。
适应证：发热口干、排尿涩。

银耳

别名：白木耳、白耳子

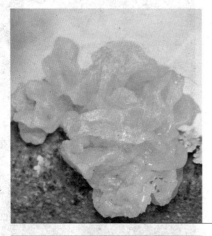

【植物形态】银耳子实体纯白色，胶质，半透明，由多数宽而薄的瓣片组成，柔软洁白，富有弹性。新鲜时软，干后收缩。孢子无色，光滑，近球形。

【药用部分】银耳的子实体。

【性味归经】性平，味甘；归肺、胃、肾经。

【功效主治】滋补生津、润肺养胃；主治虚劳咳嗽、痰中带血、津少口渴、病后体虚、气短乏力等。

【用法用量】煎汤内服，3～10克；或炖冰糖、肉类服。

【用药贴士】风寒咳嗽者及湿热酿痰致咳者禁用。

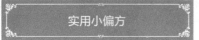

实用小偏方

药方：银耳8克，红枣10枚，冰糖35克。

用法：银耳泡发，加冰糖、红枣，炖服。

适应证：便秘、心悸。

女贞子

别名：女贞实、冬青子、爆格蚤

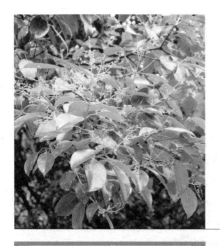

【植物形态】树干直立，树皮灰绿色。叶对生，卵形至卵状披针形。夏季开白色小花，圆锥花序顶生，花芳香，密集，几乎无梗。浆果状核果，长圆形，一侧稍凸，长约1厘米，熟时蓝黑色。

【药用部分】女贞的果实。

【性味归经】性平，味甘、苦；归肝、肾经。

【功效主治】滋补肝肾、明目乌发；主治眩晕耳鸣、腰膝酸软、须发早白等。

【用法用量】煎汤内服，7.5～15克。

【用药贴士】脾胃虚寒泄泻及阳虚者忌服。

实用小偏方

药方：女贞子15克，地骨皮、夏枯草各10克。

用法：水煎，每日服3次。

适应证：颈淋巴结结核。

桑葚

别名：桑实、桑果、桑葚子

【植物形态】通常灌木状，植物体含乳液。树皮黄褐色，枝灰白色或灰黄色，细长疏生，嫩时稍有柔毛。叶互生；卵形或椭圆形，先端锐尖，基部心脏形或不对称。花单性，雌雄异株；花黄绿色，与叶同时开放。聚合果腋生，肉质，有柄，椭圆形，深紫色或黑色，少有白色的。

【性味归经】性寒，味甘；归肝、肾经。

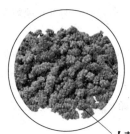

【药用部分】桑的果穗。

【功效主治】滋阴养血、息风镇静；主治肝肾阴亏、消渴、便秘、潮热盗汗、失眠多梦、心悸、腰膝酸软等。

【用法用量】煎汤内服，15～25克；熬膏或浸酒；外用浸水洗。

【用药贴士】脾胃虚寒作泄者勿服。

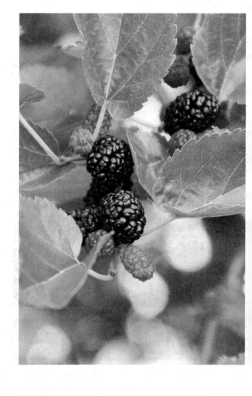

实用小偏方

药方：黑熟的桑葚2千克。
用法：以布袋取汁，熬成薄膏，加一匙白汤，日3服。
适应证：瘰疬。

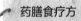
药膳食疗方

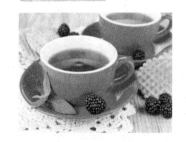

桑葚补血茶
——补血强心、养肝益肾

/材料/桂圆15克，桑葚9克，迷迭香3克，冰糖适量
/做法/砂锅注水烧开，倒入桂圆、桑葚，用小火煮15分钟，加入迷迭香、冰糖，续煮片刻，关火后盛出煮好的茶，装入杯中，待稍微放凉后即可饮用。

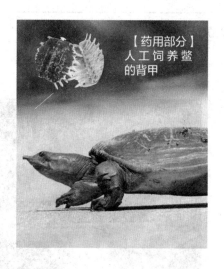

【药用部分】
人工饲养鳖的背甲

鳖甲

【动物形态】体呈椭圆形，腹背均有甲，头尖，颈粗长；头颈可完全缩入甲内。背腹甲均无角质板而被有软皮。背面橄榄绿色，或黑棕色。腹面黄白色，有淡绿色斑。背、腹骨板间无缘板接连。

【性味归经】性平，味甘、咸；归肝、脾经。

【功效主治】养阴清热、平肝息风、软坚散结；主治劳热骨蒸、阴虚风动、劳疟、疟母等。

【用法用量】煎汤内服，15～40克，熬膏。

【用药贴士】脾胃阳衰、食减便溏及孕妇慎服。

黄精

【植物形态】根茎横走，肥大肉质，黄白色。茎直立，圆柱形。叶无柄；叶片线状披针形至线型。花腋生，白色。浆果球形，成熟时黑色。

【性味归经】性平，味甘；归脾、肺、肾经。

【功效主治】补中益气、润肺、强筋骨；主治虚损寒热、肺痨咯血等。

【用法用量】煎汤内服，15～25克（鲜者50～100克）；熬膏或入丸、散；外用煎水洗。

【用药贴士】中寒泄泻、痰湿痞满气滞者忌服。

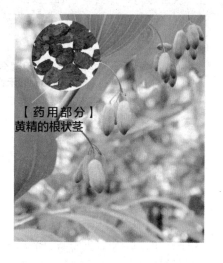

【药用部分】
黄精的根状茎

盘龙参

【植物形态】根茎短，有簇生、粗厚的肉质根。叶数枚生于茎的基部，线型至线状披针形。穗状花序旋扭状；花白而带粉红；花柱短，有一卵形的柱头在前面和一直立的花药在背面。

【性味归经】性平，味甘、苦；归心、肺经。

【功效主治】益阴清热、润肺止咳；主治病后虚弱、阴虚内热、咳嗽吐血等。

【用法用量】煎汤内服，鲜者25～50克；外用捣敷。

【用药贴士】有寒湿瘀滞者忌服。

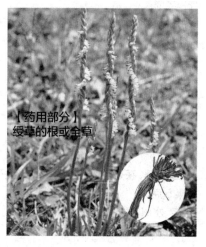

【药用部分】
绶草的根或全草

鹿茸

【动物形态】梅花鹿为中型兽，长约 1.5 米。耳大直立，颈及四肢细长，尾短。雄鹿第二年开始生角，密被黄色或白色细茸毛。雌鹿无角。冬毛厚密，呈棕灰色或棕黄色，四季均有白色斑点。夏毛薄，全身红棕色。耳内及腹面毛白色。

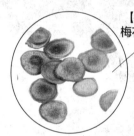

【药用部分】 人工饲养梅花鹿的未骨化幼角。

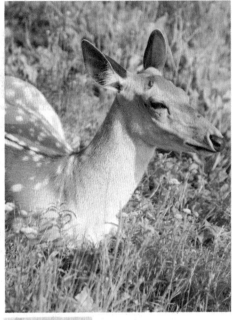

药膳食疗方

【性味归经】性温，味甘、咸；归肾、肝经。

【功效主治】壮元阳、补气血；主治虚劳羸瘦、精神倦乏等。

【用法用量】研末内服，1 ~ 2.5 克；或入丸、散；亦可浸酒。

【用药贴士】阴虚阳亢者忌服。

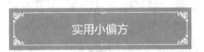

实用小偏方

药方: 鹿茸、茯苓各 25 克，附子、菟丝子各 15 克，草果 5 克。

用法: 水煎服。

适应证: 舌白身痛、足跗浮肿。

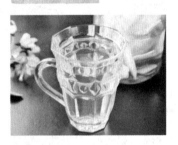

鹿茸酒
——补肾壮阳、强筋健骨

/材料/白酒 200 毫升，鹿茸 6 克，怀山 20 克。

/做法/取一个玻璃罐，放入备好的鹿茸、怀山，注入适量白酒，盖好盖，置于阴凉干燥处浸泡 1 周，取泡好的鹿茸酒，倒入杯中即可。

杜仲

别名：扯丝皮、思仲、丝棉皮

【植物形态】落叶乔木，高达 20 米。小枝光滑，黄褐色或较淡，具片状髓。皮、枝及叶均含胶质。单叶互生；椭圆形或卵形。花单性，雌雄异株，与叶同时开放，或先叶开放，有花柄。翅果卵状长椭圆形而扁，先端下凹，内有种子 1 粒。

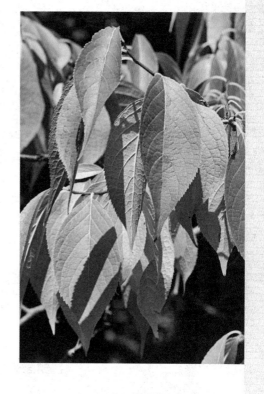

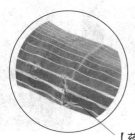

【药用部分】干燥树皮。

【性味归经】性温，味甘、微辛；归肝、肾经。

【功效主治】补益肝肾、强健筋骨、安胎；主治腰脊酸痛、足膝痿弱、排尿余沥、胎动不安、中风偏瘫等。

【用法用量】煎汤内服，15～25 克；或浸酒；或入丸、散。

【用药贴士】阴虚火旺者慎服。

实用小偏方

药方：杜仲（炒去丝）、八角茴香各 15 克，川木香 5 克，水 400 毫升，酒 200 毫升。

用法：煎服，渣再煎服。

适应证：腰痛。

药膳食疗方

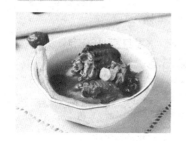

田七牛膝杜仲煲乌鸡
——益肾兴阳、强筋健骨

/材料/乌鸡块 300 克，杜仲 15 克，红枣 30 克，田七、牛膝、黄芪、党参各少许；盐 2 克

/做法/乌鸡块汆水，砂锅注水烧热，倒入乌鸡块、杜仲、红枣、田七、牛膝、黄芪和党参，煮熟，加盐略煮，至汤汁入味，关火后盛出煮好的乌鸡汤即可。

核桃仁

别名：胡桃仁、胡桃肉、核桃

【植物形态】落叶乔木。羽状复叶互生；小叶5～11，对生，卵形、椭圆形或椭圆状卵形，先端尖，全缘。花单性，雌雄同株，与叶同时开放；有花1～3。核果球形，外果皮皮状，绿色；内果皮骨质，坚硬。花期5月，果期10月。

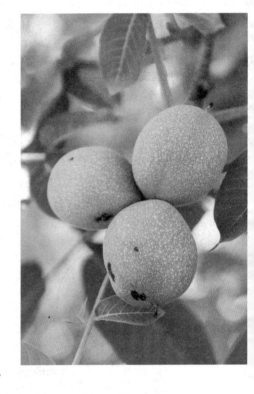

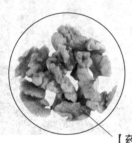

【药用部分】成熟种子。

【性味归经】性温，味甘；归肾、肺、大肠经。
【功效主治】补肾、温肺、润肠；主治腰膝酸软、阳痿遗精、大便秘结等。
【用法用量】煎汤内服，9～15克；嚼服，10～30克；或入丸、散；外用研末捣敷。
【用药贴士】孕妇慎用。

实用小偏方

药方：鲜核桃1000克。
用法：去壳取肉捣碎，加蜂蜜100克，密封备用，每次服1汤匙，每日2～3次，用温开水送服。儿童减半。
适应证：神经衰弱、慢性咳嗽。

药膳食疗方

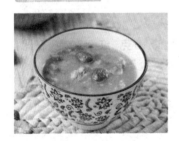

紫米核桃红枣粥
——补肾壮阳、养血润肠

/材料/ 水发紫米250克，水发红豆150克，核桃仁8克，红枣3枚；红糖15克
/做法/ 砂锅注水，倒入红豆、紫米、红枣、核桃仁，煮熟软，倒入红糖，拌匀，关火，将煮好的粥盛出装入碗中即可。

巴戟天

别名：鸡肠风、兔子肠、巴戟

【植物形态】常绿灌木，攀缘状。根茎肉质肥厚，圆柱形，支根多少呈念珠状。有蜿蜒状条纹，断面呈紫红色。茎圆柱状，有纵条棱。叶长椭圆形；托叶鞘状。花序头状，生于小枝顶端；花冠肉质，白色，花冠管的喉部收缩，内面密生短毛。

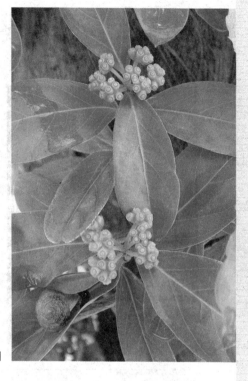

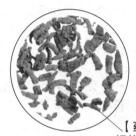

【药用部分】 干燥根和根状茎。

【性味归经】性微温，味辛、甘；归肝、肾经。

【功效主治】补肾阳、壮筋骨、祛风湿；主治阳痿、少腹冷痛、排尿不尽等。

【用法用量】熬汤内服，7.5 ~ 15 克；入丸、散或浸酒。

【用药贴士】阴虚火旺者忌服。

实用小偏方

药方：巴戟天、土牛膝各等量，白酒10 倍量。

用法：用白酒浸泡，每次饮 1 小杯。

适应证：月经不调。

药膳食疗方

巴戟杜仲健肾汤
——补肾益阳、强身健体

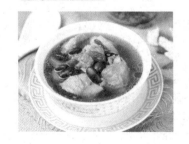

/材料/ 巴戟杜仲健肾汤汤料包 1/2 包（巴戟天、杜仲、怀山药、茯苓、枸杞子、黑豆），排骨 200 克；盐 2 克

/做法/ 将汤料泡发，排骨汆水，一同放入砂锅，炖煮熟，加入盐，稍稍搅拌至入味，关火后盛出煮好的汤，装入碗中即可。

冬虫夏草

别名：虫草

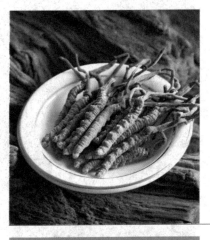

【动物形态】子囊菌之子实体出自寄主幼虫的头部，单生，细长如棒球棍状。寄主为鳞翅目、鞘翅目等昆虫的幼虫，冬季菌丝侵入蛰居于土中的幼虫体内，夏季长出子实体。

【药用部分】冬虫夏草菌的子实体及其寄主蝙蝠、蛾等的幼虫尸体的复合体。

【性味归经】性温，味甘；归肺、肾经。

【功效主治】补虚损、益精气；主治痰饮喘嗽、虚喘。

【用法用量】煎汤内服，7.5～15克；或入丸、散。

【用药贴士】有表邪者慎用。

实用小偏方

药方：冬虫夏草 15～30 克，白酒 500 毫升。

用法：泡 7 天后服，每次 10～20 毫升。

适应证：神经衰弱。

补骨脂

别名：破故纸、补骨鸱、胡韭子

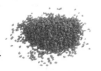

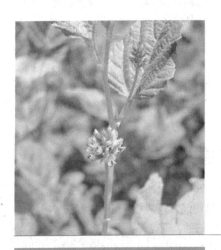

【植物形态】茎直立，枝坚硬。叶互生，叶宽卵形，先端圆形或钝，基部心形；花冠蝶形，淡紫色或白色；倒卵形或线型，花柱丝状。荚果椭圆形，种子 1，气香而腥。花期 7～8 月，果期 9～10 月。

【药用部分】补骨脂的种子。

【性味归经】味苦、辛，性温；归肾经。

【功效主治】补肾助阳；主治肾虚冷泻、遗尿、滑精等。

【用法用量】煎汤内服，7.5～15 克。

【用药贴士】阴虚火旺者忌服。

实用小偏方

药方：补骨脂 50 克（炒）。

用法：研为末，每服 5 克，热汤调下。

适应证：小儿遗尿。

肉苁蓉

别名：大芸、寸芸、地精

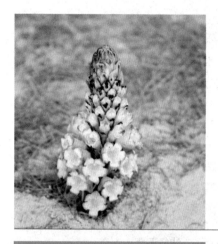

【植物形态】茎肉质，上部渐变细；穗状花序，线状披针形或卵状披针形。蒴果卵形，种子多数，微小，椭圆状卵形。花期5～6月，果期6～7月。

【药用部分】肉苁蓉的带鳞片的肉质茎。

【性味归经】性微温，味甘；归肾、大肠经。

【功效主治】补肾阳、益精血、润肠道；主治肾阳虚衰、精血不足之阳痿及遗精等。

【用法用量】煎汤内服，10～15克；或入丸、散；或浸酒。

【用药贴士】胃弱便溏、相火旺者忌服。

实用小偏方

药方：肉苁蓉200克。

用法：水煮烂，切薄研细，炖羊肉吃。

适应证：劳伤、精败面黑。

锁阳

别名：锈铁棒、地毛球、锁严子

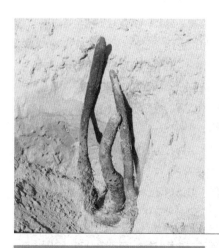

【植物形态】地下茎粗短，具有多数瘤突状吸收根。茎圆柱形，暗红色。穗状花序顶生，棒状矩圆形；花杂性，暗紫色，长卵状楔形；雌花具数枚线状、肉质总苞片。小坚果球形。

【药用部分】锁阳的干燥肉质茎。

【性味归经】性温，味甘；归肝、肾经。

【功效主治】补肾润肠；主治阳痿、尿血、血枯便秘、腰膝痿弱等。

【用法用量】煎汤内服，7.5～15克；入丸、散。

【用药贴士】泄泻及阳易举而精不固者忌之。

实用小偏方

药方：锁阳25克，党参、山药各20克。

用法：水煎服。

适应证：阳痿、早泄。

菟丝子

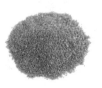

别名：豆寄生、无根草、黄丝

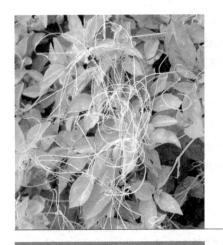

【植物形态】茎细柔呈丝状，左旋缠绕，多分枝，黄色。无绿色叶，而有三角状卵形的鳞片叶。花白色，簇生；苞片及小苞片鳞状，卵圆形。种子卵圆形或扁球形，黄褐色。

【药用部分】菟丝子或大菟丝子的种子。

【性味归经】性平，味辛、甘；归肝、肾、脾经。

【功效主治】滋补肝肾、固精缩尿、安胎；主治阳痿、遗精、尿有余沥、遗尿等。

【用法用量】煎汤内服，15～25克；或入丸、散。

【用药贴士】血崩、便结、阴虚火动者及孕妇禁用。

实用小偏方

药方：菟丝子、油各适量。

用法：菟丝子炒后研末，油调敷之。

适应证：眉间生疮。

益智仁

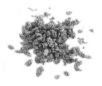

别名：益智子

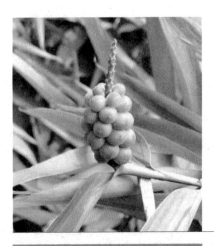

【植物形态】根茎延长。茎直立，丛生。叶片披针形。总状花序顶生，花序轴棕色，被短毛，下端具一环形苞片，包围花轴。蒴果椭圆形至纺锤形，被疏毛，表面有纤维束线条，果柄短。

【药用部分】益智的成熟干燥种子。

【性味归经】性温，味辛；归脾、肾经。

【功效主治】温脾止泻、暖肾、固精缩尿；主治脾寒泄泻、腹中冷痛、口多唾涎等。

【用法用量】煎汤内服，5～15克；入丸、散。

【用药贴士】阴虚火旺者忌服。

实用小偏方

药方：益智仁、白术、党参、茯苓各9克，陈皮6克。

用法：水煎服，每日1剂。

适应证：脾虚多涎、口水自流。

仙茅

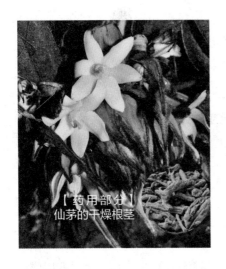

【药用部分】
仙茅的干燥根茎

【植物形态】根茎延长，圆柱状，肉质，外皮褐色。叶披针形，先端渐尖，绿白色。花腋生；花梗藏在叶鞘内。浆果椭圆形，稍肉质，种子稍呈球形，亮黑色。花期为6～8月。

【性味归经】性温，味辛，有毒；归肾、肝经。

【功效主治】温肾阳、壮筋骨；主治阳痿精冷、排尿失禁、崩漏等。

【用法用量】煎汤内服，7.5～15克，或入丸、散。

【用药贴士】凡阴虚火旺者忌服。

续断

【植物形态】多年生草本，高60～90厘米。根圆锥形，主根明显，或有数条并生，外皮黄褐色。茎直立，多分枝，具棱和浅沟。叶对生。夏末秋初开花，头状花序近球形。瘦果椭圆楔形，浅褐色。

【性味归经】性微温，味苦；归肝、肾经。

【功效主治】补肝肾、强筋骨、止崩漏；主治腰膝酸软、风湿痹痛、崩漏等。

【用法用量】煎汤内服，10～20克；或入丸、散。

【用药贴士】初痢者勿用，怒气郁者禁用。

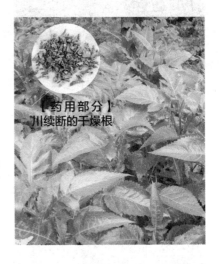

【药用部分】
川续断的干燥根

淫羊藿

【植物形态】小叶片卵圆形或近圆形，先端宽阔锐尖，边缘具锯齿，基部心形，侧生小叶不对称，外侧有小头头。花成聚伞状圆锥花序，花梗有腺毛；花通常白色。花期6～7月，果期8月。

【性味归经】性温，味辛、甘；归肝、肾经。

【功效主治】补肾壮阳、祛风除湿；主治阳痿不举、排尿淋沥、筋骨挛急等。

【用法用量】煎汤内服，5～15克；或入丸、散。

【用药贴士】阴虚而相火易动者忌服。

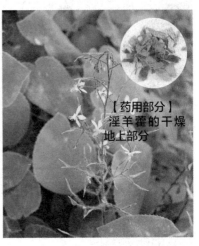

【药用部分】
淫羊藿的干燥
地上部分

海马

别名：水马、马头鱼

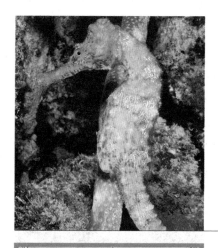

【动物形态】体形侧扁，腹部稍凸出，躯干部呈七棱形，尾部四棱形。头冠短小，尖端有5个短小的棘，略向后方弯曲。吻长，呈管状。眼较大。鼻孔很小，紧位于眼的前方。

【药用部分】克氏海马、日本海马等去内脏的全体。

【性味归经】性温，味甘、咸；归肝、肾经。

【功效主治】补肾壮阳、调气活血；主治阳痿、遗尿、虚喘等。

【用法用量】煎汤内服，3～9克；外用研末调敷。

【用药贴士】孕妇及阴虚阳亢者禁服。

实用小偏方

药方：海马1对，穿山甲、雄黄各15克。
用法：研末，针破疮口，点药入内，一日一点。
适应证：发背诸恶疮。

牛鞭

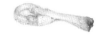

别名：黄牛鞭、水牛鞭

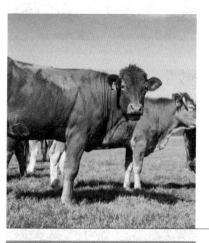

【动物形态】头大额广，鼻阔口大，上唇上部有两个大鼻孔，基间皮肤硬而光滑，无毛。眼、耳都较大。头上有角1对，左右分开。尾较长，尾端具丛毛，毛色大部分为黄色。

【药用部分】公牛的生殖器。

【性味归经】性温，味甘、咸；归肝、肾经。

【功效主治】壮阳、温中止痛；主治肾寒阳痿、性欲减退、气陷疝气、胃脘寒痛等。

【用法用量】煮食，30～60克；挫粉入丸、散。

【用药贴士】食用时，少吃辛辣刺激食物。

实用小偏方

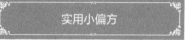

药方：牛鞭1根，韭菜子25克，蜂蜜适量。
用法：将上药焙干为末，制为丸，黄酒冲服。
适应证：阳痿。

韭菜子

别名：韭子

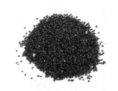

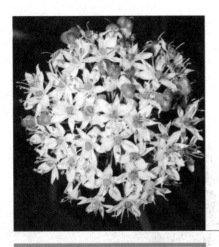

【植物形态】鳞茎狭圆锥形。叶基生，扁平，狭线型，顶生伞形花序，具 20 ~ 40 朵花；花被基部稍合生，裂片 6，白色，长圆状披针形，长 5 ~ 7 毫米。蒴果倒卵形，有三棱。种子 6，黑色。

【药用部分】韭的种子。

【性味归经】性温，味辛、甘；归肝、肾经。

【功效主治】温补肝肾、壮阳固精；主治阳痿遗精、腰膝酸痛、白浊带下等。

【用法用量】水煎服，5 ~ 10 克。

【用药贴士】孕妇慎用。

实用小偏方

药方：韭菜子 1.5 克。

用法：醋煮焙干研末，炼蜜丸，温酒下。

适应证：女人带下及男子肾虚冷、梦遗。

棉花子

别名：棉子、棉花核

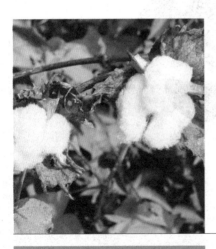

【植物形态】叶互生，叶柄被长柔毛；叶掌状 5 裂，裂片宽卵形。花单生于叶腋，被长柔毛；小苞片基部合生，阔三角形，宽超过于长。种子大，分离，斜圆锥形，被白色长棉毛和短棉毛。

【药用部分】草棉等的种子。

【性味归经】性热，味辛；归肾、脾经。

【功效主治】温肾、通乳、止血；主治阳痿、腰膝冷痛、白带等。

【用法用量】煎汤内服，6 ~ 10 克；或入丸、散。

【用药贴士】阴虚火旺者慎服。

实用小偏方

药方：棉花子 15 ~ 20 克。

用法：每日煎汤 1 碗，空心服 3 ~ 4 日。

适应证：盗汗不止。

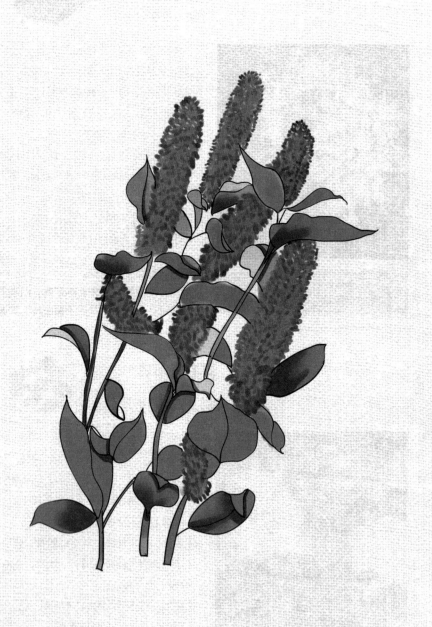

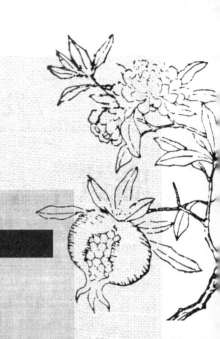

第三章

解表药

　　凡能疏肌解表、促使发汗，用以发散表邪、解除表证药物，称为解表药。

　　解表药多属辛散之品，辛能发散，可使外邪从汗而解，故适用于邪在肌表的病症。

　　解表药虽能透过发汗解除表证，但汗出过多能耗散阳气，损伤津液；因此，凡自汗、盗汗、热病伤津，以及阴虚发热等症，都应慎用。根据解表药的性能，可以分为发散风寒、发散风热两类。

/发/散/风/寒/药/

麻黄

别名：龙沙、狗骨、卑相、卑盐

【植物形态】木质茎粗长，直立，小枝细圆柱形，对生或轮生的分枝较多。鳞叶膜质鞘状，常呈棕色，裂片钝三角形。雄球花单生或3～4个集生于节上，无梗或有短梗；雌球花单生，常在节上成对，无柄。种子通常1，窄长卵形，多有明显的纵纹。

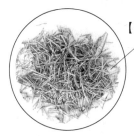

【药用部分】草质茎。

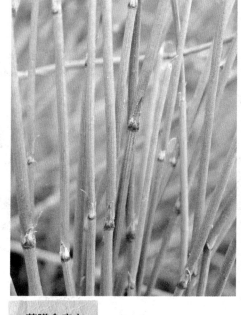

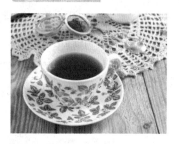

药膳食疗方

【性味归经】性温，味辛、苦；归肺、膀胱经。

【功效主治】发汗解表、宣肺平喘、利水消肿；主治风寒表实证、咳嗽气喘、排尿不利。

【用法用量】煎汤内服，每次1.5～10克；或入丸、散；外用研末吹鼻或研末敷。

【用药贴士】表虚自汗及阴虚盗汗、咳喘（由于肾不纳气的虚喘）者慎用。

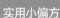

实用小偏方

药方：麻黄、杏仁、甘草各等份
用法：研为粗末，每服25克，加姜5片同煎服，以衣被盖覆睡，取微汗为度。
适应证：感冒鼻塞声重、伤风。

麻黄五味子汤
——疏风散寒、降气平喘

/材料/五味子、麻黄各8克，细辛7克，紫菀5克，姜片适量

/做法/砂锅注水，倒入姜片、五味子、麻黄、细辛、紫菀，用大火煮开后转小火续煮90分钟，关火后将煮好的茶汤滤出，装杯即可。

桂枝

别名：柳桂、玉树

【植物形态】常绿乔木，芳香，树皮灰褐色，枝条被灰黄色短柔毛。叶互生或近对生，叶片长椭圆形或近披针形。圆锥花序腋生或近顶生，被黄色茸毛。花两性，白色，被黄褐色短茸毛，花被裂片卵状，先端钝或锐尖。果实椭圆形，显紫色。

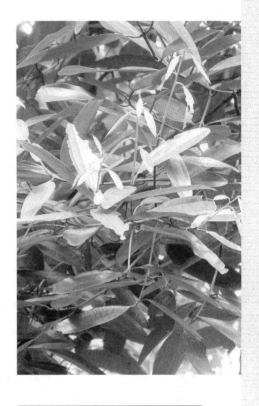

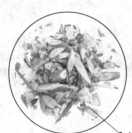

【药用部分】干燥嫩枝。

【性味归经】性温，味辛、甘；归心、肺、膀胱经。

【功效主治】发汗解肌、温经通脉、通阳化气；主治风寒表证、肩背肢节酸痛、经闭症等。

【用法用量】煎汤内服，2.5～10克，大剂量可用15～30克；研末入丸、散。

【用药贴士】凡温热病、阴虚阳盛及血热妄行、月经过多者忌服。

实用小偏方

药方： 桂枝、生姜各150克，枳实5枚。

用法： 上三味药以水6升煮取3升，适温时3次服完。

适应证： 心胸满痛。

药膳食疗方

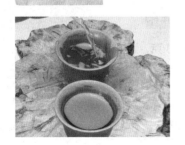

甘草桂枝茶
——解表散寒、温肺化饮

/材料/ 炙甘草10克，桂枝15克

/做法/ 将炙甘草、桂枝放入砂壶中，注入适量开水，盖上盖，静置10分钟至药材析出有效成分，待稍微放凉后即可饮用。

紫苏叶

别名：苏、苏叶、香苏

【植物形态】一年生草本。具特殊芳香气味。茎直立，钝四棱形，紫色、绿紫色或绿色，密被长柔毛。叶对生，阔卵形、卵状圆形或卵状三角形，边缘具粗锯齿。轮状花序，顶生和腋生。小坚果近球形，灰棕色或黄褐色，有网纹。

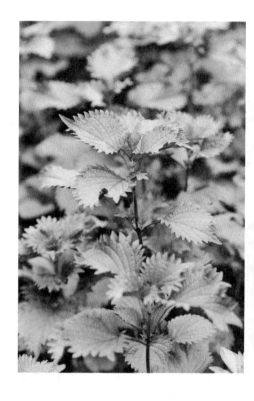

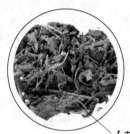

【药用部分】叶。

【性味归经】性温，味辛，气香；归肺、脾经。
【功效主治】散寒解表、行气化痰、安胎、解鱼蟹毒；主治风寒表证、咳嗽痰多、胸脘胀满、恶心呕吐、腹痛吐泻、胎气不和、妊娠恶阻、食鱼蟹中毒等。
【用法用量】煎汤内服，3～10克，若治鱼蟹中毒，单用可用30～60克；外用捣敷、研末擦或煎汤洗。
【用药贴士】阴虚、气虚及温病者慎服。

实用小偏方

药方：紫苏叶、防风、川芎、陈皮各5克，甘草3克，生姜5克。
用法：上药煎服。
适应证：伤风发热。

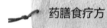
药膳食疗方

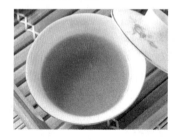

党参紫苏茶
——益气散寒、化痰止呕

/材料/党参5克，陈皮3克，紫苏8克
/做法/砂锅中注入适量清水烧开，放入备好的紫苏叶、陈皮、党参，搅拌均匀，盖上盖，用小火煮约15分钟至其析出有效成分，揭开盖，捞出煮好的材料，关火后盛出煮好的药茶即可。

生姜

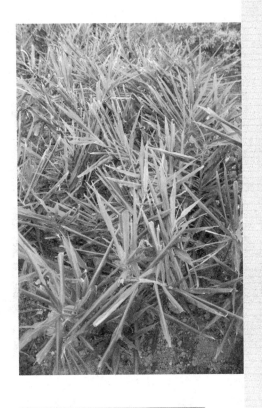

【植物形态】多年生草本。根茎肉质肥厚，扁圆横走，分枝，断面黄白色，有浓厚的辛辣味。叶互生，叶片披针形至线状披针形。花葶自根茎中抽出，穗状花序椭圆形，稠密。蒴果3瓣裂，种子黑色。花期7～8月（栽培的很少开花），果期12月至翌年1月。

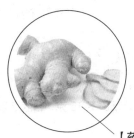

【药用部分】根茎。

【性味归经】性微温，味辛；归肺、脾、胃经。
【功效主治】散寒解表、降逆止呕、化痰止咳、解诸毒；主治风寒感冒、恶寒发热、头痛鼻塞、呕吐、反胃、痰饮喘咳、泄泻等。
【用法用量】煎汤内服，5～15克；捣汁冲服；外用捣敷擦患处或绞汁调擦。
【用药贴士】阴虚内热者及实热证者忌服。

实用小偏方

药方：生姜3～4片，红糖半勺。
用法：煮水喝，一日2～3次。
适应证：受凉感冒。

药膳食疗方

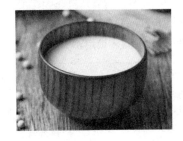

姜汁豆浆
——解表发汗、化痰止呕

/材料/ 生姜片25克，水发黄豆60克；白糖少许
/做法/ 将已浸泡8小时的黄豆搓洗干净，倒入豆浆机中，放入姜片、白糖，注入适量清水，盖上豆浆机机头，开始打浆，待豆浆机运转约15分钟，即成豆浆，把煮好的豆浆倒入滤网，滤取豆浆即可。

荆芥

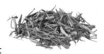

别名：假苏、土荆芥、小荆芥

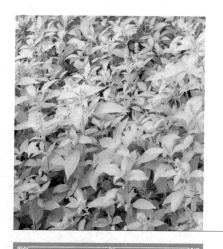

【植物形态】多年生草本，高40～150厘米。茎直立，四棱形，基部木质化，被白色短柔毛。叶对生，叶柄长0.7～3厘米；叶片卵状或三角状心形。

【药用部分】荆芥的全草。

【性味归经】性温，味辛；归肝、肺经。

【功效主治】疏风清热、活血止血；主治外感风热、头痛、咽喉肿痛等。

【用法用量】煎汤内服，9～15克；研末入丸、散；外用鲜品捣敷。

【用药贴士】表虚自汗、阴虚头痛者忌服。

实用小偏方

药方：荆芥、缩砂仁等量，米汤适量。

用法：研为末，以米汤服下15克，日服3次。

适应证：尿血。

防风

别名：屏风、关防风

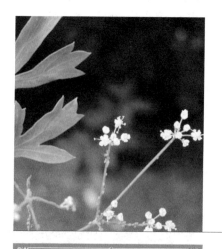

【植物形态】根粗壮，淡黄棕色，根头处密生纤维状叶柄残基及明显的环纹。茎单生，有细棱。基生叶丛生；叶片卵形或长圆形。复伞形花序多数。双悬果狭圆形或椭圆形，幼时有疣状凸起。

【药用部分】防风的根。

【性味归经】性微温，味辛、甘；归膀胱、肝、脾经。

【功效主治】解表祛风、除湿止痉；主治感冒头痛、风湿痹痛、风疹瘙痒、破伤风等。

【用法用量】煎汤内服，7.5～15克；研末入丸、散。

【用药贴士】阴虚火旺、血虚者慎用。

实用小偏方

药方：防风、白芷各200克。

用法：研末，加蜜和丸，空腹服1丸。

适应证：偏正头风。

香薷

别名： 香茹、香茸、蜜蜂草

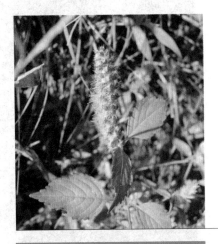

【植物形态】直立草本植物，高 9～35 厘米。全株香气甚浓。茎细方柱形，多分枝，均四棱形，被灰白色卷曲柔毛。叶对生，呈线状长圆形至披针形。

【药用部分】香薷的带花全草。

【性味归经】性微温，味辛；归肺、胃经。

【功效主治】发汗解暑、行水散湿、温胃调中；主治夏季感寒、脚气等。

【用法用量】煎汤内服，5～15 克；研末入丸、散。

【用药贴士】汗多表虚者忌服。

实用小偏方	药方：香薷、绿茶各 3 克，羌活 5 克。 用法：用 250 毫升沸水冲泡后饮用。 适应证：湿重头痛。

藁本

别名： 野芹菜、山香菜

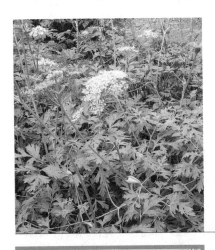

【植物形态】茎直立，中空，表面有纵直沟纹。叶互生；基生叶三角形，上面叶脉上有乳头状凸起。复伞形花序，顶生或腋生。双悬果广卵形，无毛，分果具 5 条果棱，合生面有 5 个油管。

【药用部分】藁本的干燥根茎。

【性味归经】性温，味甘、辛；归膀胱经。

【功效主治】散风寒湿邪、止痛；主治风寒头痛、巅顶痛、寒湿腹痛、疝瘕、疥癣等。

【用法用量】煎汤内服，3～10 克；研末入丸、散。

【用药贴士】血虚者忌服。

实用小偏方	药方：藁本、苍术、防风各 9 克，牛膝 12 克。 用法：水煎服。 适应证：风湿关节痛。

白芷

别名：川白芷

【植物形态】多年生草本，根圆锥形，茎和叶鞘均为黄绿色。叶互生，羽状分裂，终裂片呈阔卵形、卵形或长卵形，先端尖，边缘密生尖锐重锯齿；茎中部叶小，上部叶仅存卵形囊状的叶鞘。花瓣白色，卵状披针形，先端渐尖，向内弯曲。

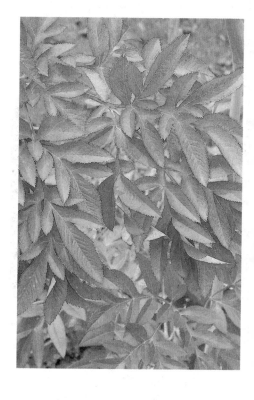

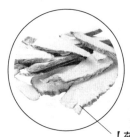

【药用部分】干燥根。

【性味归经】性温，味辛；归胃、大肠、肺经。

【功效主治】散风除湿、通窍止痛、消肿排脓；主治感冒头痛、眉棱骨痛、鼻塞、鼻渊、牙痛、白带、疮疡肿痛等。

【用法用量】煎汤内服，4～10克；入丸、散；外用研末或调敷。

【用药贴士】血虚有热及阴虚阳亢头痛者禁服。

实用小偏方

药方： 白芷、大黄等量，米汤适量。
用法： 白芷、大黄研为末，每次以米汤送服10克。
适应证： 痈疽赤肿。

药膳食疗方

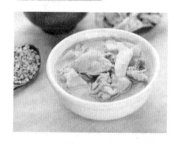

玉竹白芷润肺汤
——通窍止痛、润肺止咳

/材料/ 鸡腿700克，薏米100克，白芷、玉竹各10克，葱段、姜片各少许；盐、鸡粉各2克，料酒10毫升

/做法/ 鸡腿加料酒余水，砂锅注水，倒入玉竹、白芷、薏米、鸡腿、姜片、葱段、料酒，煮熟软，加入盐、鸡粉调味，关火后盛出煮好的汤料，装入碗中即可。

细辛

别名：北细辛、金盆草、少辛

【植物形态】多年生草本。根茎较长，横走，密生须根，节间短，捻之有辛香。叶片肾状心形，顶端锐尖或长锐尖，基部深心形。花单生于叶腋。花被筒质厚，筒部扁球形，顶端3裂，裂片平展；雄蕊12，花丝长于花药；子房下位，花柱6。

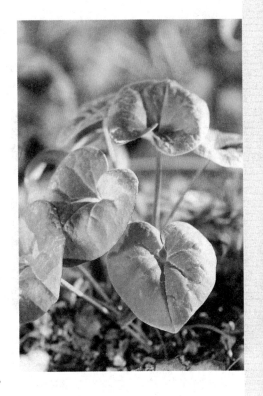

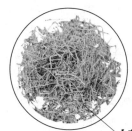

【药用部分】带根全草。

【性味归经】性温，味辛，有毒；归心、肺经。

【功效主治】祛风散寒、止痛、温肺化饮、开窍；主治风冷头痛、鼻渊、痰饮咳逆、风湿痹痛等。

【用法用量】煎汤内服，1.5～9克；研末入丸、散；外用研末吹入鼻内或煎水含漱。

【用药贴士】阴虚、血虚、气虚多汗及火升炎上者禁服，反藜芦。

实用小偏方

药方：细辛（去苗叶）、瓜蒂各0.5克。
用法：捣敷为散，少许吹入鼻中。
适应证：鼻塞不通。

药膳食疗方

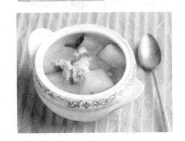

细辛冬瓜排骨汤
——散寒利水、补虚健体

/材料/冬瓜500克，排骨段300克，细辛5克，姜片、葱花各少许；盐少许，鸡粉2克，料酒10毫升

/做法/冬瓜切块，排骨段汆水，砂锅注水，放入细辛、姜片、排骨段、料酒，煮熟，倒入冬瓜块，煮熟，加入鸡粉、盐，关火后盛汤入碗，撒葱花即成。

苍耳子

别名：菜耳实、牛虱子、道人头

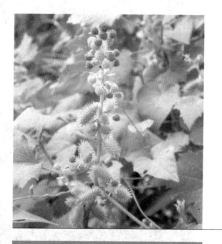

【植物形态】一年生草本，茎直立。单叶互生，叶片三角状卵形或心形，通常3浅裂，头状花序顶生或腋生，花单性，雌雄同株，雄花序球状，总苞片1裂。瘦果纺锤形，包在有刺的总苞内。

【药用部分】苍耳带总苞的果实。

【性味归经】性温，味辛、苦，有小毒；归肺经。

【功效主治】发汗、止痛、通窍；主治风寒头痛、鼻渊、齿痛、风寒湿痹、四肢挛痛、疥癞、瘙痒等。

【用法用量】水煎内服，10～15克。

【用药贴士】果实最毒，应在指导下使用。

实用小偏方

药方：苍耳子、牛蒡子、甘菊花各15克。
用法：水煎分2次服。
适应证：偏头痛、头痛连眼。

柽柳

别名：西河柳、观音柳、山川柳

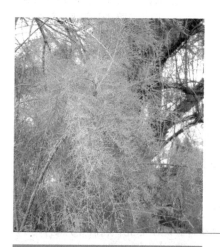

【植物形态】灌木或小乔木，茎多分枝，枝条柔弱，树皮及枝条均为红褐色。叶片细小，呈鳞片状、卵状长圆形或披针形，先端尖。花为圆锥状复总状花序；花小，苞片线状锥形。

【药用部分】柽柳的细嫩枝叶。

【性味归经】性平，味甘、咸；归肺、味、心经。

【功效主治】疏风散寒、解表止咳、升散透疹；主治麻疹难透、风疹身痒、感冒、咳喘、风湿骨痛等症。

【用法用量】煎汤内服，每次3～10克。

【用药贴士】麻疹已透者及体虚汗多者忌服。

实用小偏方

药方：柽柳、虎杖根、鸡血藤各30克。
用法：水煎服。
适应证：风湿痹痛。

辛夷

别名：紫玉兰、木笔

【植物形态】落叶大灌木，高可达5米。木质有香气，小枝紫褐色，芽有细毛。一般先开花后长叶，单叶，互生，倒卵状椭圆形；有托叶痕。花两性，单生，顶生，为钟状，外面紫色或紫红色，内面白色，花丝和心皮紫红色。花期4～5月。

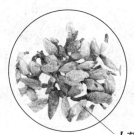

【药用部分】全体。

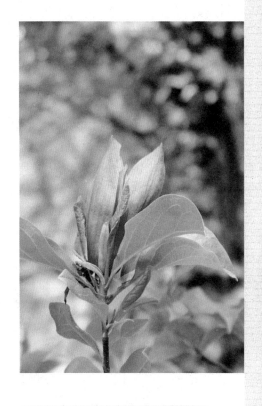

【药用部分】紫玉兰的干燥花蕾。
【性味归经】性温，味辛；归肺、胃经。
【功效主治】驱散风寒、宣通鼻窍；主治头痛、鼻窦炎等。
【用法用量】水煎内服，5～15克；也可入丸、散；外用研末塞鼻或用水浸液、蒸馏液滴鼻。
【用药贴士】阴虚火旺者忌服。

实用小偏方

药方：辛夷、苍耳子各10克。
用法：包煎，滴鼻，每日3～4次。
适应证：急、慢性鼻炎，鼻窦炎。

药膳食疗方

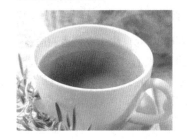

红花辛夷茶
——活血化瘀、宣通鼻窍

/材料/红花15克，辛夷10克，冰糖20克
/做法/将红花、辛夷洗净，取电解养生壶底座，放上配套的水壶，加清水，倒入红花、辛夷，选定"泡茶"功能，开始煮茶，煮至材料析出有效成分，放入冰糖，煮至溶化，将茶水倒入杯中即可。

芫荽

别名：香菜、胡荽

【植物形态】一年生或二年生草本，有强烈的香气。根细长，圆锥形，有多数支根。茎直立，多分枝，有条纹。基生叶羽状全裂，裂片广卵形或楔形，茎生叶互生，羽状细裂，全缘。复伞形花序顶生；花小，花瓣白色或淡红色，倒卵形。

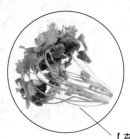

【药用部分】带根全草。

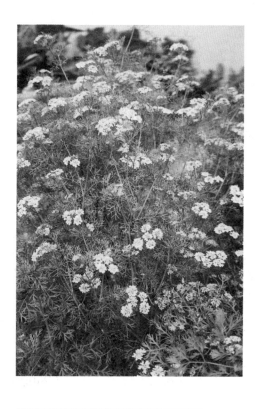

【性味归经】性温，味辛；归脾、肺经。

【功效主治】发表透疹、止痛解毒；主治风寒感冒、麻疹透发不畅、食积、脘腹胀痛、呕恶等。

【用法用量】煎汤内服，干品 9 ~ 15 克，鲜品 15 ~ 30 克。

【用药贴士】不可多食、久食。疹子已发透者也不可应用。

实用小偏方

药方：芫荽叶 1000 克，葡萄酒 500 毫升。

用法：将芫荽叶浸入，3 日后去叶饮酒，痛时服 15 毫升。

适应证：虚寒胃痛。

药膳食疗方

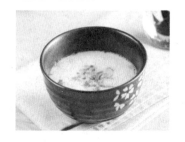

香菜鸡蛋羹
——散寒解表、补虚透疹

/材料/鸡蛋 1 个，香菜碎 30 克；盐 1 克，香油适量

/做法/取碗，打入鸡蛋，加盐，注入 30 毫升清水，将鸡蛋打散成蛋液，撒入备好的香菜碎，封上保鲜膜，用大火蒸 10 分钟成蛋羹，撕开保鲜膜，最后淋上适量香油即可。

葱白

别名：葱茎白、葱白头

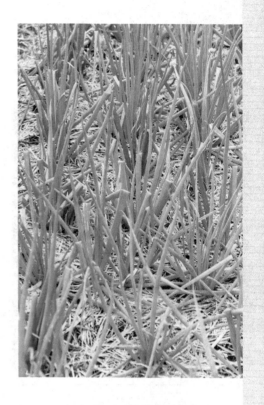

【植物形态】多年生草本，全体辛臭，须根丛生，白色。鳞茎圆柱形，先端稍肥大。叶基生，圆柱形，中空，先端尖，绿色；花茎自叶丛抽出，通常单一；伞形花序圆球状。蒴果三棱形；种子黑色，三角状半圆形。

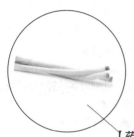

【药用部分】鳞茎。

【性味归经】性微温，味辛；归肺、胃经。

【功效主治】发汗解表、散寒解毒；主治伤寒、寒热头痛、阴寒腹痛、虫积内阻、二便不通、痢疾等。

【用法用量】煎汤内服；外用捣敷、炒熨、煎水洗，或塞耳鼻中。

【用药贴士】表虚多汗者忌服。本品忌与蜂蜜、红枣、地黄、常山同食。

实用小偏方

药方：葱白4个，红糖200克。
用法：将葱白捣烂，混入红糖，蒸熟，每日食3次，每次15克。
适应证：胃酸过多、消化不良。

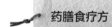

药膳食疗方

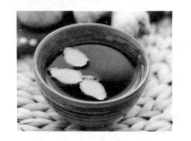

葱姜红糖茶
——发散风寒、解毒通阳

/材料/生姜10克，葱白适量；红糖20克
/做法/将洗净的葱白切成长段，生姜先切片，然后再切成细丝，将葱白、生姜一起放入锅中，加入适量清水，煮沸，然后加入红糖，搅拌均匀，趁热一次服下，盖被微取汗。

牛至

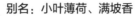

别名：小叶薄荷、满坡香

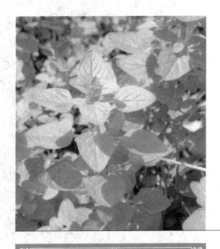

【植物形态】多年生草本，气芳香。茎直立，近基部伏地生须根。叶对生，叶片卵圆形或长圆状卵圆形。花序呈伞房状聚伞花序，开张，多花密集，由多数长圆状小假穗状花序组成。

【药用部分】牛至的全草。

【性味归经】性凉，味辛、苦；归肺、胃、肝经。

【功效主治】发汗解表、消暑化湿；主治中暑、感冒、急性胃肠炎、腹痛等。

【用法用量】煎汤内服，3～9克；外用煎水洗。

【用药贴士】表虚汗多者禁服。

实用小偏方

药方：牛至9克，紫苏、枇杷叶各6克，灯芯草3克。

用法：煎水服，每日3次。

适应证：伤风、发热、呕吐。

千只眼

别名：九里香、月橘、过山香

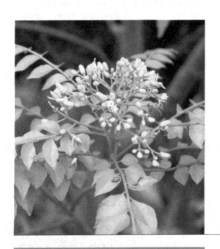

【植物形态】落叶小乔木。奇数羽状复叶互生，叶柄及叶轴浑圆；小叶呈长圆状披针形或狭长圆形，先端渐狭长尖头。顶生伞房花序，花瓣4，白色，长圆形。浆果淡红色，圆球形，有腺点。

【药用部分】九里香的茎叶和根。

【性味归经】性微温，味辛、苦，有毒；归肝、胃经。

【功效主治】祛风解表、行气活血；主治感冒发热、咳嗽、哮喘、胃痛、风湿痹痛、筋骨疼痛等。

【用法用量】煎汤内服，叶6～12克，根6～9克。

【用药贴士】阴虚火亢者忌用。

实用小偏方

药方：千只眼叶（干）6～12克。

用法：水煎服。

适应证：感冒发热、支气管炎、哮喘。

香茅

别名：柠檬茅、香巴茅、大风茅

【植物形态】多年生草本植物，具有柠檬香气。秆高达2米，节下被白色蜡粉。叶片宽条形，长度可达1米，宽1.5～3厘米。叶片两面粗糙呈灰白色，叶鞘光滑，叶舌厚，鳞片状。

【药用部分】香茅的全草。

【性味归经】性温，味辛；归肺、膀胱、胃经。

【功效主治】止咳平喘、化痰、疏风解表、散寒利湿；主治跌打肿痛、头痛、胃痛等。

【用法用量】煎服，15～25克，鲜品25～50克。

【用药贴士】阴虚火燥者忌服。

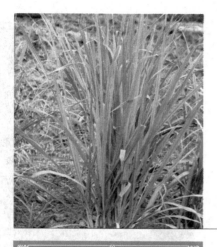

实用小偏方

药方：香茅20～40克。

用法：水煎服。

适应证：感冒、咳喘。

罗勒

别名：九层塔、香草、鸭香

【植物形态】一年生直立草本，全体芳香，茎四方形，表面通常紫绿色，叶对生，卵形或卵状披针形，先端急尖或渐尖。轮伞花序顶生，呈间断的总状排列。小坚果4粒，卵形至矩圆形，长约2毫米。

【药用部分】罗勒的全草。

【性味归经】性温，味辛；归肺、脾、胃、大肠经。

【功效主治】疏风解表、祛风活血；主治肠炎腹泻、胃痛、胸痛、胃痉挛、外感风寒等。

【用法用量】煎汤内服，10～15克；或捣汁。

【用药贴士】气虚血燥者慎服。

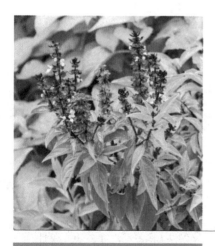

实用小偏方

药方：鲜罗勒叶50克。

用法：捣烂，外敷伤处。

适应证：跌打伤。

薄荷

别名：蕃荷菜、菝蘭、南薄荷

【植物形态】芳香草本，茎直立。茎锐四棱形，被逆生的长柔毛及腺点。单叶对生；叶片长卵形至椭圆状披针形。轮伞花序腋生，轮廓球形，愈向茎顶，则节间、叶及花序递渐变小；花冠淡紫色至白色。小坚果长卵球形，黄褐色或淡黄褐色。

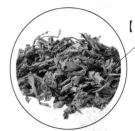

【药用部分】全草或叶。

【性味归经】性凉，味苦，无毒；归肝、肺经。

【功效主治】解热发汗、清头目、利咽喉；主治风热表证、头痛眩晕、目赤肿痛、咽痛声哑等。

【用法用量】内服干品 5 ~ 15 克，小儿 2.5 ~ 5 克，水煎服，不宜久煎。

【用药贴士】阴虚血燥、肝阳偏亢、身体虚弱等人群忌服。

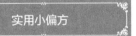
实用小偏方

药方：鲜薄荷（用开水洗净后晾干）50 克。
用法：捣烂，绞汁，滴入耳中二三滴。
适应证：耳痛。

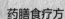
药膳食疗方

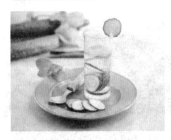

黄瓜薄荷水
——醒神开窍、疏风散热

/材料/ 黄瓜 1 根，薄荷叶 5 克，冰块适量

/做法/ 将黄瓜洗净，切成薄片，取干净玻璃杯，加入黄瓜片和薄荷叶，加冰块，倒入矿泉水，静置片刻，待味道浓郁即可。

牛蒡子

别名：恶实、鼠粘子、大力子

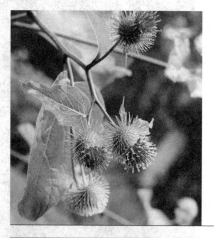

【植物形态】根粗壮，肉质，圆锥形。茎直立，上部多分枝，带紫褐色。基生叶丛生；叶大，表面有纵沟，广卵形或心脏形。头状花序簇生于茎顶或排列成伞房状。瘦果呈长圆形或长圆状倒卵形。

【药用部分】牛蒡的成熟果实。

【性味归经】性寒，味辛、苦；归肺、胃经。

【功效主治】疏散风热、宣肺透疹、消肿解毒、利咽散结；主治风热咳嗽、咽喉肿痛、斑疹不透等。

【用法用量】煎汤内服，7.5～15克；研末为丸、散。

【用药贴士】气虚色白、大便自利或泄泻者慎服之。

实用小偏方

药方： 牛蒡子 100 克。

用法： 炒半生半熟，研细，每服 1 匙，热酒送下。

适应证： 风热浮肿、咽喉闭塞。

升麻

别名：绿升麻、龙眼根

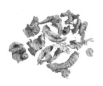

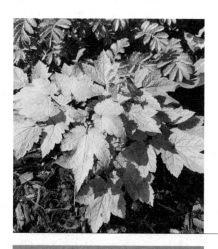

【植物形态】根茎粗状、坚实，茎直立，上部有分枝，被疏柔毛。数回羽状复叶；小叶片卵形或披针形。复总状花序着生于叶腋或枝顶，狭窄或有时扩大成大形的圆锥花序。果长矩圆形，略扁。

【药用部分】升麻的根茎。

【性味归经】性寒，味甘、辛；归肺、脾、胃经。

【功效主治】发表透疹、清热解毒；主治风热头痛、齿痛、口疮、咽喉肿痛、麻疹不透等。

【用法用量】煎汤内服，3～10克；入丸、散。

【用药贴士】麻疹已透、阴虚火旺者忌服。

实用小偏方

药方： 升麻、苍术各 25 克，荷叶 1 张。

用法： 水煎服。

适应证： 头面疙瘩肿痛。

桑叶

别名：铁扇子、冬桑叶

【植物形态】树皮灰白色，单叶互生，叶片卵圆形或宽卵圆形，边缘有粗锯齿或圆齿。花单性，雌雄异株；雌雄花序均排列成穗状黄花序，瘦果多数，密集成一圆形或长圆形的聚合果，初时绿色，熟后黑紫色或红色，也有白色。种子小。

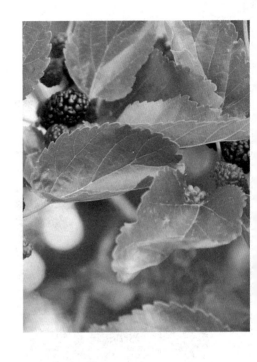

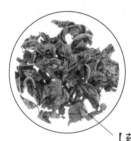

【药用部分】叶。

【性味归经】性寒，味甘、苦；归肺、肝经。
【功效主治】发散风热、润肺止咳、清肝明目；主治风热感冒、肺热燥咳、身热、头晕、头痛、目赤昏花等。
【用法用量】煎汤内服，9～10克；研末入丸、散；外用煎水洗或捣敷。
【用药贴士】肝燥者禁用。

实用小偏方

药方：薄荷 4 克，桑叶 12 克，菊花 5 克，苦梗 10 克，甘草 4 克（生），苇根 10 克。
用法：水 2 杯煮取 1 杯，日服 2 次。
适应证：只咳嗽，身不甚热，微渴。

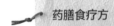
药膳食疗方

桑叶枇杷叶茶
——润肺清痰、散热解毒

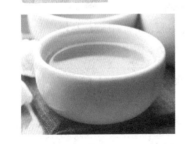

/材料/桑叶 3 克，枇杷叶 5 克，甜杏仁 8 克；蜂蜜适量
/做法/砂锅中注入适量清水烧开，倒入备好的枇杷叶、桑叶、甜杏仁。盖上锅盖，用大火煮 20 分钟至药材析出有效成分，关火后将药材捞干净。盛出药汁，装入碗中，加入蜂蜜调匀即可。

菊花

别名：滁菊、杭菊、甘菊

【植物形态】茎直立，全体密被白色茸毛。茎基部稍木质化，叶互生，有短柄，卵形或卵状披针形，边缘通常羽状深裂。头状花序顶生成腋生，单个或数个集生于茎枝顶端；舌状花白色、红色、紫色或黄色。瘦果不发育。

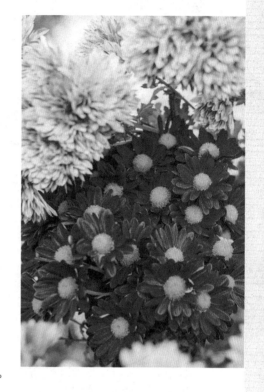

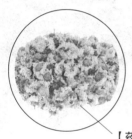

【药用部分】头状花序。

【性味归经】性凉，味甘、苦；归肝、肺经。

【功效主治】发散风热、清肝明目、平抑肝阳、清热解毒；主治头痛、目赤、心胸烦热、疔疮、肿毒、诸风头眩、酒毒疔肿等。

【用法用量】煎汤内服，10 ~ 15 克；泡茶或研末入丸、散；外用煎水洗或捣烂敷。

【用药贴士】气虚胃寒、食少泄泻少用之。

实用小偏方

药方：菊花、石膏、川芎各 15 克。
用法：共研为末，每次服 7 克，用茶调下。
适应证：风热头痛。

药膳食疗方

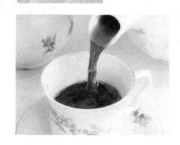

决明菊花茶
——疏风散热、清肝明目

/材料/菊花 25 克，决明子 30 克；蜂蜜 25 克
/做法/取一碗，放入菊花，清洗干净，砂锅注水烧开，倒入备好的菊花、决明子，拌匀，加盖，大火煮 5 分钟至析出有效成分。关火后闷 5 分钟至入味，揭盖，盛出煮好的茶，调入蜂蜜即可。

葛根

别名：干葛、粉葛

【植物形态】全株被黄褐色粗毛。块根肥厚，圆柱状，外皮灰黄色，内部粉质，纤维性很强。叶互生，三出复叶，叶片菱状圆形。总状花序腋生；花密生；苞片狭线型。荚果线型，扁平，密被黄褐色的长硬毛。种子卵圆形而扁，赤褐色，有光泽。

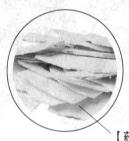

【药用部分】干燥根。

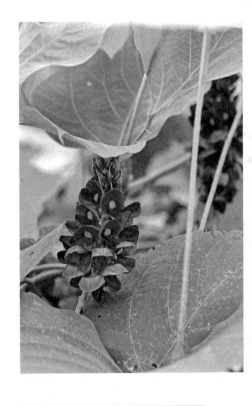

【性味归经】性平，味甘、辛；归脾、胃经。
【功效主治】升阳解肌、透疹止泻、除烦止温；主治伤寒、温热头痛、烦热消渴、泄泻、斑疹不透、高血压、心绞痛、耳聋等。
【用法用量】煎汤内服，10 ~ 15 克；退热生津宜生用，升阳止泻宜煨用；生津以鲜葛根为优。
【用药贴士】表虚多汗与虚阳上亢者慎用。

实用小偏方

药方：葛根 15 克，薄荷 10 克。
用法：水煎服。
适应证：风热感冒汗出、烧不退而又口渴。

药膳食疗方

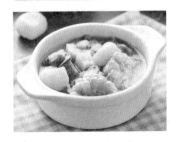

玉米葛根猪骨汤
——升阳止泻、生津止渴

/材料/玉米 2 条，猪骨 400 克，葛根 1 块；盐少许
/做法/猪骨、玉米、葛根洗净切块，准备好锅，放水，放入猪骨，煮沸，把火调小一些继续煮大概 20 分钟，放入葛根、玉米继续开大火煮沸，调小火煮 20 分钟，关火放盐调味即可。

柴胡

别名：北柴胡、红柴胡、狭叶柴胡

【植物形态】多年生草本。主根圆锥形，外皮红褐色，质疏松而稍脆。茎单一或数分枝。叶细线型，抱茎、质厚，稍硬挺，叶缘白色，骨质；上部叶小，同形。小伞形花序；花黄色，双悬果深褐色，棱浅褐色，粗钝，略凸。

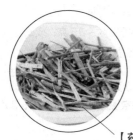

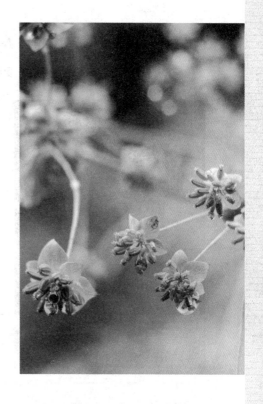

【药用部分】根。

【性味归经】性微寒，味苦、辛；归肝、胆经。

【功效主治】疏风退热、疏肝解郁、升举阳气、清胆截疟；主治感冒发热、寒热往来、疟疾、胸胁胀痛、月经不调、子宫脱垂、脱肛等。

【用法用量】煎汤内服，3～10克；研末入丸、散；外用煎水洗，或研末调敷。

【用药贴士】肝阳上亢、肝风内动者忌用或慎用。

实用小偏方

药方：柴胡12克，黄芩、半夏各10克，太子参、炙甘草各5克，生姜6克，去核大枣3枚，板蓝根15克。
用法：水煎服，日服1剂。
适应证：流行性感冒。

药膳食疗方

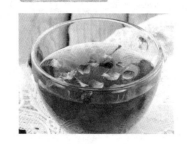

柴胡香瑰饮
——疏肝解郁、行气散热

/材料/ 柴胡15克，香附9克，玫瑰6克；蜂蜜适量
/做法/ 砂锅注水烧开，放入备好的药材，煮沸后用小火煮约20分钟，至其析出有效成分。揭盖，转中火拌匀，略煮片刻，关火后盛出煮好的药茶。滤取茶汁，装入茶杯中，趁热饮用即可。

蔓荆子

别名：蔓荆实、荆子、万荆子

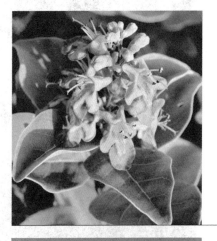

【植物形态】落叶灌木，具香味。三叶互出，对生，偶有单叶；小叶片卵形、长倒卵形或倒卵状长圆形，先端钝或短尖。圆锥花序顶生，花萼钟形，花冠淡紫色或蓝紫色。浆果球形，熟时黑色。

【药用部分】蔓荆的果实。

【性味归经】性凉，味辛、苦；归肺、膀胱、肝经。

【功效主治】疏散风热、清利头目；主治风热感冒头痛、齿龈肿痛、目暗不明、头晕目眩。

【用法用量】煎汤内服，5～15克；或研末入丸。

【用药贴士】血虚者慎服。

实用小偏方

药方：蔓荆子2000克（末），酒10升。

用法：泡7天，每次温服45毫升，日服3次。

适应证：头风。

淡豆豉

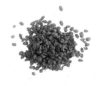

别名：香豉、豆豉

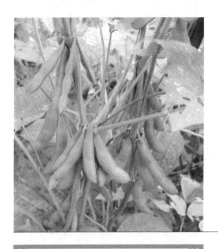

【植物形态】茎直立或上部蔓性，密生黄色长硬毛。三出复叶；托叶小，披针形；顶生小叶3片，卵形、广卵形或狭卵形。两侧的小叶为斜卵形，种子卵圆形或近于球形，种皮黄、绿或黑色。

【药用部分】大豆种子的加工品。

【性味归经】性寒，味苦、辛；归肺、胃经。

【功效主治】解表、除烦、散郁热；主治感冒、寒热头痛、烦躁胸闷、虚烦不眠等。

【用法用量】煎汤内服，5～15克；研成细末，入丸。

【用药贴士】胃寒易泛酸者慎服。

实用小偏方

药方：淡豆豉500克，薤白300克。

用法：水煎服。

适应证：伤寒暴痢腹痛。

浮萍

别名：水浮萍、青萍

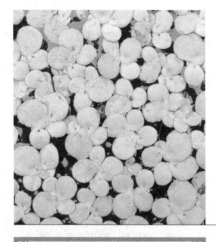

【植物形态】根纤细，根冠钝圆或截切状。叶状体对称，倒卵形、椭圆形、长圆形，绿色，下面浅黄色或紫色，全缘。新叶状体于囊内形成浮出，以极短的细柄与母体相连，随后脱落。

【药用部分】浮萍的全草。

【性味归经】性寒，味辛；归肺、膀胱经。

【功效主治】发汗解表、利水消肿、清热解毒；主治风热表证、麻疹不透、隐疹瘙痒、水肿尿少等。

【用法用量】煎服，干品9克，鲜品15～30克。

【用药贴士】表虚自汗者禁服。

实用小偏方

药方：浮萍、牛蒡子各等份，薄荷汤适量。
用法：以薄荷汤调下，每次10克，日服2次。
适应证：皮肤风热、遍身生瘾疹。

木贼

别名：木贼草、锉草、节骨草

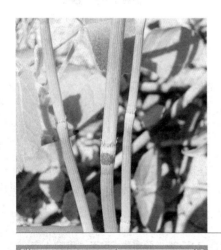

【植物形态】根茎粗，棕黑色，地上茎直立，中空。叶退化成鳞片状，鞘齿线状钻形，顶部尾状早落而成钝头，周围轮列椭圆形的孢子囊；孢子多数，球形，具弹丝，遇水就弹开，便于散播。

【药用部分】木贼的地上部分。

【性味归经】性平，味甘、苦；归肺、肝、胆经。

【功效主治】散风热、退目翳、止血；主治风热目赤、迎风流泪、目生云翳。

【用法用量】水煎内服，25～50克；绞汁调蜜服。

【用药贴士】气血虚者慎服。

实用小偏方

药方：木贼草（去节）50克。
用法：为末，和羊肝捣为丸，每服10克。
适应证：目障、昏蒙、多泪。

杠香藤

别名：桶交藤、桶钩藤、粪箕藤

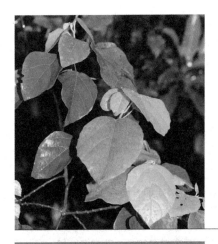

【植物形态】全体密被黄色星状柔毛。叶互生，菱状椭圆形、三角卵形或卵形，先端渐尖，基部圆、截平或稍呈心形，全缘；春夏间开黄绿色小花，花单性，雌雄异株；种子黑色，球形。

【药用部分】石岩枫的根、茎、叶。

【性味归经】性温，味苦、辛；归心、肝、脾经。

【功效主治】祛风解热、杀虫；主治肝炎、伤风感冒、慢性溃疡、风湿肿痛、头晕头痛、跌打损伤等。

【用法用量】内服干品 25 ～ 150 克，水煎服。

【用药贴士】不可过量使用。

实用小偏方

药方： 杠香藤 50 克，鹿茸草、狗头芙蓉各 25 克。
用法： 水 10 碗煎至 3 碗，分 3 次服。
适应证： 严重尿酸。

金合欢

别名：番仔刺、鸭皂树皮、臭刺

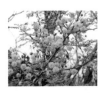

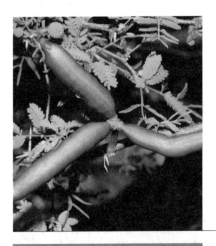

【植物形态】多分枝，树皮粗糙；枝条呈之字形，具双叉刺，托叶硬化如尖刺。叶轴被灰色长柔毛，有腺体；小叶 10 ～ 20 对，线状长圆形。头状花序簇生于叶腋，花黄色，有香味。

【药用部分】金合欢的根、茎、树皮。

【性味归经】性平，味酸、涩；归心、肝经。

【功效主治】收敛止血、解热消炎；主治关节炎、久年风痛、痉挛、手脚风、麻痹、跌打伤等。

【用法用量】内服，25 ～ 200 克，水煎服。

【用药贴士】孕妇忌服；肝邪过甚者应少用。

实用小偏方

药方： 金合欢 50 克，桑寄生 25 克，猪脚 1 节。
用法： 炖烂服，早、晚饭后及睡前各服 1 次。
适应证： 风湿痛、四肢麻痹。

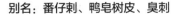

五色梅

别名：龙船花、臭金凤、五色花

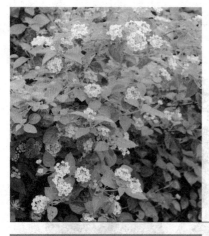

【植物形态】全株被短毛。茎枝常有下弯钩刺。叶对生，卵形或长圆状卵形。四季开花，花冠高脚碟状，有红、粉红、黄、橙黄、白等多种颜色。

【药用部分】马缨丹的叶或带花叶的嫩枝。

【性味归经】根：性寒，味淡；枝、叶：性凉，味苦，具臭气；有小毒；归肺、肝、肾经。

【功效主治】疏风清热、止血；主治肺痨咯血、腹痛吐泻、湿疹、阴痒等。

【用法用量】煎汤内服，5～10克；研末，3～5克。

【用药贴士】孕妇忌服。

实用小偏方	药方：五色梅叶 15 克，薄荷 10 克。 用法：水煎服。 适应证：风热感冒。

大叶桉叶

别名：桉叶、大叶有加利

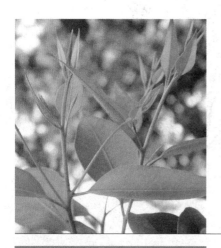

【植物形态】树皮不剥落，暗褐色，有不规则斜裂沟；嫩枝有棱。幼嫩叶对生，卵形；成熟叶互生，叶片厚革质，卵状披针形，两侧不等。伞形花序粗大，有花 4～8 朵；花瓣与萼片合成一帽状体。

【药用部分】大叶桉的叶。

【性味归经】性寒，味辛、苦；归肺、胃、脾、肝经。

【功效主治】疏风发表、清热解毒；主治感冒、高热头痛、肺热喘咳、泻痢腹痛、疟疾等。

【用法用量】煎汤内服，9克（鲜品15～30克）。

【用药贴士】内服用量不宜过大，以免呕吐。

实用小偏方	药方：大叶桉叶约 2500 克。 用法：煎汤熏浴。 适应证：感冒及流感。

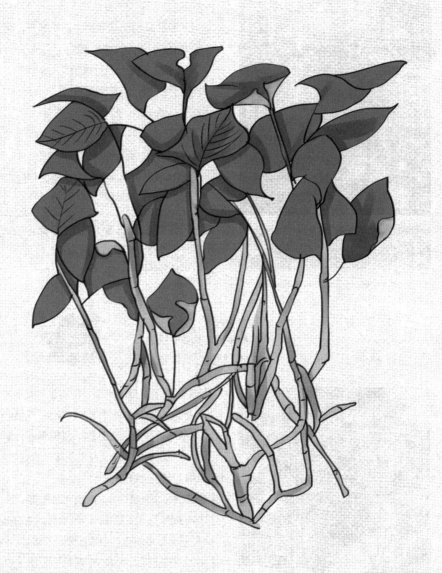

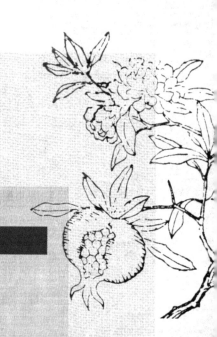

第四章

清热药

凡以清解里热为主要作用的药物，称为清热药。

清热药都药性寒凉，主要用于高热、痢疾、痈肿疮毒，以及目赤肿痛、咽喉肿痛等各种里热证候，疗法即《黄帝内经》所说的"热者寒之"。

清热药性属寒凉，多服久服能损伤阳气，故阳气不足或脾胃虚弱者须慎用，如遇到真寒假热的证候，应当忌用。

/清/热/泻/火/药/

石膏

别名：大石膏、玉大石、冰石

【矿物形态】颜色通常为白色，结晶体无色透明，当成分不纯时可呈现灰色、肉红色、蜜黄色等。
【药用部分】硫酸盐类矿物石膏的矿石。
【性味归经】性大寒，味甘、辛；归肺、胃经。
【功效主治】清热泻火、除烦止渴；主治高热烦渴。
【用药贴士】脾胃虚寒及血虚、阴虚发热者忌服。

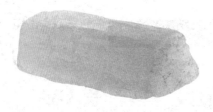

实用小偏方

药方：石膏、炙甘草等份。
用法：制为末，每服 10 克，浆水调下。
适应证：湿温多汗、妄言烦渴。

知母

别名：地参、穿地龙、羊胡子根

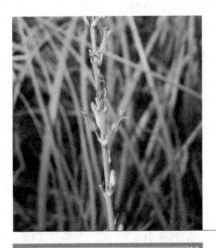

【植物形态】根茎横走，下部生有多数肉质须根。叶基生，线型，基部常扩大成鞘状，具多条平行脉，而无明显中脉。花葶直立，不分枝，其上生有尖尾状苞片，生在顶部成穗状。
【药用部分】知母的干燥根茎。
【性味归经】性寒，味苦；归肺、胃、肾经。
【功效主治】清热泻火、生津润燥；主治外感热病、高热烦渴、肺热燥咳、内热消渴、肠燥便秘等。
【用法用量】水煎汤服用，6～12 克；或入丸、散。
【用药贴士】脾胃虚寒、大便溏泄者禁服。

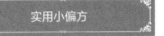

实用小偏方

药方：生山药 50 克，生黄芪 25 克，知母 30 克。
用法：水煎服。
适应证：消渴。

天花粉

别名：栝楼根、蒌根

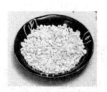

【植物形态】块根圆柱状，肥厚，富含淀粉。茎较粗，多分枝。叶互生；轮廓近圆形或近心形，常3～5浅裂至中裂。雌雄异株；花冠白色，裂片倒卵形。果实椭圆形，压扁，淡黄褐色。

【药用部分】栝楼的根。

【性味归经】性微寒，味甘、微苦、酸；归肺、胃经。

【功效主治】生津、止渴、降火、润燥、排脓、消肿；主治热病口渴、消渴、黄疸、肺燥咳血等。

【用法用量】煎汤内服，9～15克；或入丸、散。

【用药贴士】脾胃虚寒、大便滑泄者忌服。

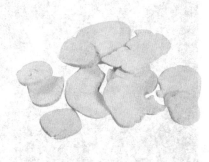

实用小偏方	药方：天花粉50克，人参15克。 用法：制为末，每服5克，米汤下。 适应证：虚热咳嗽。

栀子

别名：黄栀子、黄果子、山栀子

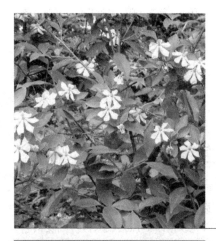

【植物形态】常绿灌木。叶长椭圆形或倒卵状披针形。果实椭圆形或长卵圆形，果皮薄而脆。种子多扁长圆形。

【药用部分】栀子的干燥根茎。

【性味归经】性寒，味苦；归心、肺、胃、三焦经。

【功效主治】清热、泻火、凉血；主治热病虚烦不眠、黄疸、淋病、消渴、目赤、咽痛、吐血、衄血等。

【用法用量】煎服，10～20克；研末入丸、散；外用研末或调敷。

【用药贴士】脾虚便溏、胃寒作痛者忌服。

实用小偏方	药方：栀子20克，鸡骨草、田基黄各50克。 用法：水煎，日分3次服。 适应证：湿热黄疸。

夏枯草

别名：麦夏枯、铁色草

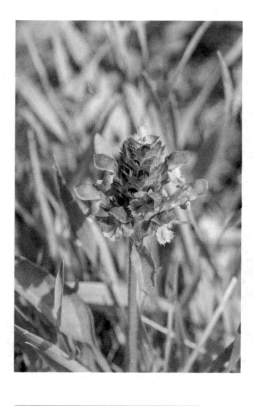

【植物形态】多年生草本。茎方形，基部匍匐，全株密生细毛。叶对生；近基部的叶有柄，上部叶无柄；叶片椭圆状披针形，全缘，或略有锯齿。轮伞花序顶生，呈穗状；花冠紫色或白色。小坚果褐色，长椭圆形，具3棱。

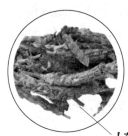

【药用部分】干燥果穗。

【性味归经】性寒，味辛、苦；归肝、胆经。

【功效主治】清肝明目、散结解毒；主治瘰疬、瘿瘤、乳痈、乳癌、目珠夜痛、羞明流泪、带下、小便热痛等。

【用法用量】煎汤内服，6～15克，大剂量可用至30克；熬膏或入丸、散；外用煎水洗或捣敷。

【用药贴士】脾胃虚弱者慎服。

实用小偏方

药方：夏枯草300克。
用法：煎浓膏服，并涂患处，多服益善。
适应证：瘰疬。

药膳食疗方

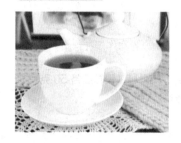

夏枯草金钱草茶
——清热解毒、利尿通淋

/材料/夏枯草5克，金钱草5克，蜂蜜适量
/做法/砂锅中注入适量清水烧热，放入备好的夏枯草、金钱草。盖上锅盖，用大火煮约15分钟至药材析出有效成分。关火后将煮好的药汁滤入杯中，调入蜂蜜即可。

芦根

别名：苇根、芦通、芦柴根

【植物形态】多年生高大草本，具有匍匐状地下茎，粗壮，横走，节间中空，每节上具芽。茎高 2 ~ 5 米，节下通常具白粉。叶二列式排列，具叶鞘；叶灰绿色或蓝绿色，较宽，线状披针形，粗糙，先端渐尖；叶舌呈一轮毛状。

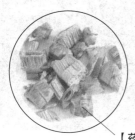

【药用部分】根茎。

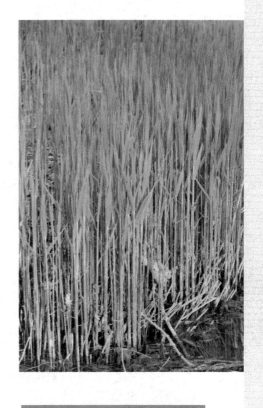

【性味归经】性寒，味甘；归肺、胃经。

【功效主治】清热生津；主治肺热咳嗽、胃热呕吐、高热口渴、肺痈咳吐脓血、小便热痛、糖尿病等。

【用法用量】煎汤内服，15 ~ 30 克（鲜品 60 ~ 120 克）；外用煎汤洗。

【用药贴士】脾胃虚寒者慎服。

实用小偏方

药方：芦根 1500 克。
用法：切段，水煮成浓汁，频饮。
适应证：呕哕不止、呃逆。

药膳食疗方

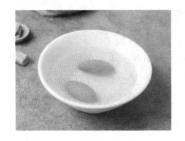

橄榄芦根茶
——清热生津、除烦止呕

/材料/ 橄榄 40 克，芦根 15 克

/做法/ 砂锅中注入适量清水烧开，倒入洗净的芦根。盖盖，用中火煮约 20 分钟，至药材析出有效成分。揭盖，捞出药材，再放入洗净的橄榄。转大火煮约 3 分钟，至其变软。关火后盛出煮好的芦根茶，装在杯中即可。

淡竹叶

别名：竹叶、碎骨子、山鸡米

【植物形态】多年生草本。根状茎粗短，坚硬。须根稀疏，黄白色，其近顶端或中部膨大，形似纺锤块根。秆纤弱，多少木质化。叶尖端渐尖，基部呈圆形或楔形，无柄或有短柄。叶脉平行，小横脉明显。圆锥花序，分枝稀疏，小穗条状披针形。

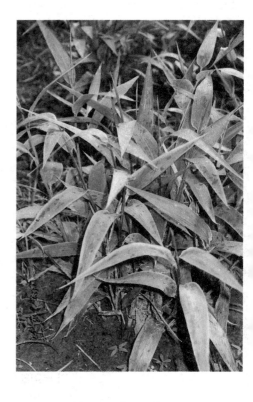

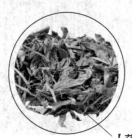

【药用部分】干燥茎叶。

【性味归经】性寒，味甘、淡；归肺、膀胱经。
【功效主治】清热除烦、利尿；主治热病烦渴、小便赤涩淋痛、口舌生疮、口臭、牙痛、胃热、胃痛、上火头痛等。
【用法用量】煎汤内服，9～15克。
【用药贴士】无实火、湿热者慎服，体虚有寒者应禁服。

实用小偏方

药方：淡竹叶、白茅根各15克。
用法：水煎服，每日1剂。
适应证：尿血。

药膳食疗方

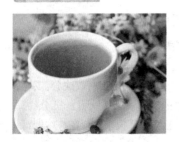

淡竹叶茅根茶
——清热利尿、生津止渴

/材料/淡竹叶15克，白茅根15克
/做法/砂锅中注入适量清水烧开。放入备好的淡竹叶、白茅根，用勺搅拌均匀。盖上盖，烧开后用小火煮约10分钟至其析出有效成分。揭盖，捞出药材。关火后盛出煮好的药茶，装入杯中即可。

决明子

别名：草决明

【植物形态】一年生半灌木状草本，茎直立，上部多分枝，全体被短柔毛。叶互生；偶数羽状复叶；托叶线状，早落；小叶3对，倒卵形，先端圆形，有微凸尖，基部广楔形或近圆形。花瓣倒卵形或椭圆形，黄色。荚果线型，略扁，弓形弯曲，被疏柔毛。

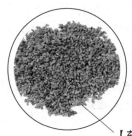

【药用部分】成熟种子。

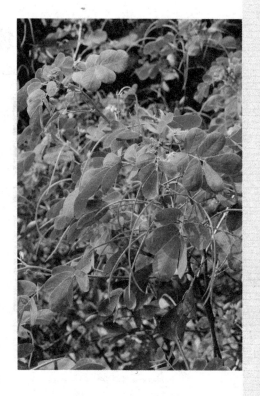

【性味归经】性微寒，味甘、苦、咸；归肝、胆、胃、肾经。

【功效主治】清肝明目、利水通便；主治风热赤眼、青盲、雀目、高血压、肝炎、肝硬化腹水、习惯性便秘等。

【用法用量】煎汤内服，6～15克。

【用药贴士】脾胃虚寒及便溏者慎服。

实用小偏方

药方： 决明子25克，海埔姜25克，野菊花20克，莎草根15克。

用法： 水5碗煎2碗，分2次服。

适应证： 偏头痛。

药膳食疗方

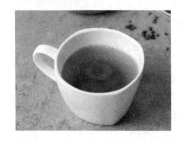

山楂决明子消脂饮
——清肝明目、降低血压

/材料/ 干山楂60克，决明子7克

/做法/ 干山楂、决明子洗净，砂锅中注入适量清水烧开，放入洗净的决明子，倒入山楂，拌匀，盖上盖，用小火煮15分钟，至药材析出有效成分，揭开盖，搅拌片刻，将煮好的茶水滤入杯中即可。

密蒙花

别名：蒙花、黄饭花

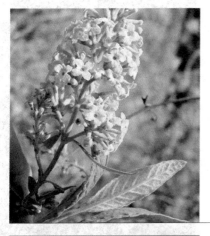

【植物形态】小枝灰褐色；枝、叶柄及花序均密被白色星状毛及茸毛，茎上的毛渐次脱落。单叶对生，矩圆状披针形至条状披针形，先端渐尖，基部楔形，全缘或有小锯齿。聚伞圆锥花序顶生。

【药用部分】密蒙花的干燥花蕾及花序。

【性味归经】性微寒，味甘；归肝经。

【功效主治】清热养肝、明目退翳；主治目赤肿痛、多泪羞明、眼生翳膜、肝虚目暗、视物昏花等。

【用法用量】煎汤内服，5～15克；研末入丸、散。

【用药贴士】阳虚、肝寒胃弱者忌用。

实用小偏方

药方：密蒙花、黄檗各50克，蜂蜜适量。

用法：捣为末，加蜂蜜和成丸，每次服10～15克。

适应证：眼障翳。

青葙子

别名：牛尾花子

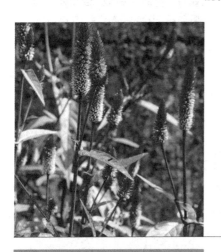

【植物形态】茎直立，通常上部分枝，绿色或带红紫色，有纵条纹。单叶互生；椭圆状披针形或披针形。花着生甚密，初为淡红色，后变成银白色，穗状花序单生于茎顶或分枝顶。

【药用部分】青葙的干燥成熟种子。

【性味归经】性寒，味苦；归肝、脾经。

【功效主治】祛风热、清肝火、明目退翳；主治肝热目赤、眼生翳膜、视物昏花、肝火眩晕等症。

【用法用量】煎汤内服，3～15克；外用研末调敷。

【用药贴士】瞳孔散大、青光眼患者忌用。

实用小偏方

药方：青葙子25克，鸡肝100克。

用法：炖服。

适应证：风热泪眼。

无花果

别名：天生子、蜜果、文仙果

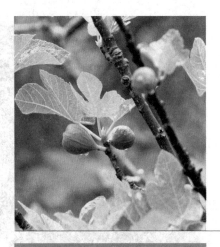

【植物形态】全株具乳汁，多分枝。叶互生，倒卵形或近圆形，边缘有不规则钝齿，掌状叶脉明显。雌雄异株，隐头花序；花序托单生于叶腋间，梨形。瘦果三棱状卵形，胚乳丰富，胚弯曲。

【药用部分】无花果的聚花果。

【性味归经】性寒，味甘；归心、脾经。

【功效主治】清热生津、健胃清肠、解毒消肿；主治肠炎、痢疾、便秘、喉痛、痈疮疥癣等。

【用法用量】煎汤内服，9～15克。

【用药贴士】中寒者忌食。

实用小偏方

药方：干无花果 25 克。

用法：水煎服。

适应证：肺热声嘶。

苦丁茶

别名：大叶茶

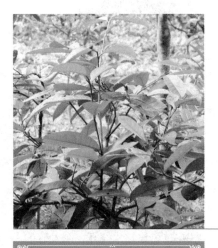

【植物形态】树皮赭黑色或灰黑色，枝条粗大、平滑，新条有棱角。叶革质而厚，螺旋状互生，长椭圆形或卵状长椭圆形，先端锐尖，或稍圆，基部宽楔形或圆形，边缘有疏锯齿。

【药用部分】大叶冬青的嫩叶。

【性味归经】性寒，味甘、苦；归肝、肺、胃经。

【功效主治】散风热、清头目、除烦渴；主治头痛、齿痛、目赤、热病烦渴、痢疾等。

【用法用量】煎汤内服，3～9克；研末入丸剂。

【用药贴士】孕妇慎服。

实用小偏方

药方：苦丁茶叶 30 克。

用法：水煎服。

适应证：口腔炎。

金银花

别名：银花、双花、忍冬花

【植物形态】多年生半常绿缠绕木质藤本。茎中空，多分枝，幼枝密被短柔毛和腺毛。叶对生；叶柄密被短柔毛；叶纸质，叶片卵形、长圆卵形或卵状披针形，先端短尖、渐尖或钝圆，全缘，两面和边缘均被短柔毛。

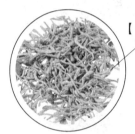

【药用部分】干燥花蕾。

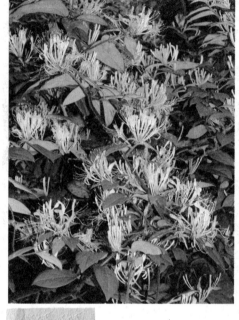

药膳食疗方

【性味归经】性寒，味甘；归肺、胃、心、脾、大肠经。

【功效主治】清热解毒；主治温病发热、热毒血痢、痈疡、肿毒、瘰疬、痔瘘等。

【用法用量】煎汤内服，10～20克；研末入丸、散；外用捣敷。

【用药贴士】脾胃虚寒及气虚、疮疡脓清者慎服。

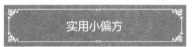

实用小偏方

药方： 金银花、连翘、大青根、芦根、甘草各15克。
用法： 水煎，代茶饮，每日1剂，连服3～5天。
适应证： 乙脑、流脑。

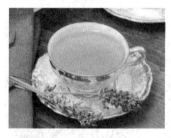

银花菊兰茶
—— 清热解毒、清肝明目

/材料/ 金银花15克，菊花9克，紫罗兰6克，蜂蜜适量

/做法/ 砂锅注水烧开，倒入菊花、金银花、紫罗兰，烧开后用小火煮约10分钟，至药材析出有效成分。盛出煮好的药茶，调入蜂蜜即可。

连翘

别名：落翘、大翘子、连壳

【植物形态】落叶灌木。枝开展或伸长，稍带蔓性，常着地生根，小枝稍呈四棱形，节间中空，仅在节部具有实髓。单叶对生，叶片卵形、长卵形、广卵形至圆形，先端渐尖、急尖或钝。基部阔楔形或圆形，边缘有不整齐的锯齿；半革质。花先叶开放，腋生。金黄色，通常具橘红色条纹。

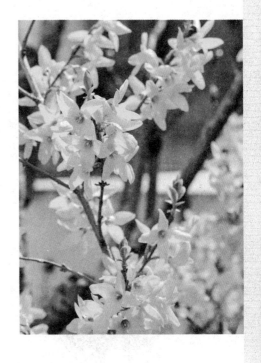

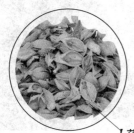

【药用部分】干燥果实。

【性味归经】性微寒，味苦；归心、肝、胆经。

【功效主治】清热解毒、散结消肿；主治丹毒、斑疹、痈疡肿毒、瘰疬、小便淋闭等。

【用法用量】煎汤内服，6～15克；研末入丸、散；外用煎水洗。

【用药贴士】脾胃虚弱、气虚发寒、痈疽已溃、脓稀色淡者忌服。

实用小偏方

药方：连翘、雄鼠屎、蒲公英、川贝母各10克。

用法：水煎服。

适应证：乳痈、乳核。

药膳食疗方

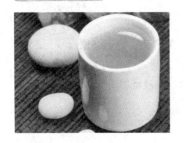

金银花连翘茶
——清热解毒、消肿散结

/材料/金银花6克，甘草、连翘各少许

/做法/砂锅中注入适量清水烧热，倒入备好的金银花、甘草、连翘。盖上盖，烧开后用小火煮约15分钟至其析出有效成分。揭盖，搅拌均匀。关火后盛出药茶，滤入茶杯中即可。

蒲公英

别名：黄花地丁、婆婆丁

【植物形态】蒲公英为多年生草本，含白色乳汁。花茎上部密被白色丝状毛；头状花序单一，顶生全部为舌状花；花冠黄色。长椭圆形，花柱细长，有短毛。瘦果倒披针形。外具纵棱，有多数刺状突起，着生白色冠毛。

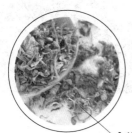

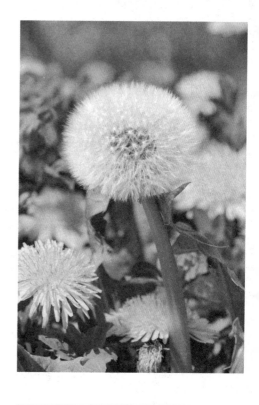

【药用部分】带根全草。

【性味归经】性寒，味苦、甘；归肝、胃经。

【功效主治】清热解毒、利尿散结；主治急性乳腺炎、淋巴腺炎、瘰疬、疔毒疮肿、急性结膜炎、感冒发热、急性扁桃体炎、急性支气管炎、胃炎、肝炎、胆囊炎、尿路感染等。

【用法用量】煎汤内服，15～50克；外用捣敷。

【用药贴士】大量可致缓泻。

实用小偏方

药方：蒲公英100克，香附50克。
用法：每日1剂，煎服2次。
适应证：急性乳腺炎。

药膳食疗方

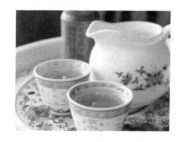

大黄蒲公英茶
——清热解毒、利尿通便

/材料/蒲公英6克，大黄8克，蜂蜜适量
/做法/取一干净的茶壶，倒入备好的大黄和蒲公英，注入适量的开水，盖上盖，浸泡约7分钟至芳香四溢，揭开盖，调入适量蜂蜜即可。

土茯苓

别名： 白余粮、饭团根、冷饭团

【植物形态】攀缘灌木，长1～4米。茎光滑，无刺。根状茎粗厚、块状，常由匍匐茎相连接。叶互生，叶片薄、革质，狭椭圆状披针形至狭卵状披针形，先端渐尖，基部圆形或钝。伞形花序单生于叶腋，通常具10余朵花，花绿白色。浆果熟时黑色。

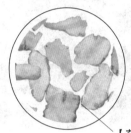

【药用部分】块状根茎。

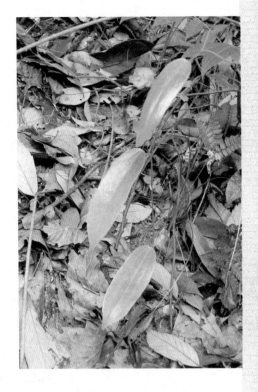

【性味归经】性平，味甘、淡；归肝、胃经。

【功效主治】清热除湿、泄浊解毒、通利关节；主治梅毒、淋浊、泄泻、筋骨挛痛、脚气、痈肿、疮癣、瘰疬、瘿瘤及汞中毒等。

【用法用量】煎服内服，10～60克；外用研末调敷。

【用药贴士】肝肾阴虚者慎服；忌犯铁器，服时忌饮茶。

实用小偏方

药方： 土茯苓200克，皂角子7个。
用法： 水煎代茶饮。
适应证： 梅毒。

药膳食疗方

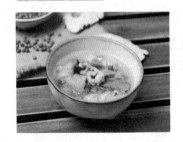

土茯苓绿豆老鸭汤
——清热解毒、利尿除湿

/材料/ 土茯苓、绿豆各20克，老鸭200克；盐适量

/做法/ 药材泡发，老鸭切块余水，砂锅注水，放入老鸭块、土茯苓、绿豆，拌匀，加盖，大火煮开转小火煮100分钟至析出有效成分，揭盖，加入盐，稍稍搅至入味，关火后盛出煮好的汤，装入碗中即可。

板蓝根

别名： 靛青根、蓝靛根、靛根

【植物形态】主根深长，茎直立，叶互生；基生叶较大，叶片长圆状椭圆形；茎生叶长圆形至长圆状倒披针形。花小，无苞，花梗细长；花萼4，绿色；花瓣4，黄色，倒卵形；雄蕊6，4长2短；雌蕊1，长圆形。长角果长圆形，扁平翅状，具中肋。种子1枚。

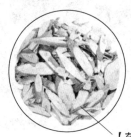

【药用部分】菘蓝的根。

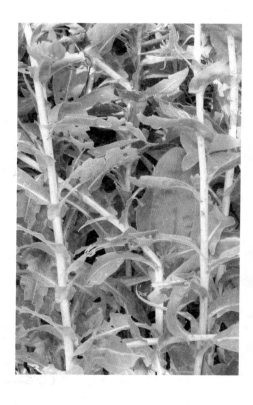

【性味归经】性寒，味苦；归心、胃经。

【功效主治】清热解毒、凉血利咽；主治温病、发瘢、喉痹、丹毒、痛肿，还可防治流行性乙型脑炎、急性肝炎、慢性肝炎、流行性腮腺炎、骨髓炎等。

【用法用量】煎汤内服，15～30克，大剂量可用60克；亦可研末为丸、散；外用煎汤熏洗。

【用药贴士】脾胃虚寒而无实火热毒者忌服。

实用小偏方

药方： 板蓝根、山慈姑各50克，连翘40克，甘草30克。

用法： 水煎服。

适应证： 流行性腮腺炎。

药膳食疗方

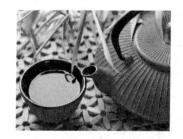

羌活板蓝根茶
——清热解毒、除湿凉血

/材料/ 羌活15克，板蓝根30克，蜂蜜适量

/做法/ 砂锅中注入适量清水烧开，倒入备好的羌活、板蓝根，拌匀，加盖，大火煮5分钟至析出有效成分，关火后闷5分钟，揭盖，盛出煮好的茶，调入蜂蜜即可。

鱼腥草

别名：侧耳根、猪姆耳、臭质草

【植物形态】多年生草本，有腥臭气。茎下部伏地，节上生根，无毛或被疏毛；上部直立。叶互生，心形或宽卵形，先端渐尖，基部心形，全缘，有细腺点；下面紫红色，两面脉上被柔毛；托叶膜质，条形，基部抱茎。穗状花序生于茎的上端，与叶对生。

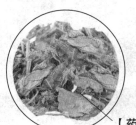

【药用部分】蕺菜的干燥全草。

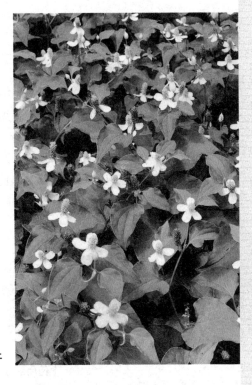

【性味归经】性微寒，味辛；归肺、大肠、膀胱经。

【功效主治】清热解毒、消痈排脓、利尿通淋；主治肺炎、肺脓疡、热痢、疟疾、水肿、淋病、白带、痈肿、痔疮、脱肛、湿疹、秃疮、疥癣等。

【用法用量】煎汤内服，15～25克（鲜品50～100克）；捣汁调服；外用煎水熏洗或捣敷。

【用药贴士】虚寒证及阴性外病者忌服。

实用小偏方

药方：鱼腥草30克，桔梗15克。
用法：水煎服或研末冲服，每日1剂，每日2次，连用7天。
适应证：肺脓疡。

药膳食疗方

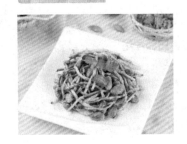

腐乳凉拌鱼腥草
——清热解毒、利尿排脓

/材料/巴旦木仁20克，鱼腥草50克，腐乳8克，香菜叶适量；白糖2克，芝麻油、陈醋各5毫升

/做法/腐乳碾碎，放入洗净的鱼腥草，放入陈醋、白糖、芝麻油，加入10克巴旦木仁，拌匀，装入盘中，放上剩余的巴旦木仁，点缀上香菜叶即可。

绿豆

别名： 青小豆

【植物形态】一年生或多年生草本。大部缠绕状，有淡褐色长硬毛。叶羽状，小叶 3 枚，顶生小叶卵形，先端渐尖，侧生小叶偏斜；托叶大，阔卵形，盾状着生。种子短矩形，绿色或暗绿色，种皮薄而韧。

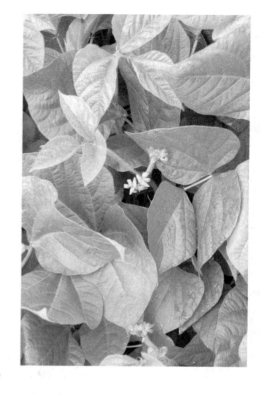

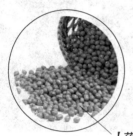

【药用部分】成熟种子。

【性味归经】性凉，味甘；归心、胃经。

【功效主治】清热解毒、消暑；主治暑热烦渴、水肿、泻痢、丹毒、药毒、上火牙痛、口臭、便秘、口舌生疮等。

【用法用量】煎汤内服，25 ~ 50 克；研末或生研绞汁；外用研末调敷。

【用药贴士】脾胃虚寒、滑肠泄泻者慎用。

实用小偏方

药方： 绿豆 200 克，生甘草 100 克。
用法： 煎服。
适应证： 乌头类中毒。

药膳食疗方

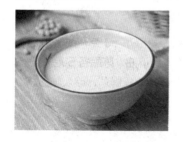

绿豆豆浆
——清热消暑、解毒利尿

/材料/ 水发绿豆 40 克，白糖适量
/做法/ 泡发绿豆倒入豆浆机，注入适量清水，打浆，待豆浆机运转约 15 分钟，即成豆浆，把煮好的豆浆倒入滤网，滤去豆渣，用汤匙撇去浮沫。待稍微放凉后加白糖调味，即可饮用。

射干

别名：乌扇、扁竹根、剪刀草

【植物形态】多年生草本。叶2列，叶片对折，呈马刀形。茎直立。聚伞花序伞房状顶生，二歧状分枝。蒴果三角状倒卵形至长椭圆形，有3纵棱，成熟时沿缝线3瓣裂，每室有种子3~8枚。种子黑色，近球形，有光泽。

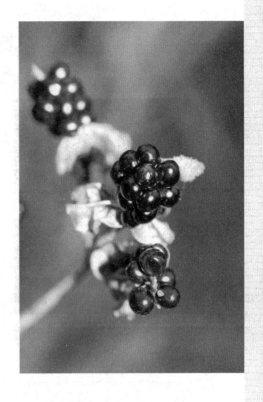

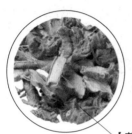

【药用部分】干燥根茎。

【性味归经】性寒，味苦，有小毒；归肺经。
【功效主治】清热解毒、利咽消痰、止咳、消肿散结；主治咽喉肿痛、痰咳气喘、支气管炎等。
【用法用量】水煎服3~6克；外用鲜品适量，捣烂外敷。
【用药贴士】脾胃虚弱者及孕妇慎服。

实用小偏方

药方：射干、桔梗各6克，甘草、连翘、牛蒡、栀子、黄芩、元参、山豆根各3克，防风、薄荷各1.5克。
用法：水煎服。
适应证：咽喉各症。

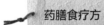

药膳食疗方

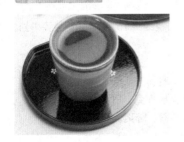

射干麻黄汤
——清热解毒、养心润肺

/材料/大枣20克，射干9克，麻黄8克，细辛7克
/做法/砂锅注水，放入大枣、射干、麻黄、细辛，搅拌均匀，加盖，用大火煮开后转小火续煮90分钟至药材有效成分析出。揭盖，关火后将煮好的药膳汤装杯即可。

败酱草

别名：黄花龙芽、白花、败酱

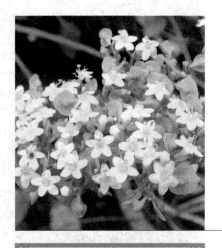

【植物形态】根茎有特臭味；茎枝被粗白毛，后毛渐脱落。叶片宽卵形或近圆形，边缘粗锯齿。聚伞圆锥花序，集成疏生大伞房状。瘦果倒卵形，宿存苞片贴生，苞片近圆形，膜质，网脉明显。

【药用部分】白花败酱的全草或根。

【性味归经】性微寒，味辛、苦；归胃、大肠、肝经。

【功效主治】清热解毒、排脓破瘀；主治肠痈、下痢、赤白带下、产后瘀滞腹痛、目赤肿痛、痈肿疥癣。

【用法用量】煎汤内服，15～25克；外用捣敷。

【用药贴士】久病、脾胃虚者忌用。

实用小偏方

药方：鲜败酱草100克，冰糖25克。

用法：开水炖服。

适应证：赤白痢。

穿心莲

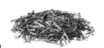

别名：榄核莲、苦草、斩蛇剑

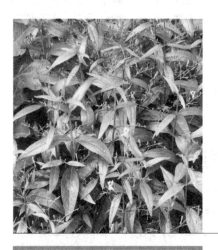

【植物形态】全株味苦，茎四方形，直立，多分枝且对生，节稍膨大。叶对生，叶面光亮，先端渐尖，基部楔形。圆锥花序顶生或腋生，花淡紫色。蒴果长椭圆形至线型，似橄榄状，种子多数。

【药用部分】穿心莲的全草或叶。

【性味归经】性寒，味苦；归肺、胃、大肠、小肠经。

【功效主治】清热解毒、凉血消肿；主治感冒发热、咽喉肿痛、口舌生疮、顿咳劳嗽、泄泻痢疾等。

【用法用量】煎汤内服，9～15克；外用捣烂涂患处。

【用药贴士】败胃，不宜多服久服。

实用小偏方

药方：穿心莲干适量。

用法：研末，每次服5克，日服3～4次。

适应证：流行性感冒、肺炎。

白鲜皮

别名：北鲜皮、八股牛、臭根皮

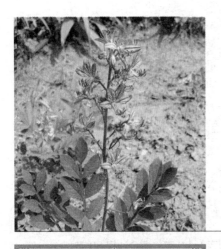

【植物形态】全株有特异的香味。根肉质，多侧根，外皮黄白至黄褐色。奇数羽状复叶互生；叶片卵形至椭圆形，长3.5～9厘米，宽2～4厘米，先端锐尖，基部楔形，边缘具细锯齿。

【药用部分】白鲜和狭叶白鲜的根皮。

【性味归经】性寒，味苦；归脾、肺、小肠经。

【功效主治】清热燥湿、祛风止痒、解毒；主治风热湿毒所致的风疹、湿疹、疥癣、黄疸等。

【用法用量】煎服，6～15克；入丸、散。

【用药贴士】脾胃虚寒者忌服。

实用小偏方

药方：白鲜皮、防风、人参、知母、沙参各50克。
用法：捣散，每次服10克，以水煎。
适应证：肺藏风热。

半边莲

别名：急解索、细米草、瓜仁草

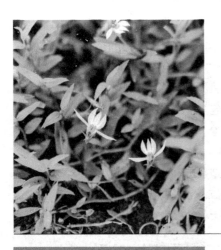

【植物形态】茎细长，折断时有黏性乳汁渗出，直立或匍匐，叶绿色，无柄，多数呈披针形，少数长卵圆形，长1～2厘米，平滑无毛，叶缘具疏锯齿。蒴果圆锥形，基部锐尖。

【药用部分】半边莲的干燥全草。

【性味归经】性寒，味辛；归心、小肠、肺经。

【功效主治】利水消肿、清热解毒；主治黄疸、水肿、臌胀、泄泻、痢疾、蛇伤、疔疮、肿毒、湿疹等。

【用法用量】煎汤内服，15～30克；捣汁服。

【用药贴士】虚证、水肿者忌用。

实用小偏方

药方：鲜半边莲、食盐各适量。
用法：捣烂，敷患处，有黄水渗出则渐愈。
适应证：疔疮。

大青叶

别名：马蓝叶、路边青叶

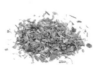

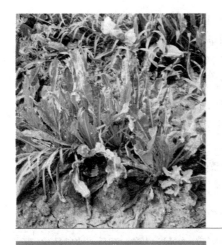

【植物形态】茎直立，上部多分枝，稍带粉霜。根肥厚，近圆锥形，具短横纹及少数须根。基生叶莲座状，叶片长圆形至宽倒披针形，半抱茎，全缘或有不明显锯齿。复总状花序生于枝端。

【药用部分】菘蓝的叶。

【性味归经】性寒，味苦；归肝、心、胃、脾经。

【功效主治】清热解毒、凉血消瘰；主治温邪入侵、高热神昏、发瘰发疹、黄疸、热痢、喉痹等。

【用法用量】煎汤内服，15～25克（鲜者30克）。

【用药贴士】苦寒败胃、脾胃虚寒者忌服。

实用小偏方

药方：大青叶50克，海金沙根50克。

用法：水煎服。

适应证：感冒发热。

白头翁

别名：野丈人、白头公

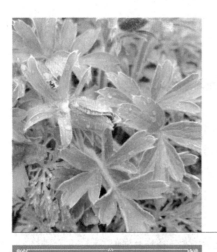

【植物形态】多年生草本。主根粗壮，圆锥形。叶柄密被长柔毛；叶片轮廓宽卵形。花两性，单朵，花瓣无。瘦果，被长柔毛，顶部有羽毛状宿存花柱。

【药用部分】白头翁的干燥根。

【性味归经】性寒，味苦；归胃、大肠经。

【功效主治】清热解毒、凉血止痢、燥湿杀虫；主治赤白痢、鼻衄、崩漏、血痔、寒热温疟等。

【用法用量】煎汤内服，15～30克；研末，入丸、散。外用煎水洗，捣敷，研末敷。

【用药贴士】虚寒泻痢患者慎服。

实用小偏方

药方：白头翁、荔枝核各100克。

用法：酒浸炒干，研为末，每服15克，白开水调下。

适应证：男子疝气偏坠。

山豆根

别名：苦豆根、广豆根

【植物形态】老茎秃净，新枝密被短柔软毛。奇数羽状复叶，小叶片卵形至卵状披针形，顶端小叶较大，上面疏被短毛，下面密被灰棕色短柔毛。

【药用部分】柔枝槐的干燥根。

【性味归经】性寒，味苦；归肺经。

【功效主治】清热解毒、消肿利咽；主治火毒蕴结、咽喉肿痛、齿龈肿痛等。

【用法用量】煎汤内服，15～25克；磨汁用；外用煎水含漱或捣敷。

【用药贴士】过量易致呕吐、腹泻、胸闷等。

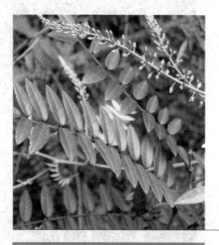

实用小偏方

药方：山豆根9克，射干、银花、板蓝根各6克。

用法：水煎服。

适应证：热毒肿痛、积热咽肿。

野菊花

别名：野菊

【植物形态】茎直立或铺散，上部花序枝上的毛稍多。叶互生，卵形或长椭圆形。头状花序小，多数，在茎顶排成伞房状，中层卵形，内层长椭圆形，边缘白色或褐色膜质，外围是黄色舌状花。

【药用部分】野菊的花序。

【性味归经】性凉，味苦、辛；归肝、肺经。

【功效主治】疏风清热、消肿解毒；主治风热感冒、肺炎、白喉、口疮、丹毒、湿疹等。

【用法用量】煎汤内服，10～20克。

【用药贴士】脾胃虚寒者慎服。

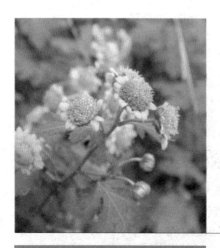

实用小偏方

药方：野菊花80克，蒲公英80克，连翘50克。

用法：水煎服。

适应证：痈疽脓疡。

白花蛇舌草

别名：蛇舌草、蛇脷草

【植物形态】一年生小草本。茎略扁，细长。叶对生，膜质，无柄，叶片线型至线状披针形。花单生或成对生于叶腋，无花梗或有短的花梗。蒴果膜质，扁球形。种子棕黄色，极细小。花期7～9月，果期8～10月。

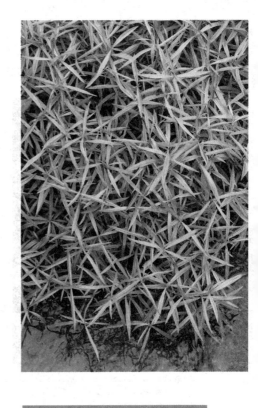

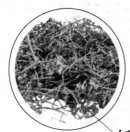

【药用部分】全草。

【性味归经】性寒，味苦、甘；归胃、大肠、小肠经。

【功效主治】清热利湿、解毒消痈；主治热咳、扁桃体炎、咽喉炎、阑尾炎、痢疾等。

【用法用量】煎汤内服，50～100克；捣汁服；外用捣敷。

【用药贴士】孕妇慎用。

实用小偏方

药方： 白花蛇舌草50克。
用法： 水煎服。
适应证： 痢疾、尿道炎。

药膳食疗方

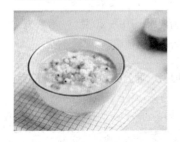

蛇舌草绿豆薏米粥
——清热解毒、利湿通淋

/材料/ 白花蛇舌草2克，薏米40克，绿豆30克，大米80克，丝瓜络2克

/做法/ 砂锅注水，倒入丝瓜络、白花蛇舌草，煮15分钟后捞净，倒入大米、薏米、绿豆，煮90分钟，关火后将煮好的粥盛出，装入碗中即可。

马齿苋

别名：马齿草、马苋、酱瓣豆草

【植物形态】一年生草本，肥厚多汁。茎为圆柱形，下部平卧，上部斜生或直立，多分枝，向阳面常带淡褐红色。叶互生或近对生；叶片倒卵形、长圆形或匙形，先端圆钝，有时微缺，基部狭窄成短柄。

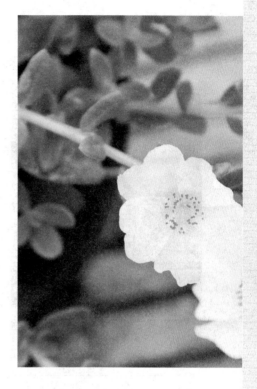

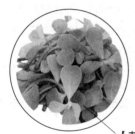

【药用部分】干燥全草。

【性味归经】性寒，味酸；归大肠、脾、肝经。

【功效主治】清热解毒、凉血消肿；主治热毒泻痢、热淋血淋、赤白带下、崩漏、痔血痈肿、丹毒、瘰疬、湿癣白秃等。

【用法用量】煎汤内服，干马齿苋 10～15 克，鲜马齿苋 30～60 克；绞汁用；外用捣敷。

【用药贴士】脾虚便溏者及孕妇慎服。

实用小偏方

药方： 马齿苋两大把（切），粳米 300 克。

用法： 煮粥，不加任何调味料，空腹淡食。

适应证： 血痢。

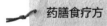

药膳食疗方

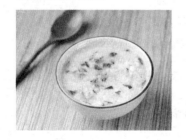

马齿苋瘦肉粥
——清热凉血、解毒消肿

/材料/ 大米 200 克，马齿苋 30 克，肉末 40 克；盐、鸡粉各 1 克

/做法/ 砂锅注水，倒入大米，煮 30 分钟，倒入肉末，续煮 10 分钟至食材熟透，加入马齿苋，放入盐、鸡粉，再煮 5 分钟至入味，关火后盛出煮好的粥，装碗即可。

白蔹

别名：山地瓜、猫儿卵

【植物形态】块根粗壮，茎多分枝，幼枝带淡紫色。小叶羽状分裂或羽状缺刻。聚伞花序小，花小，黄绿色。浆果球形，熟时白色或蓝色。

【药用部分】白蔹的干燥块根。

【性味归经】性寒，味苦、辛；归肺、肝经。

【功效主治】清热解毒、散结止痛、生肌敛疮；主治疮疡肿毒、瘰疬、烫伤、湿疮、温疟、惊痫、血痢、肠风痔漏、白带、跌打损伤、外伤出血等。

【用法用量】煎汤内服，3～10克；外用捣敷。

【用药贴士】疮疡已溃者慎服；孕妇慎服。

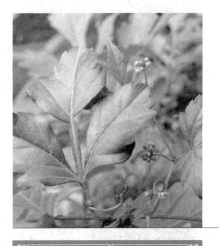

实用小偏方

药方：白蔹、大黄、黄芩各等份。
用法：上三味捣筛，和鸡子白，涂布痈上，干了就换。
适应证：痈肿。

地锦草

别名：奶浆草、铺地锦、粪脚草

【植物形态】茎纤细，通常从根际成二歧分生为数枝，平卧地面，呈紫红色。叶对生，椭圆形，先端钝圆，基部不等形，边缘有细锯齿。

【药用部分】地锦的干燥全草。

【性味归经】性平，味辛、苦；归肝、胃、大肠经。

【功效主治】清热解毒、凉血止血；主治菌痢、肠炎、吐血、便血、外伤出血、湿热黄疸、乳汁不通、痈肿疔疮、跌打肿痛等。

【用法用量】煎汤内服，5～10克；外用捣敷。

【用药贴士】血虚无瘀及脾胃虚弱者慎用。

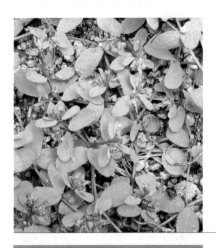

实用小偏方

药方：地锦草50克，铁苋菜50克，凤尾草50克。
用法：水煎服。
适应证：细菌性痢疾。

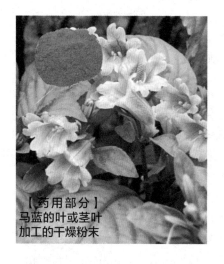

青黛

【植物形态】茎直立，茎节显明，有钝棱。叶片倒卵状长圆形至卵状长圆形，或椭圆披针形。花无梗，成疏生的穗状花序，顶生或腋生。

【性味归经】性寒，味咸；归肝、肺、胃经。

【功效主治】清热凉血、解毒；主治温毒发癍、血热吐衄、胸痛咳血、口疮、痄腮、喉痹、小儿惊痫、肝火犯肺咳嗽、咽喉肿痛、丹毒、疮肿、蛇虫咬伤等。

【用法用量】研末内服，1.5～6克，研末入丸、散。

【用药贴士】虚寒及阴虚内热者禁服。

【药用部分】马蓝的叶或茎叶加工的干燥粉末

金荞麦

【植物形态】多年生草本。根茎粗大，呈结节状，横走，红棕色。茎直立，叶互生，基部心状戟形，边缘波状；膜质。

【性味归经】性凉，味涩、微辛；归肺经。

【功效主治】清热解毒、消痈利咽、清肺化痰、祛风湿；主治肺脓疡、麻疹肺炎、扁桃体周围脓肿等症。

【用法用量】煎服，15～30克。

【用药贴士】经期慎用。

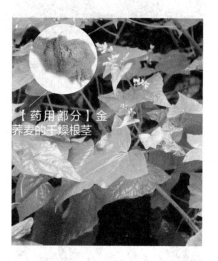

【药用部分】金荞麦的干燥根茎

熊胆

【动物形态】身体肥大，头宽圆，吻部略短，耳大而圆，被长毛。四肢粗壮；5趾均有爪。全身被黑毛，毛基灰黑色，毛尖乌黑，绒毛灰黑色。

【性味归经】性寒、味苦；归肝、胆、脾、胃经。

【功效主治】清热解毒、息风止痉；主治湿热黄疸、暑湿泻痢、热病惊痫等。

【用法用量】内服0.2～2.5克；入丸、散；外用研末调敷或点眼。

【用药贴士】虚证禁服。

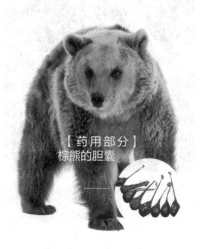

【药用部分】棕熊的胆囊

紫花地丁

别名：光瓣堇菜、箭头草

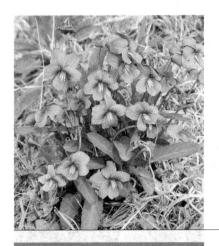

【植物形态】无地上茎，地下茎很短，节密生。主根较粗。叶多数，莲座状；叶片下部通常较小，边缘具浅圆齿，两面无毛或被细短毛。花两侧对称，具长柄；花瓣紫堇色或紫色，呈白色。

【药用部分】紫花地丁的干燥全草。

【性味归经】性寒，味苦，归心、肝经。

【功效主治】清热解毒、凉血消肿、消痈散结；主治疔疮肿毒、痈疽发背、丹毒、毒蛇咬伤等。

【用法用量】煎汤内服，15～30克；外用捣敷。

【用药贴士】体质虚寒者忌服。

实用小偏方

药方：紫花地丁（连根）、苍耳叶各等份。
用法：捣烂，加酒一杯，搅汁服下。
适应证：痈疽恶疮。

秦皮

别名：梣皮

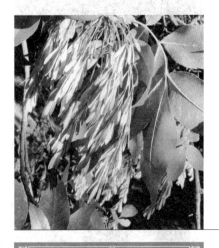

【植物形态】乔木，叶对生，单数羽状复叶，小叶通常5片，宽卵形或倒卵形，顶端一片最大，尾状渐尖或少有圆珠笔钝，边缘具钝齿，叶背沿叶脉有褐色柔毛；小叶柄对生处膨大。

【药用部分】白蜡树的干燥树皮。

【性味归经】性寒，味苦、涩，归肝、胆、大肠经。

【功效主治】清热燥湿、收涩明目；主治热痢、泄泻、赤白带下、目赤肿痛、目生翳膜等。

【用法用量】煎汤内服，7.5～15克；或入丸剂。

【用药贴士】脾胃虚寒者忌服。

实用小偏方

药方：秦皮15克。
用法：水煎，加糖，分服。
适应证：腹泻。

马勃

别名：马屁勃、灰包菌

【植物形态】子实体近球形或长圆形，外包被常破裂成块状，与内包被脱离；内包被纸状，浅烟色，成熟后全部消失。孢体紧密，有弹性，灰褐色，渐退为淡烟色，由孢丝和孢子组成。

【药用部分】脱皮马勃的干燥子实体。

【性味归经】性平，味辛；归肺经。

【功效主治】清热解毒、利咽止咳；主治热毒血痢、痈肿疔疮、湿疹、丹毒、蛇虫咬伤、便血等。

【用法用量】煎汤内服，2.5～5克；研末入丸、散。

【用药贴士】风寒劳咳失音者忌用。

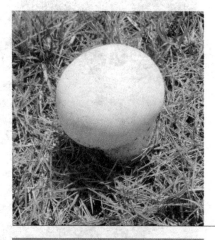

实用小偏方	药方：马勃适量。 用法：研末为丸，每次服20克，白开水送下。 适应证：久嗽。

半枝莲

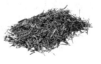

别名：并头草、狭叶韩信草

【植物形态】多年生草本。根须状。茎直立，四棱形，无毛。叶对生，三角状卵形或卵状披针形，边缘具疏锯齿。花轮有花2朵并生，集成顶生和腋生的偏侧总状花序，花冠浅蓝紫色，管状。

【药用部分】半枝莲的全草。

【性味归经】性凉，味微苦；归肺、肝、肾经。

【功效主治】清热解毒、散瘀止血、利水消肿、镇痛；主治衄血、血淋、赤痢、黄疸、咽喉疼痛等。

【用法用量】煎汤内服，25～50克；外用捣敷。

【用药贴士】血虚者及孕妇慎服。

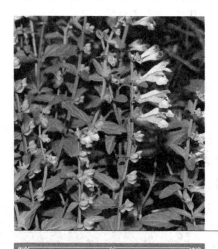

实用小偏方	药方：鲜半枝莲50克，蜂蜜适量。 用法：捣烂绞汁，调入蜂蜜，炖热温服。 适应证：吐血、咯血。

八角莲

别名：一把伞、八角金盘

【植物形态】茎直立，无毛。茎生叶常为 2 片，叶片矩圆形或近圆形，细齿，嫩时有斑纹。夏季开花，花紫红色，簇生于二茎生叶柄的交叉处，下垂。花瓣长倒卵形，先端有皱波状纹。

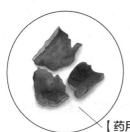

【药用部分】八角莲的根茎。

【性味归经】性凉，味苦、辛，有小毒；归肺、肝经。

【功效主治】清热解毒、活血化瘀；主治跌打损伤、虫蛇咬伤、痈疮疖肿等。

【用法用量】煎汤内服，10 ~ 20 克；或研末调敷。

【用药贴士】孕妇禁服，体质虚弱者慎服。

实用小偏方

药方：鲜八角金盘、鲜鸡屎藤适量。
用法：捣烂敷患处。
适应证：跌打损伤。

药膳食疗方

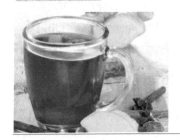

猪肺炖八角莲
——清热解毒

/材料/ 八角莲 12 克，猪肺 100~120 克，糖适量

/做法/ 砂锅中注入适量清水，用大火烧热，放入备好的八角莲、猪肺，盖上锅盖，用大火煮 20 分钟至其析出有效成分，关火后揭开盖，将药材捞干净，将药汁盛入杯中，加入少许糖，搅匀即可。

白药子

别名：白药根、金线吊乌龟

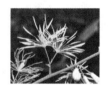

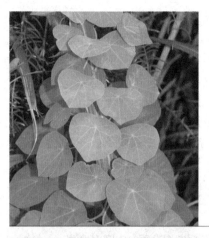

【植物形态】多年生常绿缠绕性藤本。全株平滑无毛，根圆柱状，皮暗褐色，内面黄白色。茎基部木质，小枝有细槽。叶互生，全缘，盾状着生，阔卵形至三角形。

【药用部分】金线吊乌龟的根。

【性味归经】性凉，味苦、辛；归脾、肺、肾经。

【功效主治】凉血解毒、利尿、降血压；主治风湿疼痛、腰肌劳损、肺结核、肝硬化水肿、胃痛等。

【用法用量】干品15～25克，水煎服。

【用药贴士】本品内服不宜过量；孕妇禁服。

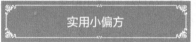

实用小偏方

药方：白药子50克，龙脑0.5克。

用法：同研令匀，炼蜜和丸，常含一丸咽津。

适应证：咽喉肿痛。

博落回

别名：号筒草、勃勒回

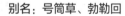

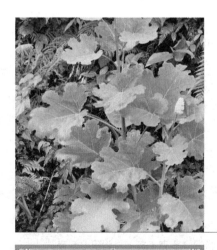

【植物形态】根茎橙红色，粗大。茎绿色或红紫色，中空，上部多分枝。单叶互生，叶片宽卵形或近圆形。大型圆锥花序，多花，生于茎或分枝顶端。

【药用部分】博落回的根或全草。

【性味归经】性寒，味辛、苦；归心、肝、胃经。

【功效主治】散瘀祛风、解毒止痛、杀虫；主治一切恶疮、顽癣、湿疹、蛇虫咬伤、跌打肿痛、风湿痹痛。

【用法用量】外用适量，捣敷；煎水熏洗或研末调敷。

【用药贴士】本品有毒，禁内服。

实用小偏方

药方：新鲜博落回茎适量。

用法：折断，有黄色汁液流出，以汁擦涂于患处。

适应证：蜈蚣咬伤、黄蜂蜇伤。

草胡椒

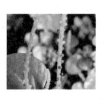

别名：透明草、椒草

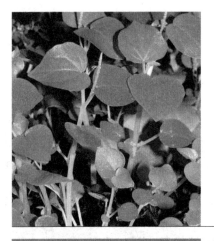

【植物形态】茎直立或基部有时平卧，下部节上常生不定根。叶片阔卵形或卵头三角形，穗状花序顶生于茎上端，淡绿色，其与共序轴均无毛。

【药用部分】草胡椒的全草。

【性味归经】性凉，味辛；归肝、肺经。

【功效主治】清热解毒、散瘀消肿、疏气止痛；主治痈肿疮毒、烧烫伤、跌打损伤、外伤出血等。

【用法用量】煎汤，15～30克；外用适量，鲜品捣敷或加酒调敷；亦可捣烂绞汁。

【用药贴士】孕妇慎服。

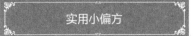

实用小偏方

药方： 鲜草胡椒100克，山麻100克。

用法： 水煎服。

适应证： 中风后遗症、脑栓塞。

蟾蜍

别名：干蟾、癞虾蟆、癞蛤蟆

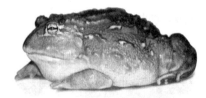

【动物形态】外形如蛙，躯干粗短。头顶部较平滑，皮肤极其粗糙，两侧有大而长的耳后腺，体布大小不等的皮肤腺瘤状突起，腹面瘤状突起较小。

【药用部分】全体。

【性味归经】性凉，味辛，有毒；归心、肝、脾、肺四经。

【功效主治】解毒散结、消积利水、杀虫消疳；主治痢疾、疔疮、发背、瘰疬、恶疮、症瘕癖积等。

【用法用量】煎汤内服，1只；入丸、散。

【用药贴士】表热、虚脱的人忌用。

实用小偏方

药方： 干蟾蜍0.5克（炙），胆矾0.5克。

用法： 上研为末，每取小豆大搽在疮上。

适应证： 舌口生疮。

长春花

别名：雁来红、日日新

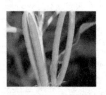

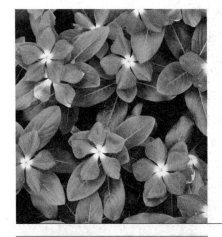

【植物形态】幼枝绿色或红褐色，它的叶背、花萼、花冠筒及果均被白色柔毛。单叶对生，长圆形或倒卵形。花冠高脚碟状，粉红色或紫红色。

【药用部分】长春花的全草。

【性味归经】性凉，味微苦；归肝、肺、肾、心经。

【功效主治】解毒抗癌、清热平肝；主治多种癌症、高血压、痈肿疮毒、烫伤等。

【用法用量】煎汤内服，10～25克；外用适量，捣敷，或研末调敷。

【用药贴士】不良反应表现为神经系统毒性、脱发。

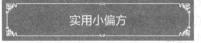

实用小偏方

药方：长春花6～15克。

用法：水煎服或鲜品捣烂，外敷患处。

适应证：烧伤。

臭牡丹

别名：大红袍、臭八宝、矮桐子

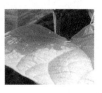

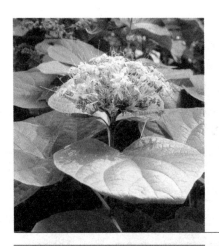

【植物形态】植株有臭味。小枝近圆形，皮孔显著。单叶对生，宽卵形或卵形，先端尖或渐尖，基部心形或宽楔形，边缘有粗或细锯齿。

【药用部分】臭牡丹的茎、叶。

【性味归经】性温，味辛，有小毒；归心、肝、脾经。

【功效主治】解毒消肿、祛风湿、降血压；主治疔疮、湿疹、丹毒、风湿痹痛、高血压。

【用法用量】煎汤，10～15克，鲜品30～60克；捣汁服；入丸剂；外用：煎水熏洗，捣敷，研末调敷。

【用药贴士】孕妇慎用。

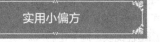

实用小偏方

药方：臭牡丹叶200克。

用法：煎水，加食盐少许，放桶内，趁热熏患处。

适应证：内外痔。

大飞扬草

别名：节节花、奶母草

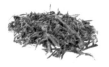

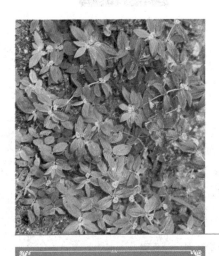

【植物形态】茎具匍匐性，基部多分枝；全草淡红色或紫红色，被有细刚毛。单叶对生，卵形至椭圆形、披针形，叶尖锐形，叶缘为微锯齿缘。

【药用部分】飞扬草的全草。

【性味归经】性凉，味微苦、酸；归肝、肺、大肠经。

【功效主治】清热解毒、祛风除湿、渗湿止痒、通乳；主治皮肤瘙痒、湿疹等诸症。

【用法用量】干品 25 ～ 100 克，水煎服。

【用药贴士】体虚者少服。

实用小偏方

药方： 大飞扬草 25 ～ 40 克。

用法： 赤痢加白糖，白痢加红糖，用开水炖服。

适应证： 赤白痢。

翻白草

别名：鸡腿根、叶下白

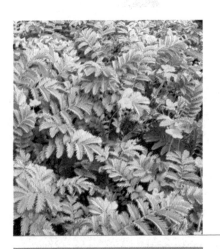

【植物形态】根多分枝，下端肥厚成纺锤状。茎上升向外倾斜，多分枝，表面具白色卷茸毛。花黄色，聚伞状排列。瘦果卵形，淡黄色，光滑。

【药用部分】翻白草的全草。

【性味归经】性平，味甘、苦；归胃、大肠经。

【功效主治】清热、解毒、止血、消肿；主治痢疾、疟疾、肺痈、咳血、吐血、下血、崩漏、痈肿、疮癣、瘰疬。

【用法用量】煎汤内服，15 ～ 25 克；外用捣敷。

【用药贴士】阳虚有寒、脾胃虚寒者少用。

实用小偏方

药方： 鲜翻白草（干全草或根）50 ～ 100 克。

用法： 浓煎，一日分 2 或 3 次服。

适应证： 细菌性痢疾、阿米巴肠病。

佛甲草

别名：火烧草、佛指甲

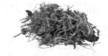

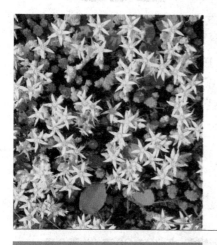

【植物形态】根多分枝，茎倾卧，着地部分节节生根。叶轮生，聚伞花序，黄色，长圆状披针形。果成熟时呈五角星状。

【药用部分】佛甲草的全草。

【性味归经】性寒，味甘、淡；归心、肺、肝、脾经。

【功效主治】清热解毒、利湿、止血；主治咽喉肿痛、目赤肿毒、热毒痈肿、疔疮、烫灼伤、毒蛇咬伤等。

【用法用量】煎汤内服，9 ~ 15 克，鲜品 20 ~ 30 克；或捣汁；外用鲜品捣敷，或捣汁含漱、点眼。

【用药贴士】脾胃寒弱者勿食。

实用小偏方

药方：佛甲草 25 克。

用法：捣烂，加蛋清冲开水服。

适应证：喉火。

橄榄

别名：橄榄子、白榄、青果

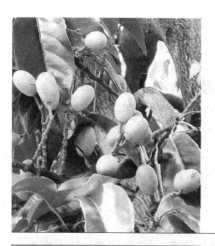

【植物形态】树皮淡灰色，平滑；幼芽、新生枝、叶柄及叶轴均被极短的柔毛。单数羽状复叶互生；矩圆状披针形。圆锥花序顶生或腋生。核果卵形，初时黄绿色，后变黄白色，有皱纹，两端锐尖。

【药用部分】橄榄的干燥成熟种子。

【性味归经】性平，味甘、酸、涩；归肺、胃经。

【功效主治】清肺、利咽、生津、解毒；主治咽喉肿痛、烦渴、咳嗽、吐血、菌痢、癫痫及酒毒。

【用法用量】煎汤内服，7.5 ~ 15 克；捣汁或熬膏。

【用药贴士】脾胃虚寒及大便秘结者慎服。

实用小偏方

药方：鲜橄榄、鲜莱菔各等份。

用法：水煎服。

适应证：时行风火喉痛、喉间红肿。

岗梅根

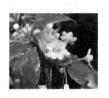

别名：点秤根、天星根

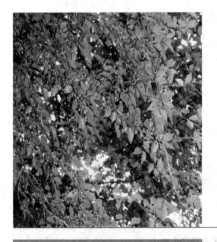

【植物形态】落叶灌木。小枝无毛，绿色，干后褐色。叶互生，叶片卵形或卵状椭圆形，先端渐尖成尾状，基部宽楔形，边缘具钝锯齿。

【药用部分】梅叶冬青的根。

【性味归经】性凉，味苦、甘；归肺、肝、大肠经。

【功效主治】清热、生津、散瘀、解毒；主治感冒、头痛、眩晕、热病烦渴、痧气、热泻、肺痈、百日咳、咽喉肿痛、痔血、淋病、疔疮肿毒、跌打损伤。

【用法用量】煎汤内服，30～60克；外用捣敷。

【用药贴士】脾胃虚寒者慎用；孕妇慎用。

实用小偏方

药方：岗梅根、卤地菊各30克，生姜3克。
用法：水煎服。
适应证：感冒。

贯众

别名：贯仲、管仲

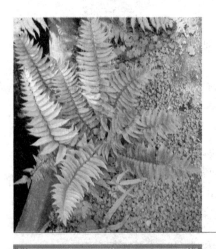

【植物形态】多年生草本。地下根茎斜生，粗大块状，有许多坚硬的叶柄残基及黑色须根。叶簇生于根茎顶端，叶片草质，广倒披针形，长圆形，圆头，全缘或先端有钝锯齿，侧脉羽状分叉。

【药用部分】粗茎鳞毛蕨的根茎及叶柄基部。

【性味归经】性微寒，味苦、涩，有小毒；归肝、胃经。

【功效主治】清热解毒、止血杀虫；主治风热感冒、温热癍疹、吐血、衄血等症。

【用法用量】煎汤服，5～15克，研末入丸、散。

【用药贴士】脾胃虚寒者不宜服用。

实用小偏方

药方：贯众50克，赤芍药50克，甘草25克。
用法：上药均研为末，每次5克，水煎服。
适应证：疮疹。

红藤

别名：大血通、血木通、血藤

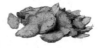

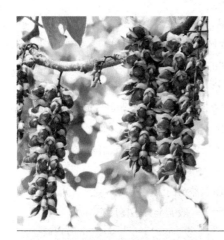

【植物形态】茎褐色，圆形，三出复叶互生，叶柄长，上面有小槽；中间小叶菱状倒卵形至椭圆形；两侧小叶较大，基部两侧不对称，几乎无柄。

【药用部分】大血藤的干燥茎藤。

【性味归经】性平，味苦；归大肠、肝经。

【功效主治】清热解毒、活血止痛；主治肠痈腹痛、热毒疮疡、跌打损伤、风湿痹痛、闭经、痛经等。

【用法用量】煎汤内服，15～25克；研末或浸酒；外用捣敷。

【用药贴士】孕妇慎用。

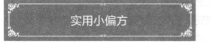
实用小偏方

药方：红藤100克，紫花地丁50克。
用法：水煎服。
适应证：急性阑尾炎、慢性阑尾炎、阑尾脓肿。

黄藤

别名：大黄藤、黄连藤

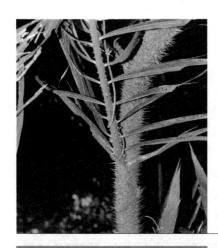

【植物形态】枝淡灰色，叶互生，卵形或长椭圆形。复总状花序，雌雄异株。果穗长30厘米许。种子长圆形，横切面呈肾脏形，胚乳角质。

【药用部分】黄藤的根茎或叶。

【性味归经】性寒，味苦，有毒；归心、肝经。

【功效主治】清热解毒、利尿通便；主治饮食中毒、热郁便秘、痢疾、传染性肝炎、疮痈、赤眼、咽喉肿痛。

【用法用量】煎汤内服，10～20克；研末调敷。

【用药贴士】体质虚寒者忌用。

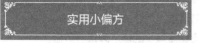
实用小偏方

药方：黄藤50～100克，大叶酢浆草25克。
用法：煮猪骨或鸡肉服，也可蒸甜酒服。
适应证：传染性肝炎。

救必应

别名：白银香、羊不食

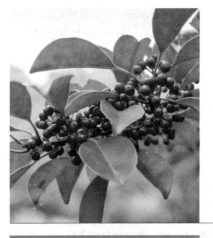

【植物形态】枝灰色，小枝多少有棱，红褐色。叶互生，卵圆形至椭圆形，花单性，雌雄异株，排列成具梗的伞形花序。

【药用部分】铁冬青的树皮或根皮。

【性味归经】性寒，味苦；归肺、肝、大肠经。

【功效主治】清热解毒、利湿、止痛；主治感冒发热、扁桃体炎、咽喉肿痛、急慢性肝炎、急性肠胃炎、胃及十二指肠溃疡、风湿关节痛、跌打损伤等。

【用法用量】煎汤内服，9～15克；外用捣敷。

【用药贴士】一般无全身不良反应。

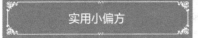

实用小偏方

药方：救必应树皮 10 克。

用法：研粉，白糖 50 克，开水冲服。

适应证：跌打肿痛。

漏芦

别名：狼头花、野兰、鬼油麻

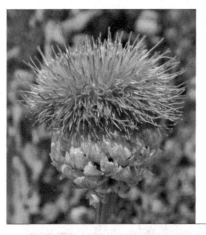

【植物形态】主根粗大。茎直立，单一，密生蛛丝状毛及白色柔毛。基生叶有长柄；叶片长椭圆形，羽状全裂呈琴形，裂片常再羽状深裂或浅裂。

【药用部分】漏芦的干燥根。

【性味归经】性寒，味苦、咸；归胃、大肠经。

【功效主治】清热解毒、消肿排脓、下乳、通筋脉；主治痈疽发背、乳房肿痛、乳汁不通、瘰疬恶疮等。

【用法用量】煎汤服，7.5～15克；或入丸、散；外用煎水洗或研末调敷。

【用药贴士】气虚、疮疡平塌不起者以及孕妇忌服。

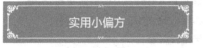

实用小偏方

药方：漏芦、荆芥、牛膝、当归、枸杞子各 50 克。

用法：浸酒蒸饮。

适应证：皮肤瘙痒、阴疹、风毒、疥疮。

马鞭草

别名：铁马鞭、紫顶龙芽

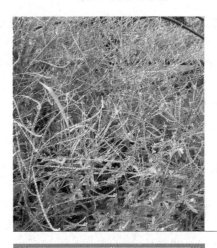

【植物形态】多年生草本。茎四方形，节及枝上有硬毛。叶对生，叶片卵圆形至长圆状披针形，茎生叶多为3深裂，裂片边缘有不整齐锯齿。

【药用部分】马鞭草的全草。

【性味归经】性微寒、味苦；归肝、脾经。

【功效主治】清热解毒、活血散瘀、利水消肿；主治外感发热、湿热黄疸、水肿、痢疾、疟疾、白喉、喉痹、淋病、经闭、痈肿疮毒、牙疳等。

【用法用量】煎汤内服，25～50克；鲜品捣敷。

【用药贴士】孕妇慎服。

实用小偏方

药方：马鞭草100克，土牛膝25克。

用法：水煎服。

适应证：痢疾。

木棉花

别名：木棉、攀枝花

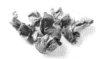

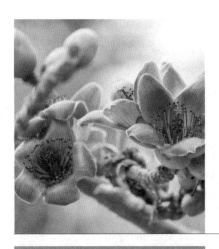

【植物形态】树皮灰白色，幼树的树干通常有圆锥状的粗刺；分枝平展。掌状复叶，长圆形至长圆状披针形。花朵大型，肉质5瓣，橙黄或橘红色。

【药用部分】木棉的花。

【性味归经】性凉，味甘；归肝经。

【功效主治】清热利湿、解暑、解毒、止血；主治肠炎、痢疾、肝病、妇女崩漏、创伤出血、痈疮肿毒。

【用法用量】水煎服，15～25克。

【用药贴士】不宜久服，花含木棉胶和鞣质。

实用小偏方

药方：鲜木棉花30克，蜂蜜适量。

用法：水煎，调蜂蜜服。

适应证：腹胀、腹泻。

千里光

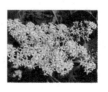

别名：千里及、九里明

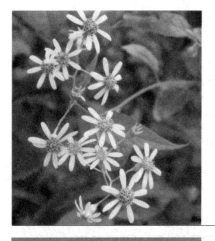

【植物形态】有攀缘状木质茎，上部多分枝。叶互生，椭圆状、三角形或卵状披针形，边缘具不规则缺刻状的齿牙。头状花序，排列成伞房花序状。

【药用部分】千里光的全草。

【性味归经】性寒，味苦；归肺、肝、大肠经。

【功效主治】清热、解毒、杀虫、明目；主治风火赤眼、疮疖肿毒、皮肤湿疹及痢疾腹痛。

【用法用量】煎服内服，15～25克，鲜品50克；外用煎水洗、捣敷。

【用药贴士】中寒泄泻者勿服。

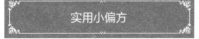

实用小偏方

药方：千里光100克。
用法：煎水熏洗。
适应证：风火眼痛。

山芝麻

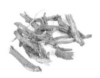

别名：山油麻、坡油麻

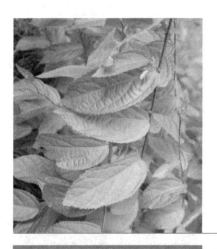

【植物形态】小枝被灰绿色短柔毛。叶互生，叶柄星状短柔毛；叶片狭长圆形或条状披针形，先端钝或急尖，基部圆形。

【药用部分】山芝麻的根或全株。

【性味归经】性寒，味苦、微甘。

【功效主治】清热、消肿、解毒；主治感冒、咳嗽、肺痨、咽喉肿痛、麻疹、疟腮、泄泻、痢疾、痈肿、瘰疬、痔疮、毒蛇咬伤等。

【用法用量】煎汤，9～15克，鲜品30～60克。

【用药贴士】孕妇忌服。

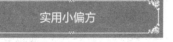

实用小偏方

药方：鲜山芝麻50克。
用法：酌加水煎，日服2次。
适应证：痢疾。

四季青

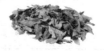

别名：小叶冬青、冬青叶

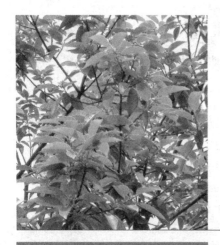

【植物形态】树皮灰色，有纵沟。叶互生，狭长椭圆形或披针形，先端渐尖，边缘有浅圆锯齿，干后呈红褐色，有光泽；叶柄有的为暗紫色。

【药用部分】冬青的干燥叶。

【性味归经】性寒，味苦、涩；归肺、大肠、膀胱经。

【功效主治】清热解毒、消肿祛瘀；主治肺炎、急性咽喉炎、痢疾、胆道感染、尿路感染等。

【用法用量】煎汤内服，15～30克；外用适量，鲜品捣敷，或水煎洗、涂。

【用药贴士】脾胃虚寒者慎用。

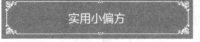

实用小偏方

药方：四季青鲜叶适量。

用法：洗净，加少许食盐，同捣烂，敷患处。

适应证：热疖痈肿初起。

蚤休

别名：七叶一枝花、重楼

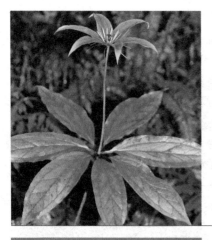

【植物形态】地下有肥厚的横生根状茎，常带紫红色。叶通常有5～8枚，轮生茎顶，倒卵状披针形或倒披针形。花梗从茎顶抽出，顶端着生一花，绿色，卵形或卵状披针形。

【药用部分】七叶一枝花的根茎。

【性味归经】性寒，味苦、辛，有小毒；归心、肝经。

【功效主治】清热解毒、消肿止痛、息风定惊；主治痈肿、慢性气管炎、小儿惊风抽搐、蛇虫咬伤。

【用法用量】煎汤内服，5～15克；外用捣敷。

【用药贴士】有小毒，用量不宜过大。孕妇忌服。

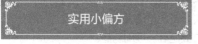

实用小偏方

药方：蚤休、木鳖子（去壳）、半夏各50克。

用法：捣细为散，以酽醋调涂之。

适应证：风毒暴肿。

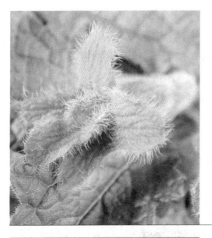

生地黄

别名：生地、干地黄

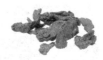

【植物形态】全株被灰白色长柔毛及腺毛。根肥厚，肉质。基生叶成丛，叶片倒卵状披针形。花茎被毛。

【药用部分】地黄的干燥根茎。

【性味归经】性凉，味甘、微苦；归心、肝、肾经。

【功效主治】清热凉血；主治热病、高热神昏等。

【用药贴士】脾胃有湿邪及阳虚者忌服。

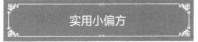

实用小偏方

药方：生地黄汁 3 升，人参蜜 0.5 升。

用法：和匀，每次服 0.5 升，不拘时。

适应证：小儿热疾、烦渴头痛、壮热不止。

水牛角

别名：牛角尖、沙牛角

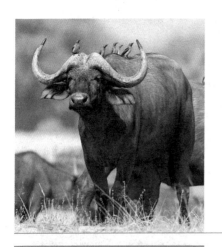

【动物形态】水牛体形肥大，身长可达 2.5 米以上。角较长大而扁，上有很多切纹。

【药用部分】水牛的角。

【性味归经】性寒，味苦、咸；归心、肝、脾、胃经。

【功效主治】清热解毒、凉血定惊；主治热病头痛、高热神昏、发癍发疹、吐血、衄血、瘀热发黄等。

【用法用量】煎汤内服，15 ~ 30 克，大剂量可用 60 ~ 120 克。

【用药贴士】中虚胃寒者慎服。不宜大量服用，易引起不良反应。

实用小偏方

药方：水牛角适量。

用法：烧末，每次用酒调服 10 克。

适应证：血上逆心、烦闷刺痛。

牡丹皮

别名：丹皮、粉丹皮

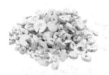

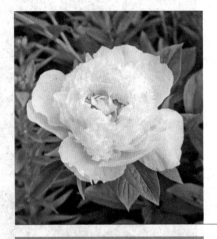

【植物形态】根粗大。茎直立，树皮黑灰色。叶互生，纸质；叶柄无毛；叶通常为二回三出复叶，或二回羽状复叶，近枝顶的叶为三小叶。

【药用部分】牡丹的根皮。

【性味归经】性微寒，味辛、苦；归心、肝、肾经。

【功效主治】清热凉血、活血散瘀；主治温热病热入血分、发斑、吐衄、热病后期热伏阴分发热、骨蒸潮热、血滞经闭、痛经、痈肿疮毒等。

【用法用量】煎汤内服，6～9克；入丸、散。

【用药贴士】血虚者、孕妇及月经过多的妇女禁服。

实用小偏方

药方：牡丹皮75克，桂枝50克，木通50克。

用法：粗捣筛，每剂取25克，水煎服。

适应证：妇人骨蒸、经脉不通、逐渐瘦弱。

赤芍药

别名：木芍药、赤芍、红芍药

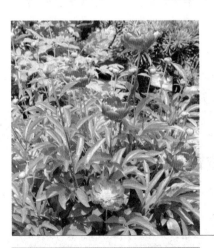

【植物形态】根圆柱形，茎直立，有粗而钝的棱，无毛。叶互生，叶片轮廓呈宽卵形；小叶呈羽状分裂，裂片窄披针形或披针形。

【药用部分】赤芍的根。

【性味归经】性微寒，味苦；归肝、脾经。

【功效主治】清热凉血、活血祛瘀；主治温毒发斑、吐血衄血、肠风下血、目赤肿痛、闭经、痛经、崩带淋浊、瘀滞胁痛、疝瘕积聚、跌扑损伤等。

【用法用量】煎汤内服，4～10克；入丸、散。

【用药贴士】血虚无瘀之证及痈疽破溃者慎服。

实用小偏方

药方：赤芍药适量。

用法：研为末，每次服10克，白开调水。

适应证：衄血不止。

玄参

别名：元参、乌元参、黑参

【植物形态】多年生草本植物。根部肥大，近圆柱形，下部常有分枝，皮灰黄或灰褐色。茎直立，四棱形，光滑或有腺状柔毛。叶片卵形或卵状椭圆形，先端渐尖，基部圆形或近截形，边缘具细锯齿。

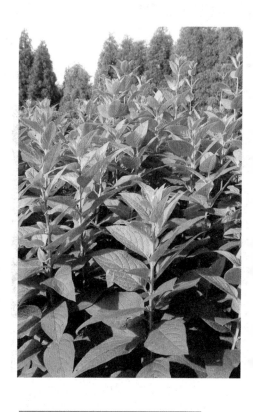

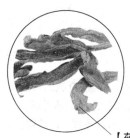

【药用部分】干燥根。

【性味归经】性微寒，味苦、咸；归肺、胃、肾经。
【功效主治】凉血、滋阴降火、解毒；主治温热病热入营血、身热、烦渴、舌绛、发斑、骨蒸劳嗽等。
【用法用量】煎汤内服，9～15克；入丸、散；外用捣敷或研末调敷。
【用药贴士】脾虚便溏或有湿者禁服。

实用小偏方

药方：玄参、黄连、大黄各50克。
用法：研为末，加蜂蜜做成如梧桐子大小的丸，每次服30～40丸，白开水送下。小儿吃的丸做成粟米大小。
适应证：三焦积热。

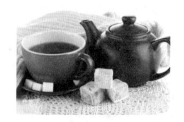

药膳食疗方

玄参增液饮
——滋阴清热、凉血解毒

/材料/玄参2克，麦冬2克，生地3克；蜂蜜少许
/做法/砂锅中注入适量清水，用大火烧热，放入备好的玄参、麦冬、生地，盖上锅盖，用大火煮20分钟至其析出有效成分，关火后揭开盖，将药材捞干净，将药汁盛入杯中，加入少许蜂蜜，搅匀即可。

荷叶

别名：莲叶

【植物形态】多年生水生草本。根茎横生，肥厚，节间膨大，内有多数纵行通气孔洞，外生须状不定根。节上生叶，露出水面；叶柄着生于叶背的中央，粗壮，圆柱形，多刺；叶片圆形，全缘或稍呈波状，上面粉绿色，下面叶脉从中央射出，有一二次叉状分枝。

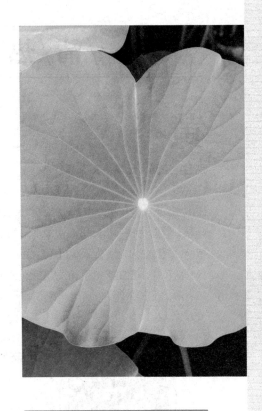

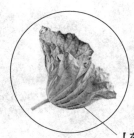

【药用部分】干燥叶。

【性味归经】性平，味苦、涩；归心、肝、脾、胆、肺经。

【功效主治】清热解暑、升发清阳、凉血止血；主治暑湿泄泻、脾虚泄泻、血热吐衄、便血崩漏等。

【用法用量】煎汤内服，每次 3 ~ 10 克（鲜品 15 ~ 30 克）；外用捣敷或煎水洗。

【用药贴士】凡上焦邪盛，治宜清降者，切不可用。

实用小偏方

药方：生荷叶、生艾叶、生柏叶、生地黄各等份。

用法：上研丸鸡子大，每服 1 丸，水煎服。

适应证：吐血、衄血。

药膳食疗方

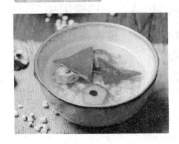

荷叶山楂薏米茶
——清热利尿、健脾利水

/材料/ 干荷叶 5 克，山楂干 15 克，陈皮 10 克，薏米 35 克；冰糖适量

/做法/ 将干荷叶、干山楂、陈皮和薏米洗净，锅置火上，倒入清洗好的材料，注入清水，煮至熟软，加入冰糖，用大火煮至溶化，关火后盛出煮好的药茶即成。

/清/热/燥/湿/药/

黄芩

别名：空肠、元芩、子芩

【植物形态】多年生草本，主根粗壮，自基部多分枝。叶对生披针形，下面密被下陷的腺点；具短柄。总状花序顶生，常于茎顶再聚成圆锥形花序，具叶状苞片，花偏向一侧；花冠蓝紫色或紫红色，二唇形，花冠管细。

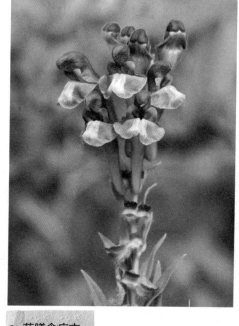

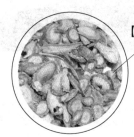

【药用部分】干燥根。

【性味归经】性寒，味苦；归肺、胆、脾、大肠、小肠经。

【功效主治】清热燥湿、泻火解毒、止血安胎；主治湿温、暑温、胸闷呕恶、湿热痞满、泻痢等。

【用法用量】煎汤内服，5～15克；入丸、散；外用煎水洗或研末撒。

【用药贴士】脾肺虚热者忌用；恶葱。

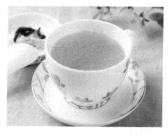

药膳食疗方

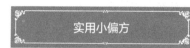
实用小偏方

药方：黄芩200克。
用法：细切，水5升煮取2升，分3次服。
适应证：尿热带血。

黄芩黄连升麻茶
——清热解毒、燥湿透疹

/ 材料 / 黄芩、黄连各6克，升麻10克

/ 做法 / 砂锅注水烧开，倒入备好的药材，用小火煮约20分钟至其析出有效成分，关火后盛出煮好的药茶，滤入杯中即可。

黄连

别名：川连、味连、鸡爪连

【植物形态】多年生草本。根茎呈黄色，分枝，密生须根。叶基生；叶片坚纸质，卵状三角形，全裂；中央裂片有细柄，卵状菱形，顶端急尖，羽状深裂，边缘有锐锯齿。二歧或多歧聚伞花序，披针形，羽状深裂，小苞片圆形，稍小。

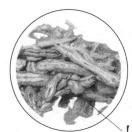

【药用部分】根茎。

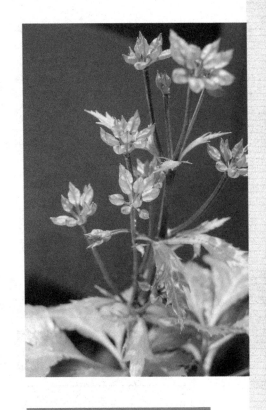

【性味归经】性寒，味苦；归心、脾、胃、肝、胆、大肠经。

【功效主治】清热泻火、燥湿、解毒；主治热病邪入心经之高热、烦躁、谵妄、湿热胸痞等。

【用法用量】煎汤内服，1.5～3克；研末，每次0.3～0.6克，入丸、散。

【用药贴士】胃虚呕恶、脾虚泄泻者应慎服。

实用小偏方

药方：黄连20克，黄芩、芍药各100克，鸡蛋2个，阿胶150克。

用法：先煮前三味，去滓，放入阿胶煮化，稍冷，加鸡蛋，温服。

适应证：心中烦、不得卧。

药膳食疗方

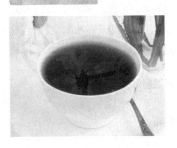

黄连银花车前茶
——清热解毒、燥湿止带

/材料/黄连5克，金银花、车前草各9克；蜂蜜适量

/做法/砂锅中注入适量清水烧开，倒入备好的药材。盖上盖，用小火煮约20分钟至其析出有效成分，揭开盖，搅拌均匀。关火后盛出煮好的药茶，滤入杯中，调入蜂蜜即可。

黄柏

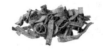

别名： 黄檗、元柏、檗木

【植物形态】树皮外层灰色，有甚厚的木栓层，表面有纵向沟裂，内皮鲜黄色。叶对生，单数羽状复叶，小叶片长圆状披针形，边缘有细圆锯齿或近无齿，常被缘毛。

【药用部分】黄檗的树皮。

【性味归经】性寒，味苦；归肾、膀胱经。

【功效主治】清热燥湿、泻火解毒；主治热痢、泄泻、消渴、黄疸、梦遗、淋浊、痔疮等。

【用法用量】煎汤内服，7.5～15克；或入丸、散。

【用药贴士】脾虚泄泻、胃弱食少者忌服。

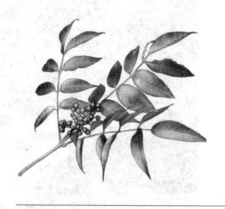

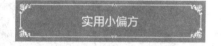
实用小偏方

药方： 黄檗25克，赤芍药20克。

用法： 上药研为细末，和丸，每服10～20克。

适应证： 热痢下血。

龙胆

别名： 胆草、山龙胆、龙胆草

【植物形态】根茎短，根细长，簇生，味苦。茎单一个，直立。叶对生，无柄，中部以下的叶卵形或卵状披针形，叶缘及主脉粗糙，主脉3条。

【药用部分】龙胆的根和根茎。

【性味归经】性寒，味苦，有毒；归心、肺经。

【功效主治】清热燥湿、止痛、杀虫；主治痢疾、胃痛、白带过多、湿疹、疮疖顽癣等。

【用法用量】炒黑研末，内服，每次5粒；外用适量，研末，煎水洗；或用其干馏油制成软膏搽。

【用药贴士】阳虚体质应忌食或少食。

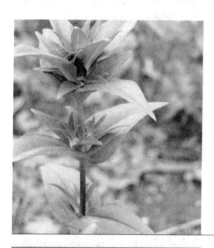

实用小偏方

药方： 龙胆、红石根各10克，羌活5克。

用法： 水煎服。

适应证： 痢疾、腹痛。

苦参

别名：苦骨、川参、牛参

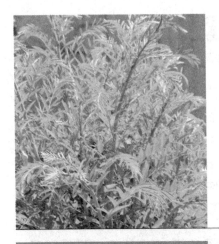

【植物形态】根圆柱状，外皮黄白色。奇数羽状复叶，互生；小叶披针形至线状披针形，先端渐尖，基部圆，有短柄，全缘，背面密生平贴柔毛。

【药用部分】苦参的干燥根。

【性味归经】性寒，味苦；归心、肝、胃、大肠、膀胱经。

【功效主治】清热燥湿、祛风杀虫；主治湿热泻痢、肠风便血、黄疸、水肿、带下、阴痒、疥癣等。

【用法用量】煎汤内服，3～10克；入丸、散。

【用药贴士】脾胃虚寒者禁服。

实用小偏方

药方：苦参100克，牡蛎75克。

用法：研末为丸，每次服10克，温酒送下。

适应证：赤白带下。

椿木皮

别名：椿根白皮、香椿皮、椿白皮

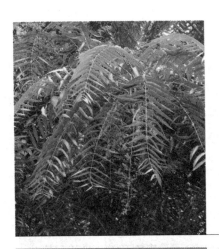

【植物形态】落叶乔木。树皮灰褐色。叶互生，羽状复叶，小叶13～25片，卵状披针形，先端渐尖，基部截形，近基部有1～2对粗齿，齿尖背面有一腺体，揉碎有臭气。

【药用部分】香椿树皮或根皮的韧皮部。

【性味归经】性凉，味苦、涩；归大肠、胃、肝经。

【功效主治】清湿热、收涩止血；主治赤白带下、湿热泻痢、久泻久痢、便血、崩漏等。

【用法用量】煎汤内服，6～15克；入丸、散。

【用药贴士】泻痢初起及脾胃虚寒者慎用。

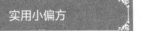

实用小偏方

药方：椿木皮150克，槐角200克，明白矾100克。

用法：研末为丸，每次服15克，用热米汤调下。

适应证：血痢及肠风下血。

/清/虚/热/药/

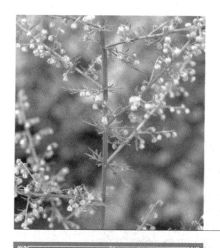

青蒿

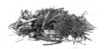

别名：香蒿、苦蒿、草蒿

【植物形态】基生叶平铺地面，开花时凋谢；茎生叶互生；叶片通常为三回羽状全裂，裂片短细。

【药用部分】青蒿的全草。

【性味归经】性寒，味苦、微辛；归肝、胆经。

【功效主治】清热除蒸；主治暑热、疟疾、黄疸等。

【用药贴士】产后血虚、内寒作泻者勿用。

实用小偏方

药方：青蒿10克，鳖甲15克，细生地20克。

用法：以水5杯煮取2杯，每日服2次。

适应证：夜热早凉、热退无汗。

地骨皮

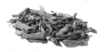

别名：杞根

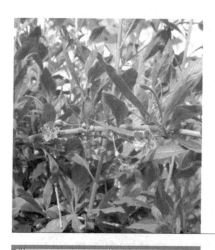

【植物形态】枝条细长，幼枝有棱角，外皮灰色，无毛，通常具短棘，生于叶腋。叶互生或数片丛生；叶片卵状披针形，先端尖，基部狭楔形，全缘，两面均无毛。花腋生，通常数花簇生。

【药用部分】枸杞的根皮。

【性味归经】性寒，味甘；归肺、肝、肾经。

【功效主治】清虚热、泻肺火、凉血；主治阴虚劳热、骨蒸盗汗、小儿疳积发热、肺热喘咳、衄血等。

【用法用量】煎汤内服，9～15克。

【用药贴士】脾胃虚寒者慎服。

实用小偏方

药方：地骨皮、桑白皮各50克，甘草5克。

用法：上药锉为散，水煎服。

适应证：小儿肺盛、气急喘嗽。

白薇

别名：山烟根子、白马尾、老君须

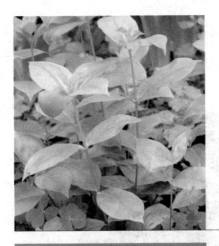

【植物形态】根须状，茎直立，常单一不分枝，被短柔毛，具白色乳汁。叶对生，宽卵形至椭圆形，两面均被白色茸毛，具短柄。伞形状聚伞花序，腋生；花深紫色。

【药用部分】白薇的干燥根及根茎。

【性味归经】性寒，味苦、咸；归胃、肝、肾经。

【功效主治】清热凉血、利尿通淋、解毒疗疮；主治温邪伤营发热、阴虚发热、骨蒸劳热等。

【用法用量】煎汤内服，7.5 ~ 15克；或入丸、散。

【用药贴士】血热相宜，血虚则忌。

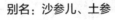

实用小偏方

药方：白薇、地骨皮各20克。

用法：水煎服。

适应证：体虚低热、夜眠出汗。

银柴胡

别名：沙参儿、土参

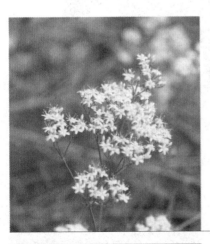

【植物形态】主根圆柱形，外皮淡黄色。茎直立而纤细，密被短毛或腺毛。单叶对生；叶片披针形，先端锐尖，基部圆形，全缘。花单生于叶腋，花瓣白色，花丝黄色。种子椭圆形，深棕色。

【药用部分】银柴胡的根。

【性味归经】性凉，味甘、苦；归胃、肝经。

【功效主治】清虚热，除疳热；主治阴虚发热、骨蒸劳热、阴虚久疟、小儿疳积发热等。

【用法用量】煎汤内服，5 ~ 10克；入丸、散。

【用药贴士】外感风寒、血虚无热者慎服。

实用小偏方

药方：银柴胡7.5克，胡黄连、秦艽各5克。

用法：水煎服。

适应证：骨蒸劳热。

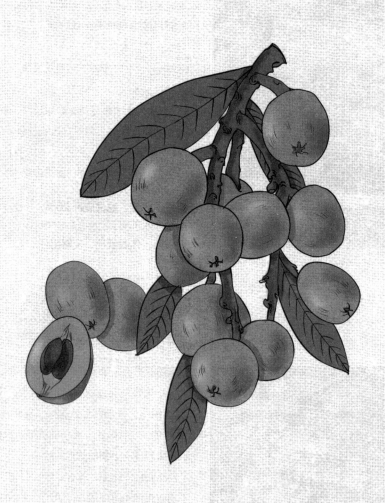

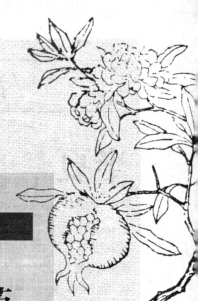

第五章

化痰止咳平喘药

　　凡功能为化除痰涎、制止咳嗽、平定气喘的药物，均可称为化痰止咳平喘药。

　　痰涎与咳嗽、气喘有一定的关系，一般咳喘每多夹痰，而痰多亦每致咳喘，故将化痰、止咳、平喘合并介绍。但其中有的药物以化痰为主要功效，或虽属化痰而并不用于咳嗽、气喘；有的则以止咳、平喘为主要功效，或虽属止咳、平喘却无化痰作用。

半夏

别名： 地慈姑、地文、和姑

【植物形态】多年生小草本，高 15 ~ 30 厘米。块茎近球形。叶出自块茎顶端，一年生的叶为单叶，卵状心形。肉穗花序顶生，花序梗常较叶柄长；佛焰苞绿色，花单性，无花被。浆果卵状椭圆形，绿色。

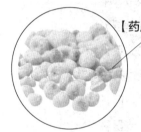

【药用部分】半夏的块茎。

【性味归经】性温，味辛，有毒；归脾、胃经。

【功效主治】燥湿化痰、降逆止呕、消痞散结；主治湿痰冷饮、呕吐、反胃等。

【用法用量】煎汤内服，1.5 ~ 3 克；或入丸、散；外用研末调敷。

【用药贴士】不宜与乌头类药材同用。

实用小偏方

药方：生半夏 5 克，皂角 2.5 克。
用法：研为末，吹少许入鼻。
适应证：小儿惊风。

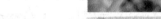

药膳食疗方

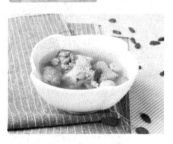

半夏天麻炖猪脑汤
——化痰止咳、通络止痛

/材料/ 半夏、天麻、枸杞、核桃、莲子各 15 克，猪脑 1 个；盐 2 克
/做法/ 将药材泡发，猪脑煮去杂质，锅中注水，倒入猪脑、药材，煮熟，加入适量盐，搅匀调味，将煮好的汤盛出装入碗中即可。

桂花

别名：木樨、九里香

【植物形态】树皮灰白色。叶对生，革质，椭圆形或长椭圆状披针形，先端尖或渐尖，基部楔形，全缘或有锐细锯齿，向下面凸出。花簇生于叶腋，雌雄异株，具细弱花梗；花冠4裂，分裂达于基部，裂片长椭圆形，白色或黄色，芳香。核果长椭圆形。

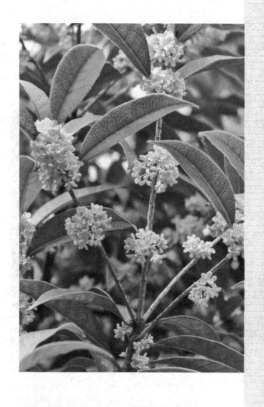

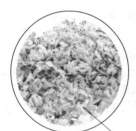

【药用部分】花。

【性味归经】性微温，味辛、甘；归肺经。

【功效主治】散寒破结、化痰止咳；主治牙痛、咳喘痰多、经闭、月经不调、口臭、腹冷痛等。

【用法用量】煎汤内服，2.5 ~ 5克；或泡茶、浸酒；外用煎水含漱，或蒸热外熨。

【用药贴士】切不可过量。

实用小偏方

药方：干桂花3克，绿茶5克。
用法：沸水冲泡6分钟，即可饮用。
适应证：口臭。

药膳食疗方

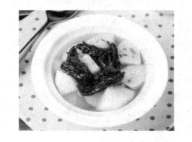

桂花糖炖雪梨杏脯
——散寒润肺、化痰止咳

/材料/ 雪梨200克，杏脯10克，桂花糖20克
/做法/ 雪梨去核切块，杏脯切条，将杏脯放在雪梨上，注入适量清水，用保鲜膜将碗口封住，电蒸锅注水烧开，放入食材，盖上锅盖，调转旋钮定时蒸20分钟，待时间到取出，去除保鲜膜，加入桂花糖即可。

天南星

别名：南星、蛇包谷

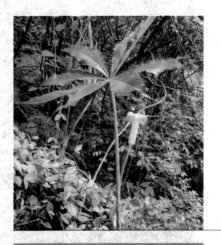

【植物形态】块茎扁球形，外皮黄褐色。叶1基生；叶柄肉质，白绿色或散生污紫色斑点；叶片全裂成小叶片状，颇似掌状复叶，披针形至长披针形。花成肉穗花序；花药黑紫色。浆果红色。

【药用部分】块茎。

【性味归经】性温，味苦、辛；归肺、肝、脾经。

【功效主治】燥湿化痰、祛风止痉、散结消肿；主治顽痰咳嗽、风痰眩晕、中风痰壅等。

【用法用量】内服，炮制后用，3～9克。

【用药贴士】孕妇慎用。

实用小偏方

药方： 天南星（九蒸、九晒）、人参汤适量。
用法： 研为末，姜汁和丸，煎人参汤下20丸。
适应证： 风痫。

皂荚

别名：鸡栖子、皂角、大皂荚

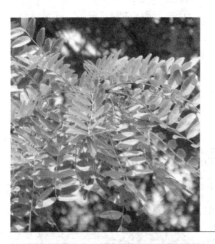

【植物形态】棘刺粗壮，红褐色，常分枝。双数羽状复叶。花部均有细柔毛；花瓣4，淡黄白色，卵形或长椭圆形。荚果直而扁平，紫黑色，被白色粉霜。种子多数，扁平，长椭圆，红褐色。

【药用部分】皂荚的果实。

【性味归经】性温，味辛、咸，微毒；归肺、大肠经。

【功效主治】祛风祛痰、除湿毒、杀虫；主治中风口眼㖞斜、头风头痛、咳嗽痰喘等。

【用法用量】内服，研末或入丸剂，1~3克。

【用药贴士】孕妇忌服。

实用小偏方

药方： 皂荚30克，醋适量。
用法： 研末，下筛，以醋和，涂于患处。
适应证： 脑卒中所致的口㖞。

旋覆花

别名：全福花、金沸花、伏花

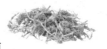

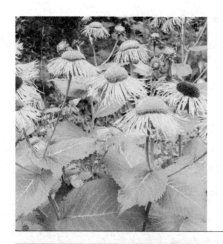

【植物形态】多年生直立草本，茎不分枝，有平伏毛。基生叶及下部叶较小，中部叶披针形、长椭圆状披针形或长圆形，先端锐尖，基部急狭，无柄或半抱茎，全缘。头状花序，多个排成伞房花序。

【药用部分】旋覆花的头状花序。

【性味归经】性微温，味苦、辛、咸；归肺、胃、大肠经。

【功效主治】消痰行水、降气止呕；主治咳喘痰黏、哕噫嗳气等。

【用法用量】煎汤（纱布包煎），3~10克。

【用药贴士】暂无。

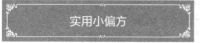

实用小偏方

药方：旋覆花、枇杷叶、细辛各5克，前胡7.5克。

用法：加姜、枣水煎服。

适应证：风痰呕逆、饮食不下、头目昏闷。

白前

别名：石蓝、嗽药、柳叶白前

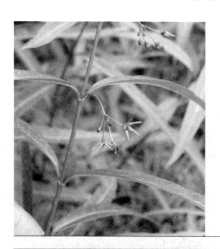

【植物形态】根茎匍匐。茎直立，下部木质化。单叶对生，叶片披针形至线状披针形。聚伞花序腋生，花冠紫色。种子多数，顶端具白色细绒毛。

【药用部分】根及根茎。

【性味归经】性微温，味辛、甘；归肺经。

【功效主治】泻肺降气、下痰止嗽；主治肺实喘满、咳嗽、多痰等。

【用法用量】煎汤内服，7.5~15克。

【用药贴士】凡咳逆上气、咳嗽气逆，由于气虚气不归元者禁用。

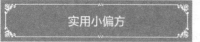

实用小偏方

药方：白前、重阳木根各25克。

用法：水煎服。

适应证：胃脘痛、虚热痛。

白芥子

别名：辣菜子

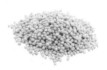

【植物形态】茎较粗壮，全体被稀疏粗毛。叶互生；茎基部的叶具长柄，叶片宽大，倒卵形；总状花序顶生；花萼4，绿色；花冠黄色，长方卵形；子房长方形，花柱细长。种子圆形，淡黄白色。

【药用部分】白芥的种子。

【性味归经】性温，味辛，归肺、胃经。

【功效主治】利气豁痰、温中散寒、通络止痛；主治痰饮咳喘、胸胁胀满疼痛。

【用法用量】煎汤内服，5～15克；或入丸、散。

【用药贴士】阴虚火旺者忌服。

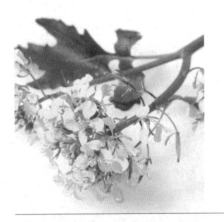

实用小偏方

药方：白芥子适量。

用法：晒干为末，酒服2克。

适应证：翻胃、吐食上气及羸弱不欲动。

花生

别名：长生果、落花生

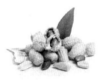

【植物形态】根部有很多根瘤。茎、枝有棱，被棕黄色长毛。双数羽状复叶互生，长圆形至倒卵圆形。花黄色，单生或簇生于叶腋，开花期几无花梗；荚果长椭圆形，果皮厚，内含种子1～4颗。

【药用部分】落花生的种子。

【性味归经】性平，味甘，归脾、肺经。

【功效主治】润肺、和胃；主治燥咳、反胃、脚气、乳妇奶少。

【用法用量】生研冲汤或煎服，15～50克。

【用药贴士】体寒湿滞及肠滑便泄者不宜服。

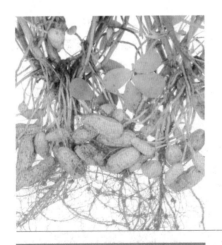

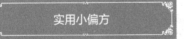

实用小偏方

药方：带衣花生仁50克，大枣25克。

用法：水煮烂熟，加红糖，吃花生仁、枣肉，饮汤。

适应证：肾炎水肿。

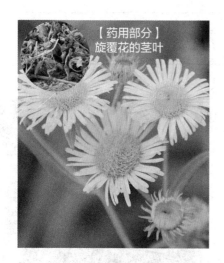

【药用部分】
旋覆花的茎叶

金沸草

【植物形态】茎不分枝，基生叶及下部叶较小，中部叶披针形、长椭圆状披针形或长圆形，多个排成伞房花序，总苞半球形，绿黄色；舌状花1层，花多数，密集。

【性味归经】性温，味咸；归肺、大肠经。

【功效主治】散风寒、化痰饮、消肿毒；主治风寒咳嗽、伏饮痰喘、胁下胀痛。

【用法用量】煎汤内服，7.5～15克。

【用药贴士】阴虚劳咳及温热燥嗽者忌用。

猫爪草

【植物形态】簇生多数肉质小块根，块根近纺锤形或卵球形。茎铺散，多分枝，叶丛生，有长柄；叶片形状多变；花序具少数花；花瓣5，倒卵形，黄色瘦果卵球形。

【性味归经】性温、平，味甘、辛；归肝、肺经。

【功效主治】解毒、化痰散结；主治瘰疬、咽炎等。

【用法用量】煎汤内服，9～15克；外用研末敷。

【用药贴士】暂无明确禁忌。

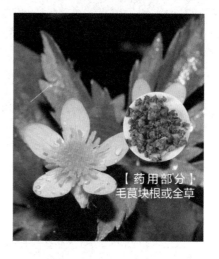

【药用部分】
毛茛块根或全草

大花细辛

【植物形态】匍匐根状茎浅黄色，有多数肉质根，顶端通常生2叶。叶大，质厚，卵状椭圆形，花大，单生茎顶，紫褐色；花被筒短，宽卵形，蒴果肉质，近球形。种子圆锥形，顶端渐尖，背面近平滑。

【性味归经】性温，味辛；归肺、脾经。

【功效主治】散寒止咳、祛痰除风；主治风寒感冒、头痛、咳喘。

【用法用量】煎汤内服，2.5～5克；或研末，1克。

【用药贴士】体虚多汗、咳嗽咯血者及孕妇忌服。

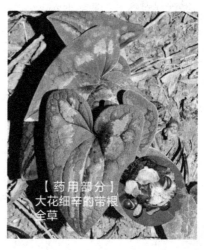

【药用部分】
大花细辛的带根
全草

川贝母

别名：川贝

【植物形态】多年生草本，鳞茎球形或圆锥形，由2枚鳞片组成。茎直立，单一，无毛。叶在下面的1～2对为对生，无柄，条形或条状披针形。花单生于茎顶，深黄色，有黄褐色小方格。蒴果长圆形。

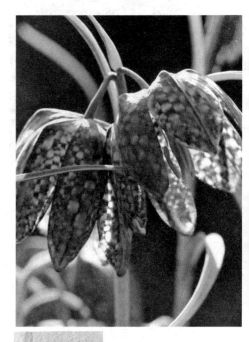

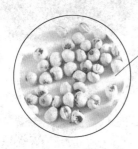

【药用部分】卷叶贝母、乌花贝母或棱砂贝母等的鳞茎。

药膳食疗方

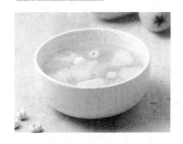

【性味归经】性凉，味甘、苦；归肺经。
【功效主治】润肺散结、止嗽化痰；主治虚劳咳嗽、痰多咯血等。
【用法用量】煎汤内服，5～15克；或入丸、散；外用研末撒或调敷。
【用药贴士】脾胃虚寒者不宜。

川贝枇杷汤
——润肺、止咳、化痰

/材料/雪梨40克，枇杷25克，川贝2克；冰糖25克
/做法/枇杷去籽切块，雪梨去核切块，锅中注水烧热，倒入川贝煮熟，放入冰糖、雪梨、枇杷，煮至冰糖完全溶入汤汁，盛出即成。

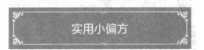

实用小偏方

药方：川贝母75克，甘草1克，杏仁75克。
用法：上三味，捣为末，炼蜜丸如弹子大，含化咽津。
适应证：肺热咳嗽多痰、咽喉中干。

浙贝母

别名：大贝母、浙贝、象贝母

【植物形态】鳞茎半球形。茎单一，茎下部的叶对
生，花单生于茎顶或叶腋；花钟形，俯垂；花被
6片，长椭圆形，淡黄色或黄绿色，具细微平行脉，
内面并有淡紫色方格状斑纹，基部具腺体。蒴果
卵圆形，成熟时室背开裂。种子扁平，近半圆形。

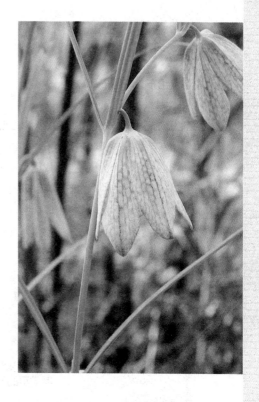

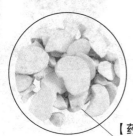

【药用部分】浙贝母
的鳞茎。

【性味归经】性寒，味苦；归肺、胆、胃、肝经。

【功效主治】清热化痰、降气止咳、散结消肿；主
治风热咳嗽、痰黏难咳、肺痈吐脓、胸痛气急、
疮痈肿毒等。

【用法用量】煎汤内服，7.5～15克；或入丸、散；
外用研末撒。

【用药贴士】寒痰、湿痰及脾胃虚寒者慎服。

实用小偏方

药方：浙贝母、知母、桑叶、杏仁各
15克，紫苏10克。
用法：水煎服。
适应证：感冒咳嗽。

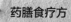

药膳食疗方

桔梗浙贝饮

——宣肺降气、清热化痰

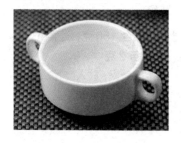

/材料/浙贝母17克，桔梗25克；冰糖20克
/做法/砂锅注水烧热，倒入桔梗、浙贝母，搅拌匀，
盖上盖，烧开后用小火煮约30分钟，至其析出有效
成分，揭盖，加入冰糖，搅拌匀，用大火煮至溶化，
关火后盛出煮好的浙贝饮，滤入杯中即成。

昆布

别名：纶布、海昆布

【植物形态】植物体成熟时呈带状。根状固着器呈粗纤维状，由数轮叉状分歧的假根组成，假根末端有吸着盘。其上为圆柱状的短柄。柄的上部为叶状体，叶状体幼时呈长卵状，后渐伸长呈带状，扁平，坚厚，革质状，中部稍厚，两边较薄。

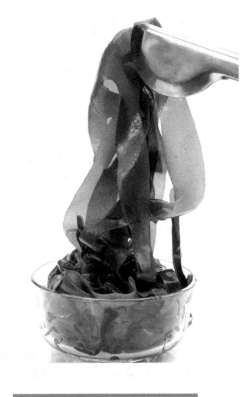

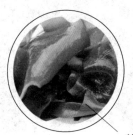

【药用部分】 海带或鹅掌菜的叶状体。

【性味归经】性寒，味咸；归胃、脾经。

【功效主治】消痰、软坚散结、利水退肿、清热利尿；主治瘰疬、瘿瘤、噎膈、水肿等。

【用法用量】煎汤内服，5 ~ 15 克；或干品研末入丸、散。

【用药贴士】脾胃虚寒蕴湿者忌服。

实用小偏方

药方：昆布 50 克。
用法：捣为散，每用 5 克，以绵裹于好醋中浸过，含咽津觉药味尽，即再含之。
适应证：瘿气结核、瘰疬肿硬。

药膳食疗方

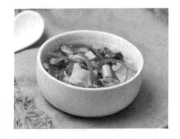

淡菜海带排骨汤
——清热利尿、消肿散结

/材料/排骨段260克，水发海带丝 150克，淡菜40克，姜片、葱段各少许；盐、鸡粉各2克

/做法/排骨段汆水，放入注水的砂锅，放入姜片、葱段、淡菜、海带丝，煮至食材熟透，加入盐、鸡粉，关火后盛出煮好的汤料，装入碗中即成。

桔梗

别名：玉桔梗、苦桔梗、大药

【植物形态】全株光滑无毛。根肉质，圆柱形，或有分枝。茎直立，单一或分枝。叶近于无柄，茎上部的叶有时为互生；叶片卵状披针形。花单生于茎顶，或数朵呈疏生的总状花序；花冠钟状，蓝紫色。蒴果倒卵形，熟时顶部5瓣裂。种子卵形。

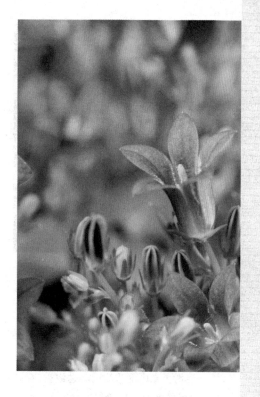

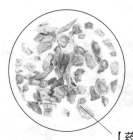

【药用部分】桔梗的根。

【性味归经】性平，味辛、苦；归肺、胃经。
【功效主治】开宣肺气、祛痰排脓、利咽开嗓；主治外感咳嗽、失音、咽喉肿痛、肺痈吐脓、慢性咽喉炎等。
【用法用量】煎汤内服，5～10克；或入丸。
【用药贴士】阴虚久嗽、气逆及咳血者忌服。

实用小偏方

药方：桔梗50克，甘草100克。
用法：上二味以水600毫升煮取200毫升，分温再服，则吐脓血也。
适应证：肺痈。

药膳食疗方

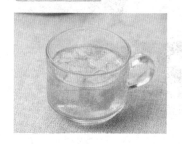

芒果桔梗果茶
——宣肺化痰、理气散结

/材料/芒果185克，桔梗15克；冰糖35克
/做法/芒果取果肉切块，砂锅注水烧热，倒入桔梗，煮至析出有效成分，倒入芒果肉，用中火煮约2分钟，至食材熟透，关火后盛出煮好的芒果茶，滤入碗中，再倒入冰糖，搅匀，放入煮熟的芒果肉即可。

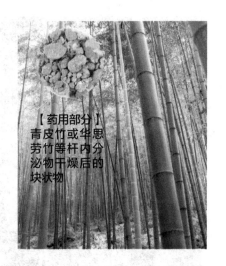

【药用部分】青皮竹或华思劳竹等杆内分泌物干燥后的块状物

天竺黄

【植物形态】植株密丛生；秆直立，高9～10米，先端弓形或稍下垂；节间圆柱形；节明显，秆箨为脱落性，坚硬，光亮，幼时被紧贴的柔毛，很快变秃净；箨耳小，矩圆形；枝丛生，主枝极纤细。

【性味归经】性寒，味甘；归心、肝经。

【功效主治】清热豁痰、宁心定惊；主治热病神昏谵语、中风痰壅等。

【用法用量】煎汤内服，5～10克；或入丸、散剂。

【用药贴士】脾胃虚弱者忌用。

瓦楞子

【植物形态】壳表被有棕色壳皮，壳背面具放射肋纹18条，肋间沟较肋纹为宽；放射纹仅后方数条光滑。壳内面边缘有与肋纹相应的凹陷，在中部前方有稍稍凸起的细放射花纹。

【性味归经】性平，味甘、咸；归肝、脾经。

【功效主治】化痰、软坚、散瘀、消积；主治痰积、胃痛、吐酸等。

【用法用量】煎汤内服，15～25克；或入丸、散。

【用药贴士】无瘀血、痰积者勿用。

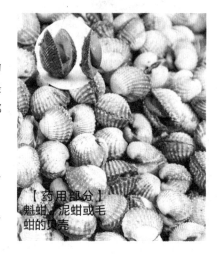

【药用部分】魁蚶、泥蚶或毛蚶的贝壳

海蛤壳

【植物形态】贝壳2片，近圆形。壳顶凸出，位于背侧中央，尖端向前方弯曲。贝壳表面极凸出，生长线在顶者细密。壳面淡黄色或棕红色。壳内面为白色或淡肉色，边缘具有整齐的小齿。

【性味归经】性平，味咸；归心、肾经。

【功效主治】清热利水、化痰软坚；主治热痰喘嗽、水肿、淋病等。

【用法用量】煎汤内服，10～20克；或入丸、散。

【用药贴士】气虚有寒、中阳不运者勿服。

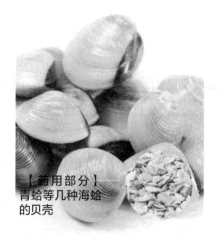

【药用部分】青蛤等几种海蛤的贝壳

前胡

别名：鸡脚前胡、官前胡、山独活

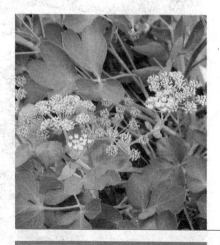

【植物形态】多年生草本。根圆锥形。茎直立，单一，上部分枝。基生叶和下部叶纸质，圆形至宽卵形。复伞形花序，顶生或腋生；花瓣白色，广卵形或近于圆形。双悬果椭圆形或卵圆形。

【药用部分】白花前胡或紫花前胡的根。

【性味归经】性凉，味辛、苦；归肺、脾经。

【功效主治】宣散风热、下气、消痰；主治风热头痛、痰热咳喘等。

【用法用量】煎汤内服，7.5 ~ 15 克；或入丸。

【用药贴士】恶皂荚，畏藜芦；气虚血少者慎用。

实用小偏方

药方：前胡、贝母、桑根白皮各 50 克，甘草 1 克。
用法：捣为散，每服 20 克，水煎服。
适应证：咳嗽、涕唾稠黏、心胸不利、时有烦热。

竹茹

别名：竹皮、竹二者、淡竹茹

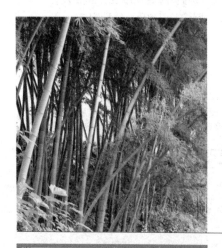

【植物形态】秆圆筒形，绿色，无毛，秆环及箨环均甚隆起。秆箨长于节间，硬纸质，稻草色有灰黑色之斑点及条纹。主枝具白色蜡粉。叶鞘淡绿色或稻草色，通常无毛；叶片质薄，狭披针形。

【药用部分】茎秆除去外皮后刮下的中间层。

【性味归经】性凉，味甘；归胃、胆经。

【功效主治】清热、凉血、化痰、止吐；主治烦热呕吐、呃逆、痰热咳喘等。

【用法用量】煎汤内服，7.5 ~ 15 克；外用熬膏贴。

【用药贴士】胃寒及感寒挟食作吐者忌用。

实用小偏方

药方：竹茹 15 克。
用法：水煎服。
适应证：肺热咳嗽、咳吐黄痰。

海藻

别名：羊栖菜、海蒿子

【植物形态】多年生褐藻，肉质，黄色。固着器纤维状似根；主轴圆柱形，直立，从周围长出分枝和叶状凸起；分枝很短；叶状突起呈棍棒状，先端盾形，有时膨大，中空成气泡，全缘。气囊和生殖托均腋生；生殖托圆柱形或椭圆形，成丛腋生。

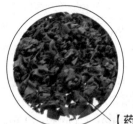

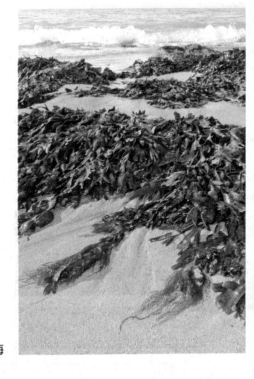

【药用部分】羊栖菜及海蒿子的藻体。

【性味归经】性寒，味苦、咸；归肺、脾、肾、肝、胃经。

【功效主治】软坚、消痰、退肿；主治瘰疬、瘿瘤、水肿等。

【用法用量】煎汤内服，7.5～15克；或浸酒，或入丸、散。

【用药贴士】脾胃虚寒蕴湿者忌服。

实用小偏方

药方：海藻500克，酒2升。
用法：渍数日，稍稍饮之。
适应证：颌下瘰疬如梅李。

药膳食疗方

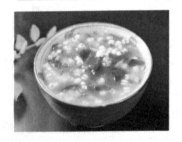

薏米海藻粥
——利水消肿、软坚散结

/材料/ 水发薏米150克，水发海藻70克，水发海带45克

/做法/ 海带切细丝，海藻切碎，砂锅注水，倒入薏米、海带丝，煮至米粒变软，撒上海藻，煮至食材熟透，关火后盛出煮好的薏米粥，装在小碗中即可。

胖大海

别名：大海子、大洞果

【植物形态】树皮粗糙而略具条纹。叶互生；叶片革质，卵形或椭圆状披针形。花杂性同株，花萼钟状，宿存，裂片披针形。果1～5个，着生于果梗，呈船形，在成熟之前裂开。种子梭形或倒卵形，深黑褐色，表面具皱纹。

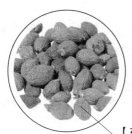

【药用部分】胖大海的种子。

【性味归经】性微寒，味甘、淡；归肺、大肠经。

【功效主治】清热、润肺、利咽、解毒；主治干咳无痰、喉痛、喑哑等。

【用法用量】煎汤内服，7.5～15克；或用本品泡茶饮用。

【用药贴士】脾胃虚寒泄泻者慎服。

实用小偏方

药方： 胖大海5枚，甘草5克。
用法： 炖茶饮服，老幼者可加入冰糖少许。
适应证： 干咳失音、咽喉燥痛、牙龈肿痛。

药膳食疗方

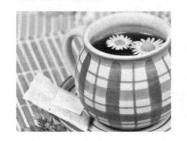

胖大海菊花茶
——清热解毒、利咽化痰

/材料/菊花5克，胖大海2枚

/做法/取一个干净的茶杯，放入备好的菊花、胖大海，注入少许开水，快速冲洗一遍，除去杂质，滤出茶杯中的水，再注入适量开水，用勺搅匀，盖上盖，泡约4分钟至药材析出有效成分，揭盖，趁热饮用即可。

黄药子

别名：黄药、黄药根、黄独

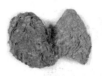

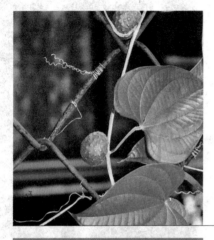

【植物形态】块茎单生，球形或圆锥形，外皮暗黑色，密生须根。茎圆柱形，绿色或紫色。叶互生；叶片广心状卵形。花单性，雌雄异株，花丝很短。蒴果下垂，长椭圆形，有3个膜质的翅。

【药用部分】黄独的块茎。

【性味归经】性平，味苦；归手少阴、足厥阴经。

【功效主治】凉血、降火、消瘿、解毒；主治吐血、衄血、喉痹等。

【用法用量】煎汤内服，7.5～15克；外用捣敷。

【用药贴士】痈疽已溃者不宜服。

实用小偏方

药方：黄药子50克。
用法：捣碎，用水2碗，煎至1碗，去滓温热服。
适应证：吐血不止。

梨

别名：快果、蜜父

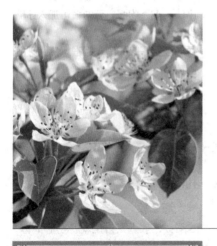

【植物形态】树冠开展；小枝粗壮，具稀疏皮孔。托叶膜质，边缘具腺齿；叶片卵形或椭圆形，先端渐尖或急尖。伞形总状花序；花瓣卵形，基部具短爪。果实卵形或近球形，微扁，褐色。

【药用部分】栽培种的果实。

【性味归经】性凉，味甘、酸；归肺、胃、心、肝经。

【功效主治】清肺化痰、生津止渴；主治肺燥咳嗽、热病烦躁、津少口干、消渴、目赤、疮疡等。

【用法用量】煎汤内服，15～30克；或熬膏。

【用药贴士】脾虚便溏及寒嗽者忌服。

实用小偏方

药方：甜水梨1枚。
用法：薄切，凉水内浸半日，捣取汁，时时频饮。
适应证：口渴甚。

冬瓜子

别名：白瓜子、瓜瓣、冬瓜仁

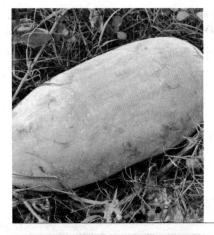

【植物形态】茎被黄褐色硬毛及长柔毛；叶片肾状，近圆形。花单性，雌雄同株；雄花有雄蕊3，花丝分生，花药卵形；雌花子房长圆筒形或长卵形，密被黄褐色长硬毛。种子多数，卵形，压扁。

【药用部分】冬瓜的干燥成熟种子。

【性味归经】性凉，味甘；归足厥阴经。

【功效主治】润肺、化痰、消痈；主治痰热咳嗽、肺痈、肠痈、淋病等。

【用法用量】煎汤内服，5～20克；或研膏涂敷。

【用药贴士】久服寒脾胃。

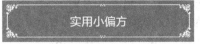
实用小偏方

药方：冬瓜子500克，薏苡仁500克，桃仁30枚。

用法：上三味细切，水煎服。

适应证：咳有微热。

木蝴蝶

别名：千层纸、千张纸、破故纸

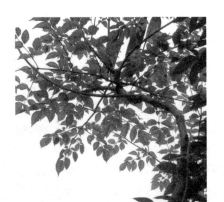

【植物形态】大乔木，高7.5～12米，树皮厚。叶对生，很大。总状花序顶生花萼肉质，钟形；花冠淡紫色。蒴果下垂，扁平，阔线型。种子多数，半透明的膜质翅所包围而成很薄的片状体。

【药用部分】木蝴蝶的干燥成熟种子。

【性味归经】性寒，味苦；归肺、肝经。

【功效主治】润肺、舒肝；主治咳嗽、喉痹、喑哑、肝胃痛等。

【用法用量】煎汤内服，10～15克；外用敷贴。

【用药贴士】受潮则易发霉或生黑色斑点。

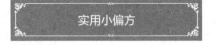
实用小偏方

药方：木蝴蝶3克，银花、菊花、沙参、麦冬各9克。

用法：煎水代茶饮。

适应证：慢性咽喉炎。

/止/咳/平/喘/药/

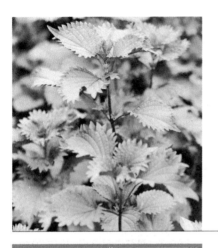

紫苏子

别名：苏子、黑苏子

【植物形态】全株呈紫色或绿紫色。单叶对生，夏秋季间开花。果实为卵形小坚果，内有种子1粒。

【药用部分】紫苏的干燥成熟果实。

【性味归经】性温，味辛；归肺、大肠经。

【功效主治】降气平喘；主治咳喘、痰涎壅盛等。

【用药贴士】湿热病、表虚自汗者忌用。

实用小偏方

药方：紫苏子5克，巴旦杏仁50克。

用法：共为末，白水送下。

适应证：小儿久咳嗽，喉内痰声如拉锯。

款冬花

别名：冬花、虎须

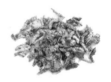

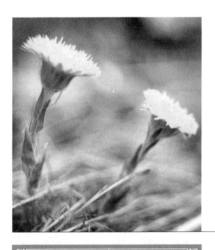

【植物形态】基生叶广心脏形或卵形，暗绿色。花茎长，具茸毛，叶片长椭圆形至三角形。头状花序顶生；舌状花在周围一轮，黄色。瘦果长椭圆形。

【药用部分】款冬的花蕾。

【性味归经】性温，味辛；归肺经。

【功效主治】润肺下气、化痰止嗽；主治咳逆喘息、喉痹等。

【用法用量】煎汤内服，1.5～15克；或入丸、散。

【用药贴士】肺火燔灼、肺气焦满者不可用；阴虚劳嗽者禁用。

实用小偏方

药方：款冬花150克，紫菀150克。

用法：粗捣为散，每服15克，水煎服。

适应证：久嗽不止。

马兜铃

别名： 葫芦罐、臭铃铛、蛇参果

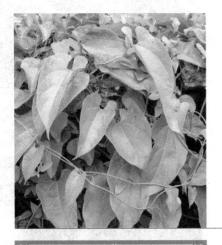

【植物形态】根细长，圆柱形，黄褐色。茎草质，绿色。叶互生，叶柄丝状，叶片三角状阔卵形。花3～10朵，花被暗紫色，略弯斜。蒴果广卵形或椭圆状倒卵形，初期绿色，成熟时黄绿色。

【药用部分】北马兜铃和马兜铃的果实。

【性味归经】性寒，味苦、微辛。归肺经。

【功效主治】清肺降气、化痰止咳；主治肺热喘咳、痰中带血等。

【用法用量】煎汤内服，5～15克。

【用药贴士】虚寒咳喘及脾弱便泄者慎服。

实用小偏方

药方： 马兜铃25克，阿胶75克，甘草15克。
用法： 上为末，每服5～10克，水煎服。
适应证： 小儿肺虚。

葶苈子

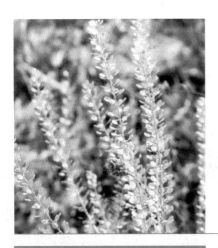

【植物形态】茎直立，被白色微小头状毛。叶片狭匙形或倒披针形。总状花序顶生。短角果卵圆形或椭圆形，扁平。种子椭圆状卵形，表面平滑，棕红色或黄褐色。

【药用部分】独行菜的种子。

【性味归经】性寒，味辛、苦；归肺、心、肝、胃经。

【功效主治】祛痰平喘、利水消肿；主治肺痈、水肿、胸腹积水等。

【用法用量】煎汤内服，3～9克；或入丸、散。

【用药贴士】肺虚喘咳、脾虚胀满者忌服。

实用小偏方

药方： 葶苈子50克，知母50克，贝母50克。
用法： 三物同捣筛为丸，大如弹丸，含口咽律。
适应证： 咳嗽不止。

苦杏仁

别名：杏仁

【植物形态】落叶小乔木，树皮呈暗红棕色，可见纵裂。单叶互生；叶片为圆卵形或宽卵形。春季先长叶，而后开花，花单生枝端，为白色或浅粉红色，圆形至宽倒卵形。种子1，为心状卵形，浅红色。

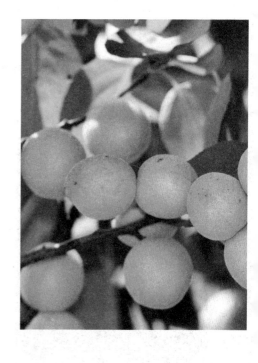

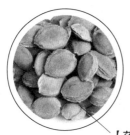

【药用部分】杏的种子。

【性味归经】性温，味苦，有小毒；归肺、大肠经。
【功效主治】祛痰止咳、平喘润肠；主治外感咳嗽、伤燥咳嗽、惊痫、血崩、耳聋、肠燥便秘等。
【用法用量】煎汤内服，3～10克；或入丸、散；外用捣敷。
【用药贴士】内服不宜过量，以免中毒。

实用小偏方

药方：苦杏仁、桃仁各25克。
用法：细研，水调生面少许，和丸如梧桐子大，每服10丸，生姜、蜜汤下，微利为度。
适应证：上气喘急。

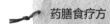
药膳食疗方

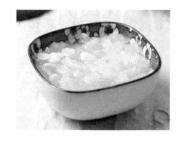

杏仁银耳润肺汤
——润肺化痰、止咳平喘

/材料/ 银耳70克，杏仁5克；冰糖25克
/做法/ 银耳泡发切去根部，再切成小块儿，锅中注水，将杏仁、银耳倒入锅中，再盖上锅盖，转成小火煮约15分钟，至银耳晶莹透亮，揭盖，加入冰糖，煮至溶化，关火，将煮好的杏仁银耳润肺汤盛出即可。

枇杷叶

别名：炙枇杷叶、巴叶

【植物形态】常绿小乔木，高约 10 米。小枝粗壮，黄褐色；叶柄短或几无柄；叶片披针形、倒披针形、倒卵形或长椭圆形；圆锥花序顶生，总花梗和花梗密生锈色绒毛。子 1～5 颗，球形或扁球形，褐色，光亮，种皮纸质。

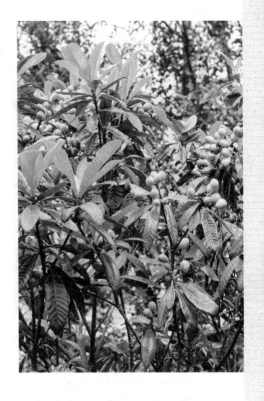

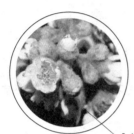

【药用部分】枇杷叶片。

【性味归经】性微寒，味苦、微辛；归肺、胃经。

【功效主治】清肺和胃、降气化痰；主治肺热痰嗽、咳血、衄血等。

【用法用量】煎汤内服，每次 7.5～15 克（鲜者 25～50 克）；熬膏或入丸、散。

【用药贴士】胃寒呕吐及肺感风寒咳嗽者均忌之。

实用小偏方

药方：枇杷叶 25 克，川贝母 7.5 克，巴旦杏仁 10 克，广陈皮 10 克。

用法：共为末，每服 5～10 克，温开水送下。

适应证：咳嗽。

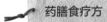
药膳食疗方

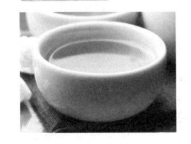

桑叶枇杷叶茶
——润肺清痰、清热解毒

/材料/桑叶 3 克，枇杷叶 5 克，杏仁 8 克；蜂蜜适量

/做法/砂锅中注入适量清水烧开，倒入备好的枇杷叶、桑叶、杏仁。盖上锅盖，用大火煮 20 分钟至药材析出有效成分，关火后将药材捞干净。盛出药汁，装入碗中，加入蜂蜜调匀即可。

桑白皮

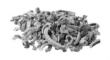

别名：桑根白皮、桑根皮

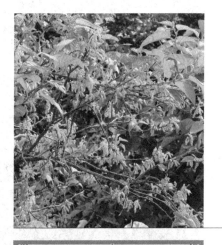

【植物形态】落叶灌木或小乔木。树皮灰白色，纤维性强。单叶互生；叶片卵形或宽卵形。花单性，瘦果，多数密集成一卵圆形或长圆形的聚合果，初时绿色，成熟后变肉质、黑紫色或红色。

【药用部分】桑的根皮。

【性味归经】性寒，味甘；归肺、脾经。

【功效主治】泻肺平喘、行水消肿；主治肺热喘咳、吐血、水肿等。

【用法用量】煎汤内服，10～25克；或入散剂。

【用药贴士】肺虚无火、小便多及风寒咳嗽者忌服。

实用小偏方

药方：桑根白皮 10 克，麻黄、桂枝各 7.5 克。
用法：水煎服。
适应证：水饮停肺、胀满喘急。

紫菀

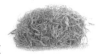

别名：青菀、夹板菜、还魂草

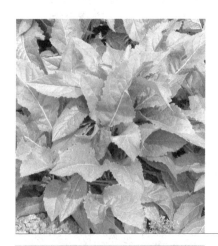

【植物形态】根茎短，外皮灰褐色。茎直立，上部分枝，表面有沟槽。根生叶丛生，开花时脱落；叶片狭长椭圆形或披针形。头状花序多数，伞房状排列；冠毛白色或淡褐色，较瘦果长 3～4 倍。

【药用部分】紫菀的根及根茎。

【性味归经】性温，味苦；归肺经。

【功效主治】温肺、下气；主治虚劳咳吐脓血、喉痹、小便不利等。

【用法用量】煎汤内服，2.5～15克；或入丸、散。

【用药贴士】有实热者忌服。

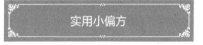

实用小偏方

药方：紫菀、款冬花各 50 克，百部 25 克。
用法：捣为散，每服 6 克，水煎服。
适应证：久咳不愈。

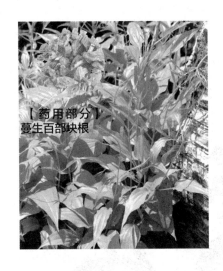

【药用部分】
蔓生百部块根

百部

【植物形态】根肉质，数个至数十个簇生。叶通常4片轮生；卵形或卵状披针形，先端锐尖或渐尖。花梗丝状，每梗通常单生1花。

【性味归经】性微温，味甘、苦；归肺经。

【功效主治】温润肺气、止咳、杀虫；主治风寒咳嗽、百日咳、肺结核等。

【用法用量】煎汤内服，5～15克；浸酒或入丸、散；外用煎水洗或研末调敷。

【用药贴士】热嗽、水亏火炎者禁用。

胡颓子叶

【植物形态】常绿直立灌木，高3～4米。具刺，深褐色；叶互生；叶片革质，椭圆形或阔椭圆形。果实椭圆形，幼时被褐色鳞片，成熟时红色；果核内面具白色丝状棉毛。

【性味归经】性微温，味酸；归肺、脾经。

【功效主治】止咳平喘、止血；主治肺虚咳嗽、气喘、咳血等。

【用法用量】煎汤内服，9～15克；或捣敷。

【用药贴士】暂无明显禁忌。

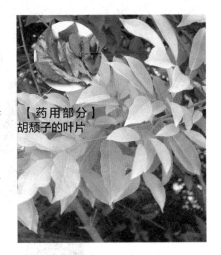

【药用部分】
胡颓子的叶片

千日红

【植物形态】茎粗壮，有毛，略呈紫红色。叶对生，椭圆形至倒卵形。头状花序顶生，淡紫色、深红色或白色，球形；花被5，线状披针形；雄蕊5，花丝愈合成管状，先端5浅裂，粉红色。

【性味归经】性平，味甘；归肺、肝经。

【功效主治】清肝、散结、止咳定喘；主治头风、目痛、气喘咳嗽等。

【用法用量】煎汤服，花5～15克，全草25克。

【用药贴士】孕妇宜慎服。

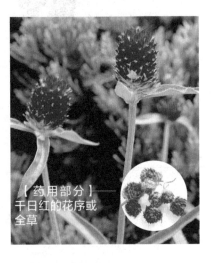

【药用部分】——
千日红的花序或全草

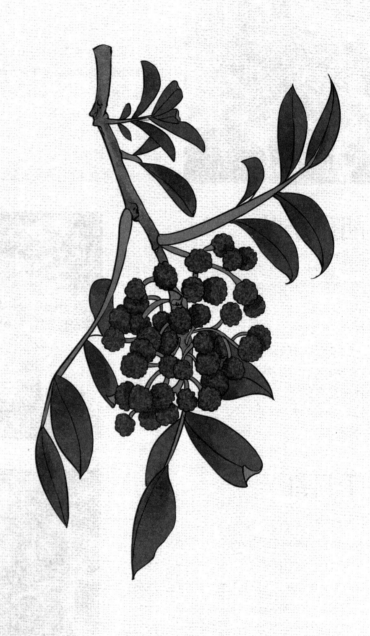

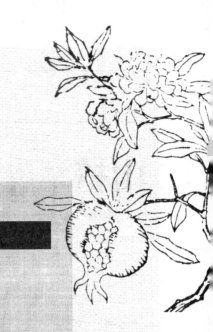

第六章

消食驱虫药

消食药功能为消食化积，有的药物还有健脾开胃作用，可以达到消除宿食积滞及避免引起各种症候，促使脾胃功能恢复的目的，故临床运用有重要意义。

对患肠寄生虫病的病员，大都可在其粪便中检查出虫卵，有的可能没有明显症状，有的可以出现绕脐腹痛，时作时止，形体消瘦，不思饮食，或多食易饿，或嗜食异物等症，驱虫药能驱除或杀灭肠寄生虫。

山楂

别名：棠梂子、红果子

【植物形态】落叶小乔木。枝密生，有细刺，幼枝有柔毛。小枝紫褐色，老枝灰褐色。叶片三角状卵形至棱状卵形，边缘有不规则锐锯齿。果实呈球形或梨形，表面深红色，有光泽，满布灰白细点。切片，多卷缩不平，气清香，味酸、微甜。

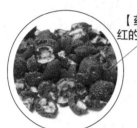

【药用部分】山楂或山里红的果实。

【性味归经】性微温，味酸、甘；归脾、胃、肝经。

【功效主治】消食健胃、行气散瘀；主治饮食积滞、脘腹胀痛、泄泻痢疾、便秘、食欲不佳、瘀血经闭等。

【用法用量】煎汤内服，3～10克；入丸、散；外用煎水洗或捣敷。

【用药贴士】脾胃虚弱者及孕妇慎服。

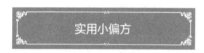

实用小偏方

药方：山楂200克，白术适量，神曲100克。
用法：上为末，蒸饼丸，梧子大，服70丸，白汤下。
适应证：一切食积。

药膳食疗方

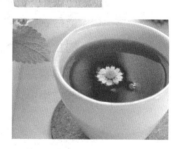

山楂菊花茶
——清热解毒、消食健胃

/材料/鲜山楂90克，干菊花15克
/做法/将洗净的山楂去除头尾、果核，把果肉切成小块，砂锅注水烧开，倒入干菊花、山楂，炖煮约10分钟，至食材析出营养物质，关火后盛出煮好的茶即可。

麦芽

别名：麦蘖、大麦芽

【植物形态】秆粗壮，光滑无毛，直立。叶鞘松弛抱茎；两侧有较大的叶耳；穗状花，小穗稠密，每节着生3枚发育的小穗，小穗通常无柄；颖线状披针形，微具短柔毛。颖果腹面有纵沟或内陷，先端有短柔毛，面熟时与外稃黏着，不易分离。

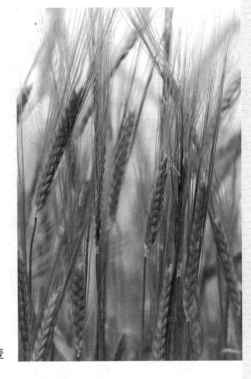

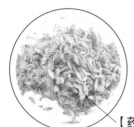

【药用部分】发芽的大麦颖果。

【性味归经】性平，味甘；归肺、胃经。

【功效主治】消食化积、回乳；主治腹满泄泻、恶心呕吐、食积不化、脘闷腹胀及脾胃虚弱、食欲不振等。

【用法用量】煎汤内服，10～15克，大剂量可用30～120克；入丸、散。

【用药贴士】久食消肾，不可多食。

实用小偏方

药方：生麦芽10～30克。
用法：水煎服。
适应证：乳汁郁积引起的乳房胀痛。

药膳食疗方

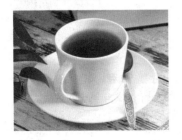

车前子麦芽茶
——消食化积、清热利尿

/材料/车前子5克，麦芽12克

/做法/砂锅中注入适量清水烧开，倒入备好的车前子、麦芽。盖上盖，用大火烧开后转小火煮约15分钟至其析出有效成分。揭盖，盛出药茶，滤入杯中。趁热饮用即可。

甘薯

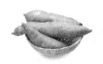

别名：甜薯、地瓜、红薯

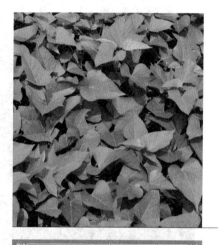

【植物形态】地下有肉质块茎，呈球形，肉白色，有甜味。茎圆柱形，被微毛。叶互生，近圆心形，纸质，先端有骤短尖，基部心状耳形，或深圆弯入。花小，单性，花被裂片6。

【药用部分】甘薯的块茎。

【性味归经】性平，味甘。

【功效主治】益气健脾、养阴补肾；主治脾虚气弱、肾阴不足诸证。

【用法用量】内服适量，作食品用。

【用药贴士】中满者不宜多食，能壅气。

实用小偏方	药方：甘薯1个。 用法：煨熟食。 适应证：酒湿入脾而泻。

韭菜

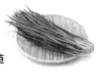

别名：草钟乳、起阳草、壮阳草

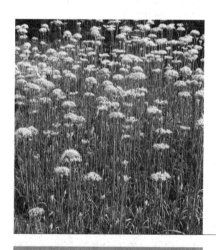

【植物形态】根茎横卧，具多数须根；平时的植株是包覆着叶片的假茎，球茎在地下，开花时才长出支撑花朵的花茎。叶细长而扁，色鲜绿，成束基生，先端锐尖。

【药用部分】韭菜的叶。

【性味归经】性温，味辛；归肝、胃、肾经。

【功效主治】健胃提神、止汗固涩；主治噎膈反胃、自汗盗汗，外用治跌打损伤、瘀血肿痛、外伤出血。

【用法用量】内服，全草10～100克，水煎服。

【用药贴士】眼疾、阴虚内热及疮疡者勿用。

实用小偏方	药方：韭菜50克，生姜50克，羊乳20毫升。 用法：韭菜、生姜捣汁，加入羊乳一起炖服。 适应证：反胃（食入即吐）。

稻芽

别名：谷蘖、谷芽、稻蘖

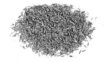

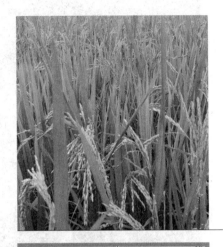

【植物形态】秆直立，丛生。叶鞘无毛，下部者长于节间；叶舌膜质而较硬，披针形，基部两侧下延与叶鞘边缘相结合，幼时具明显的叶耳；叶片扁平，披针形至条状披针形。

【药用部分】稻的成熟果实，经加工而发芽者。

【性味归经】性平，味甘；归脾、胃经。

【功效主治】消食化积、健脾开胃；主治食积停滞、胀满泄泻、脾虚少食等。

【用法用量】煎汤内服，10～15克。

【用药贴士】胃下垂者忌用。

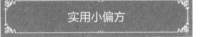

实用小偏方

药方：稻芽9克，甘草3克，砂仁3克，白术6克。
用法：水煎服。
适应证：小儿消化不良。

梧桐子

别名：瓢儿果

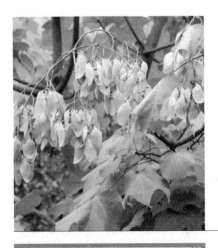

【植物形态】树干直，枝肥粗，树皮青色，平滑，芽近圆形，被褐色短柔毛。单叶互生；花单性，细小，淡绿色；萼片外密被淡黄色小柔毛；无花瓣；果为蓇葖果，成熟前心皮裂成叶状，向外卷曲。

【药用部分】梧桐的种子。

【性味归经】性平，味甘；归心、肺、胃经。

【功效主治】顺气和胃、健脾消食、止血；主治胃脘疼痛、伤食腹泻、疝气、须发早白、小儿口疮。

【用法用量】煎汤内服，3～9克；或研末。

【用药贴士】咳嗽多痰者勿食用。

实用小偏方

药方：梧桐子适量。
用法：炒焦研粉，冲服，每服5克。
适应证：伤食腹泻。

鸡内金

别名：鸡肫胵、鸡黄皮、鸡肫皮

【动物形态】嘴短而坚，略呈圆锥状，上嘴稍弯曲。鼻孔裂状，被有鳞状瓣。眼有瞬膜。头上有肉冠，喉部两侧有肉垂，通常呈褐红色；肉冠以雄者为高大，雌者低小；肉垂亦以雄者为大。翼短。足健壮，跗、跖及趾均被有鳞板。

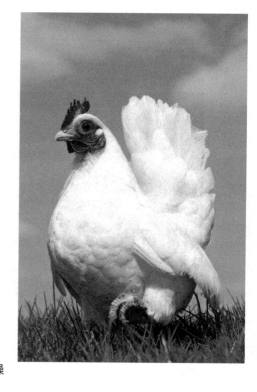

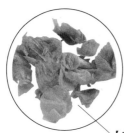

【药用部分】家鸡的干燥砂囊内膜。

【性味归经】性平，味甘；归脾、胃、肾、膀胱经。

【功效主治】健脾消食、涩精止遗、消症化石；主治消化不良、饮食积滞、呕吐反胃等。

【用法用量】煎汤内服，3～10克；研末，每次1.5～3克；或入丸、散；外用适量，研末调敷或生贴。

【用药贴士】脾虚无积者慎服。

实用小偏方

药方：鸡内金适量。
用法：研末，然后以乳汁调服。
适应证：食积腹满。

药膳食疗方

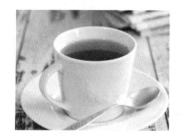

三金茶
——健胃消食、利尿排石

/材料/ 海金沙6克，鸡内金8克，金钱草7克
/做法/ 砂锅注水，倒入海金沙、鸡内金、金钱草，搅拌均匀。加盖，用大火煮开后转小火续煮30分钟至药材有效成分析出，揭盖，关火后盛出煮好的药膳茶，装杯即可。

莱菔子

别名：萝卜子

【植物形态】直根，肉质，长圆形、球形或圆锥形，外皮绿色、白色或红色。茎有分枝，无毛，稍具粉霜。基生叶和下部茎生叶长圆形，有钝齿，疏生粗毛；上部叶长圆形，有锯齿或近全缘。种子1~6颗，卵形，微扁，长约3毫米，红棕色，并有细网纹。

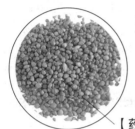

【药用部分】莱菔的干燥种子。

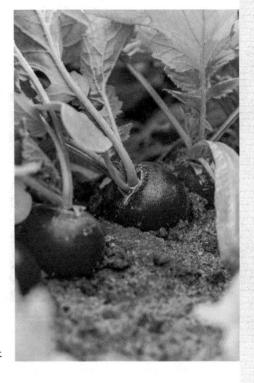

【性味归经】性平，味辛、甘；归肺、脾、胃经。

【功效主治】消食导滞、降气化痰；主治食积气滞、脘腹胀满、腹泻、下痢后重、咳嗽多痰、气逆喘满等。

【用法用量】煎汤内服，5~10克；入丸、散，宜炒用；外用研末调敷。

【用药贴士】气虚及无食积、痰滞者慎用。

实用小偏方

药方：莱菔子、莪术各50克，胡椒25克。

用法：研末，做成如黄米大小的丸，每次服15~20丸，萝卜汤送下。

适应证：小儿伤食腹胀。

药膳食疗方

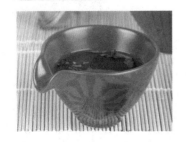

乌龙莱菔溶脂茶
——消食导滞、降脂减重

/材料/乌龙茶叶5克，莱菔子、土茯苓粉各少许

/做法/砂锅注水烧开，倒入莱菔子、土茯苓粉，烧开后用小火煮约15分钟至其析出有效成分，取一个茶杯，放入乌龙茶叶，盛出砂锅中的药汁，滤入茶杯中，泡约3分钟，趁热饮用即可。

辣椒

别名：番椒、辣茄、牛角椒

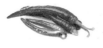

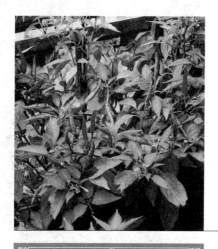

【植物形态】一年生或有限多年生草本。全株光滑无毛，多分枝。夏、秋间开白花。果梗较粗壮，俯垂；果实长指状，顶端渐尖且常弯曲，未成熟时绿色。种子扁肾形，淡黄色。

【药用部分】辣椒的果实。

【性味归经】性热，味辛；归心、脾经。

【功效主治】温中散寒、健脾消食、祛风行血；主治寒滞腹痛、呕吐、消化不良、泻痢等。

【用法用量】干根 50 ～ 150 克，水煎服。

【用药贴士】阴虚火旺、痔疮者忌用。

实用小偏方	药方：辣椒 1 个。 用法：制为丸，清晨以热豆腐皮裹，吞下。 适应证：痢疾水泻。

莱菔

别名：萝卜、紫菘

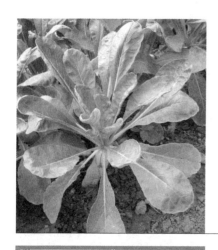

【植物形态】根肥厚，肉质、大小、色泽、形状不一。茎粗壮，具纵纹及沟，有分枝，多少有白霜。根生叶丛生。长角果圆柱形，肉质，在种子处稍向内缢缩，先端具较长的尖喙。

【药用部分】莱菔的新鲜根。

【性味归经】性凉，味辛、甘；归肺、胃经。

【功效主治】消积化痰、下气解毒；主治食积胀满、痰嗽失音等。

【用法用量】捣汁饮，50 ～ 150 克；煎汤或煮食。

【用药贴士】脾胃虚寒、食不化者勿食。

实用小偏方	药方：莱菔适量。 用法：捶碎，蜜煎，细细嚼咽。 适应证：翻胃吐食。

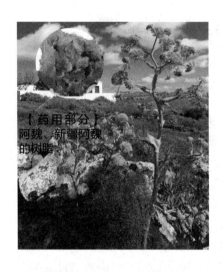

【药用部分】
阿魏、新疆阿魏
的树脂

阿魏

【植物形态】具强烈蒜臭。花茎粗壮，叶近于肉质；最终裂片长方披针形或椭圆披针形，灰绿色；复伞形花序，中央花序有伞梗20～30枝。

【性味归经】性温，味苦、辛；归肝、脾、胃经。

【功效主治】消积、杀虫；主治症瘕痞块、虫积、肉积等。

【用法用量】内服，1.5～2.5克；入丸、散；外用熬制药膏或研末入膏药内贴。

【用药贴士】脾胃虚弱者及孕妇忌服。

啤酒花

【植物形态】多年生缠绕草本植物，全株布有倒钩刺。叶心形或圆形，边缘有粗锯齿。花单性，雌雄异株。

【性味归经】性微凉，味苦，无毒。

【功效主治】健胃消食、利尿安神；主治消化不良、腹胀、浮肿、膀胱炎、肺结核、失眠等。

【用法用量】煎汤内服，2.5～5克。

【用药贴士】与其花粉接触的人，多数可发生过敏性皮炎。

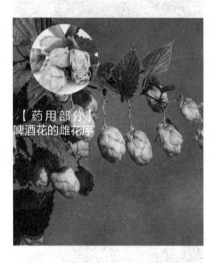

【药用部分】
啤酒花的雌花序

芜菁

【植物形态】块根肉质，球形。扁圆形或长圆形，外皮白色、黄色或红色，内面白色。基生叶大头羽裂成为复叶。花瓣黄色，倒披针形，有短宽爪。

【性味归经】性温，味苦、辛、甘；归心、肺、脾、胃经。

【功效主治】平胃下气、利湿解毒；主治食积不化、黄疸、消渴、热毒风肿、疔疮。

【用法用量】煮食或捣汁饮；外用适量，捣敷。

【用药贴士】不可多食，令人气胀。

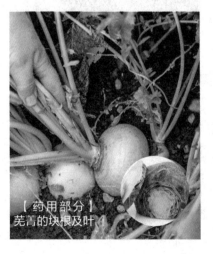

【药用部分】
芜菁的块根及叶

西红柿

别名：番茄、番柿

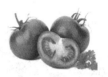

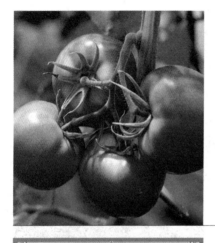

【植物形态】一年生或多年生草本。茎直立，但易于倒伏，触地则生根。大小及颜色不一，通常为球形或扁球形，肉质而多汁，红色或黄色，平滑。

【药用部分】西红柿的新鲜果实。

【性味归经】性微寒，味酸、甘。

【功效主治】生津止渴、健胃消食；主治口渴、食欲不振等。

【用法用量】煎汤，1～2个；或生食。

【用药贴士】脾胃虚寒者及月经期间的妇女，不宜食用。

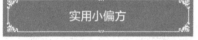

实用小偏方

药方：西红柿、苹果各1个，芝麻15克。

用法：一次吃完，每日吃1～2次。

适应证：贫血。

南酸枣

别名：五眼果、山桉果、酸枣

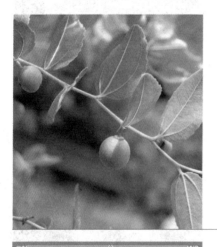

【植物形态】树干挺直，树皮灰褐色，纵裂呈片状剥落，小枝粗壮，暗紫褐色。膜质至纸质，卵状椭圆形或长椭圆形。花杂性，异株。核果椭圆形或倒卵形，成熟时黄色，中果皮肉质浆状。

【药用部分】南酸枣的鲜果或果核。

【性味归经】性平，味甘、酸；归脾、肝经。

【功效主治】行气活血、养心安神、消积、解毒；主治气滞血瘀、胸痛等。

【用法用量】煎汤，30～60克；鲜果，2～3个。

【用药贴士】南酸枣树皮不可内服。

实用小偏方

药方：南酸枣鲜果2～3枚。

用法：嚼食。

适应证：滞留腹痛。

沙棘

别名： 醋柳、醋刺柳、酸刺

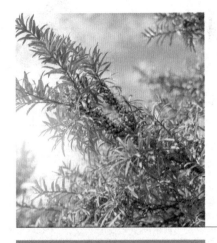

【植物形态】具粗壮棘刺。枝幼时密被褐锈色鳞片。叶互生，线性或线状披针形；叶柄极短。花先叶开放，雌雄异株。果为肉质花被筒包围，近球形，橙黄色。花期3～4月，果期9～10月。

【药用部分】沙棘的果实。

【性味归经】性温，味酸、涩。

【功效主治】止咳化痰、健胃消食、活血散瘀；主治咳嗽痰多、肺脓肿、消化不良。

【用法用量】煎汤内服，3～9克；或入丸、散。

【用药贴士】不能与碱性物质混置。

实用小偏方

药方：沙棘果、山楂各10克，麦芽15克。
用法：水煎服。
适应证：食积停滞、消化不良。

刺梨

别名： 刺菠萝、刺莓果

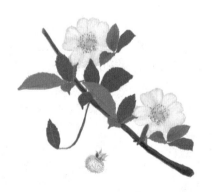

【植物形态】刺梨为野生小灌木，4～6月开粉红色、红色或深红色的花，夏花秋实。果实多为扁圆球形，横径一般为2～4厘米，8～9月果实成熟，黄色，有时带红晕。果肉脆，成熟后有浓芳香味，果皮密生小肉刺。

【药用部分】缫丝花的果实。

【性味归经】性凉，味酸、微涩；归胃、脾、肾经。

【功效主治】健胃消食；主治食积饱胀。

【用法用量】内服：煎汤，9～15克；或生食。

【用药贴士】脾胃虚寒患者勿服。

实用小偏方

药方：刺梨200克，薇菜30克。
用法：煎服，每日3次。
适应证：少食腹泻。

/驱/虫/药/

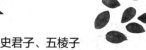

使君子

别名：留求子、史君子、五棱子

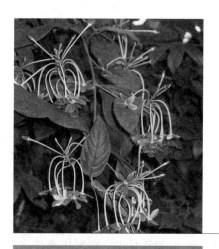

【植物形态】幼枝被棕黄色短柔毛。叶对生或近对生；顶生穗状花序组成伞房状花序。种子纺锤形。

【药用部分】使君子的成熟果实。

【性味归经】性温，味甘，有小毒；归脾、胃经。

【功效主治】杀虫消积；主治虫积腹痛、疳积等。

【用药贴士】服量不宜过大或与热茶同服。

实用小偏方

药方：使君子7～10粒，乌梅3克，川椒3克。

用法：使君子研粉，乌梅、川椒水煎取汁送服。

适应证：胆蛔腹痛。

苦楝皮

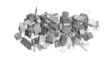

别名：楝皮、楝根木皮

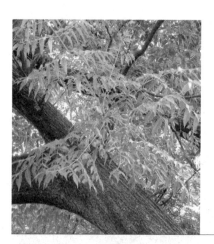

【植物形态】树皮灰褐色，纵裂。分枝广展，小枝有叶痕。叶为2～3回奇数羽状复叶，长20～40厘米；小叶对生，卵形、椭圆形至披针形。

【药用部分】楝树的干燥树皮和根皮。

【性味归经】性寒，味苦，有毒；归肝、脾、胃经。

【功效主治】杀虫、清热、燥湿；主治蛔蛲虫病、虫积腹痛、疥癣瘙痒等。

【用法用量】煎汤内服，6～15克；外用煎水洗。

【用药贴士】体弱者、肝肾功能障碍者、孕妇及脾胃虚寒者均慎服。

实用小偏方

药方：苦楝皮10克，苦参10克，蛇床子5克。

用法：研末，以蜜炼丸如枣大，塞入肛门或阴道。

适应证：蛲虫病。

石榴根

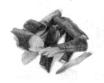

别名：石榴根皮、酸榴根

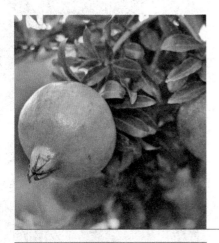

【植物形态】落叶灌木或乔木，树皮青灰色；幼枝近圆形或微呈四棱形，枝端通常呈刺状，无毛，叶对生或簇生，叶片倒卵形至长椭圆形。

【药用部分】石榴的根皮。

【性味归经】性温，味酸、涩，有毒。归脾、胃、大肠经。

【功效主治】杀虫、涩肠、止带；主治蛔虫病、绦虫病、久泻、久痢、赤白带下等。

【用法用量】煎汤内服，10～20克。

【用药贴士】大便秘结难解及腹痛泻痢者忌服。

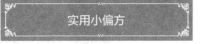

实用小偏方

药方：石榴根皮 30 克。

用法：煎汤服。

适应证：蛔虫病。

南瓜子

别名：白瓜子

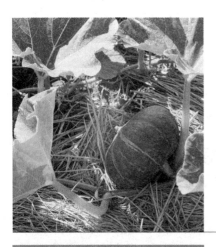

【植物形态】节部生根，密被白色刚毛。单叶互生；叶柄粗长，叶片阔卵形，近圆形或心脏形。花单性，雌雄同株；雄花单生，花萼筒钟形；花冠黄色，果梗粗状，有棱槽。

【药用部分】南瓜的种子。

【性味归经】性平，味甘；归胃、大肠经。

【功效主治】杀虫、下乳、利水消肿；主治绦虫、蛔虫、血吸虫、钩虫、蛲虫病等。

【用法用量】煎汤内服，30～60克；外用煎水熏。

【用药贴士】多食易壅气滞膈。

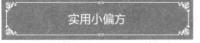

实用小偏方

药方：南瓜子（去壳留仁）50～100克。

用法：研碎，加开水、蜜或糖成为糊状，空心服。

适应证：蛔虫病。

槟榔

别名：大腹子、槟榔子、青仔

【植物形态】乔木。不分枝，叶脱落后形成明显的环纹。羽状复叶，叶轴三棱形；小叶片披针状线型或线型。花序着生于最下一叶的基部，有佛焰苞状大苞片，长倒卵形，光滑。每年开花2次，花期3~8月，冬花不结果；果期12月至翌年6月。

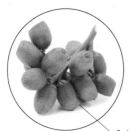

【药用部分】槟榔种子。

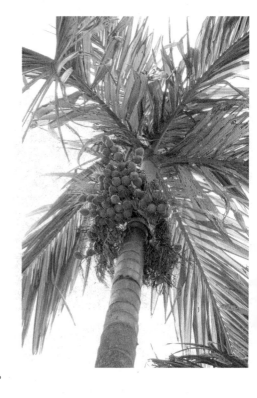

【性味归经】性温，味苦、辛；归肺、胃经。
【功效主治】驱虫消积、下气行水、截疟；主治虫积腹痛、食滞、脘腹胀痛、脚气、水肿、疟疾、肝硬化腹水等。
【用法用量】煎汤内服，6~15克，单用杀虫，可用60~120克；入丸、散。
【用药贴士】气虚下陷者禁服。

实用小偏方

药方：槟榔（炮）25克。
用法：研为末，每剂10克，以葱、蜜煎，调服，每次5克。
适应证：诸虫在脏腑，久难除。

药膳食疗方

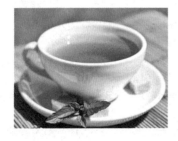

大黄槟榔茶
——润肠通便、消食驱虫

/材料/大黄粉12克，槟榔7克；白糖少许
/做法/取一个干净的茶杯，倒入备好的槟榔、大黄粉。注入适量开水，至八九分满。盖上杯盖，泡约6分钟至散出药香味。揭盖，撒上适量白糖，快速拌匀，稍冷即可饮用。

鹤虱

别名：北鹤虱

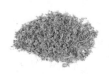

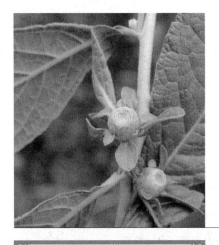

【植物形态】茎直立，上部多分枝，密生短柔毛。叶互生；下部叶片宽椭圆形或长圆形。头状花序多数；总苞钟状球形；花黄色。瘦果条形，先端有短喙，无冠毛。花期6～8月，果期9～10月。

【药用部分】天名精的果实。

【性味归经】性平，味苦、辛；归脾、胃经。

【功效主治】杀虫消积；主治蛔虫病、绦虫病、蛲虫病、小儿疳积等。

【用法用量】内服多煎汤，5～10克；入丸、散。

【用药贴士】孕妇慎服。

实用小偏方

药方：鹤虱500克。

用法：捣筛，炼蜜和丸，每次服15克，每日3次。

适应证：蛔咬痛。

榧子

别名：香榧子

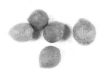

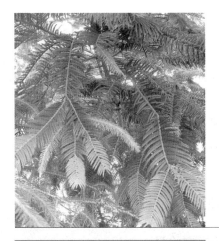

【植物形态】树皮淡灰黄色、深灰色或灰褐色，不规则纵裂。叶条形，种子椭圆形、卵圆形、倒卵形或长椭圆形，熟时假种皮淡紫褐色，有白粉。

【药用部分】香榧的种子。

【性味归经】性平，味甘；归肺、胃、大肠经。

【功效主治】杀虫消积、润燥止咳；主治肠道寄生虫病、痔疮等。

【用法用量】煎汤内服，15～50克，打碎入水煎；10～40枚，炒熟去壳，取种仁嚼服；入丸、散。

【用药贴士】脾虚泄泻及肠滑者慎服。

实用小偏方

药方：榧子30克，使君子30克，大蒜瓣30克。

用法：水煎去滓，每日3次，饭前空腹时服。

适应证：十二指肠钩虫、蛔虫、蛲虫等病。

川椒

别名：蜀椒、花椒、点椒

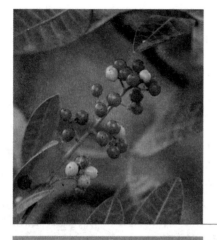

【植物形态】茎干通常有增大皮刺；枝灰色或褐灰色，有细小的川椒皮孔及略斜向上生的皮刺。果实为果球形，颜色大多为青色、红色、紫红色或紫黑色，密生疣状凸起的油点。

【药用部分】青椒或花椒的干燥成熟果皮。

【性味归经】性温，味辛；归脾、胃、肾经。

【功效主治】温中止痛、杀虫止痒；主治脘腹冷痛、虫积腹痛、湿疹、阴痒。

【用法用量】内服3～6克；外用适量，煎汤熏洗。

【用药贴士】阴虚火旺者忌服；孕妇慎服。

实用小偏方

药方：川椒6克，乌梅9克。

用法：水煎，一日二三次分服。

适应证：蛔虫腹病、呕吐腹病。

鹤草芽

别名：仙鹤草根芽

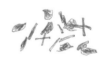

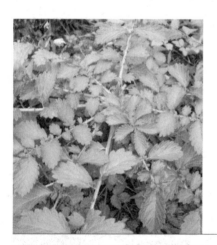

【植物形态】根茎短，茎被疏柔毛及短柔毛，下部被稀疏长硬毛。总状花序单一或2～3个生干茎顶，花序轴被柔毛。瘦果倒卵圆锥形，被疏柔毛，顶端有数层钩刺，幼时直立，成熟时向内靠合。

【药用部分】龙芽草的冬芽（地下根芽）。

【性味归经】性凉，味苦、涩；归肝、小肠、大肠经。

【功效主治】驱虫、解毒、消肿；主治绦虫病、阴道滴虫病、疮疡疥癣等。

【用法用量】外用研末，15～30克，或煎水洗。

【用药贴士】不宜入煎剂。

实用小偏方

药方：鹤草芽250克。

用法：捣末，和蜂蜜做丸，以水调100毫升服下。

适应证：寸白虫病。

云实

别名：马豆、天豆、药王子

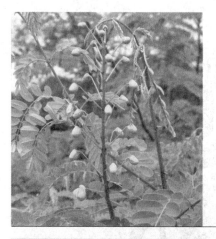

【植物形态】叶片膜质，长圆形；托叶阔，半边箭头状，早落或缺。总状花序，花左右对称，亮黄色。荚果近木质，短舌状，偏斜，稍膨胀，先端延伸成刺尖，栗色，无毛。种子长圆形。

【药用部分】云实的种子。

【性味归经】性温，味辛，有毒；归肺、大肠经。

【功效主治】止痢、祛痰、杀虫；主治痢疾、疟疾、慢性气管炎、小儿疳积、虫积。

【用法用量】煎汤内服，9～15克；入丸、散。

【用药贴士】孕妇慎用。

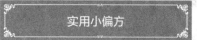

实用小偏方

药方：云实 200 克，附子 50 克，龙骨 50 克。
用法：捣末，煮枣肉和丸，每次以粥调下 10 克。
适应证：赤白痢不愈，虚弱不堪。

刺桐叶

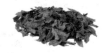

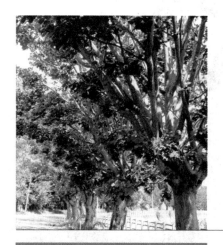

【植物形态】落叶性的大乔木，株高 20～30 米。树皮有凹凸纹路，枝干有刺，易落。叶互生，为三出复叶，青绿色，纸质；顶端的小叶呈阔菱形或近圆形，长、宽各 9～15 厘米。

【药用部分】刺桐的叶片。

【性味归经】性平，味苦；归胃经。

【功效主治】消积导滞、驱蛔止痛；主治小儿疳积、蛔虫病等。

【用法用量】研末内服，2～3 克；外用适量捣敷。

【用药贴士】血虚者不宜服。

实用小偏方

药方：刺桐叶 50 克。
用法：烘干研末，每服 5 克，开水送服。
适应证：小儿疳积、蛔虫病。

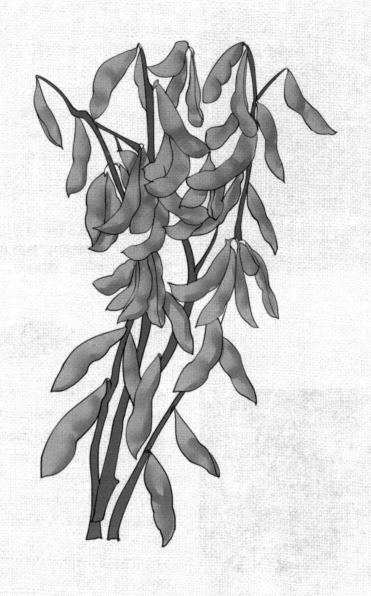

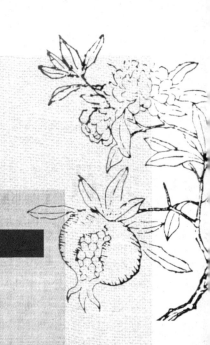

第七章

泻下药

凡能攻积、逐水，或润肠通便的药物，称为泻下药。

泻下药的主要功用大致可分为三点：一为通利大便，以排除肠道内的宿食积滞或燥屎；一为清热泻火，使实热壅滞通过泻下而解除；一为逐水退肿，使水邪从大小便排出，以达到驱除停饮、消退水肿的目的。

根据泻下作用的不同，泻下药一般可分攻下药、润下药和峻下逐水药三类。

大黄

别名：将军、川军、锦纹大黄

【植物形态】多年生高大草本，根粗壮，茎直立，中空。基生叶大，有粗壮的肉质长柄，约与叶片等长；叶片宽心形或近圆形，3～7掌状深裂，每裂片常再羽状分裂，上面流生乳头状小突起；茎生叶较小。圆锥花序，大形。

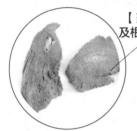

【药用部分】 大黄的根及根茎。

【性味归经】性寒，味苦；归脾、胃、大肠、肝、心包经。

【功效主治】泻热通肠、凉血解毒、逐瘀通经；主治实热便秘、积滞腹痛等。

【用法用量】煎汤内服，5～20克；研末入丸、散；外用研末，调敷。

【用药贴士】孕妇慎用。

实用小偏方

药方：大黄100克，牵牛25克。
用法：共研为细末，每次服15克。
适应证：大便秘结。

药膳食疗方

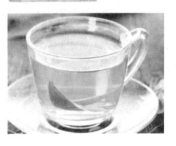

大黄绿茶
——泻热通便、凉血解毒

/材料/大黄6克，绿茶叶4克；蜂蜜少许
/做法/砂锅注水烧开，放入大黄、绿茶叶，煮沸后用小火煮10分钟，关火后盛出煮好的药茶，滤取茶汁，加入少许蜂蜜拌匀，趁热饮用即可。

芦荟

别名：草芦荟

【植物形态】茎极短。叶簇生于茎顶，近于直立，肥厚多汁；叶片呈披针形，先端长尖，基部宽阔，边缘具刺，粉绿色，被白粉。花茎单生或稍分枝；总状花序疏散，黄色或有赤色斑点；雌蕊1枚，3室，每室有多数胚珠。

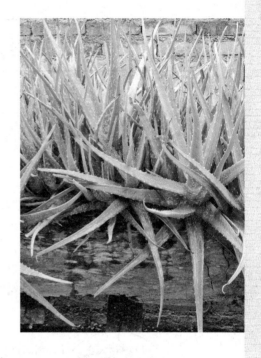

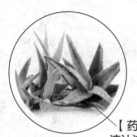

【药用部分】芦荟叶的液汁浓缩后的干燥品。

【性味归经】性寒，味苦；归肺、大肠经。

【功效主治】清肝、泻下、杀虫；主治热结便秘、妇女经闭、小儿惊痫、疳热虫积、癣疮、痔瘘、萎缩性鼻炎、瘰疬等。

【用法用量】多内服，研末入丸、散或入胶囊，0.6～1.5克。

【用药贴士】脾胃虚弱、食少便溏者及孕妇禁用。

实用小偏方

药方：芦荟35克，朱砂25克。
用法：入酒和成丸，每次服15克，酒吞。
适应证：大便不通。

药膳食疗方

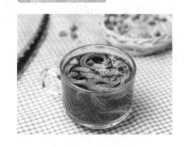

芦荟红茶
——清肝明目、润肠杀虫

/材料/芦荟90克，菊花、红茶叶适量；蜂蜜适量
/做法/将芦荟去除表皮，切取芦荟肉，切去边刺，再切条，砂锅注水烧开，放入芦荟条，煮约10分钟，加入菊花、红茶叶，搅拌匀，用中火续煮片刻，关火后盛出煮好的芦荟茶，装入杯中，调入蜂蜜即成。

/润/下/药/

火麻仁

别名：麻子、麻子仁、大麻子

【植物形态】茎直立，分枝，表面有纵沟，密被短柔毛。掌状复叶互生，茎下部的叶对生；小叶披针形至线状披针形。花单性，雌雄异株；雄花呈疏生的圆锥花序，黄绿色，花被长卵形，覆瓦状排列；雌花丛生于叶腋，绿色，每朵花外被一卵形苞片，花被膜质。

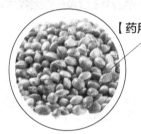

【药用部分】大麻的种仁。

【性味归经】性平，味甘；归脾、胃、大肠经。

【功效主治】润燥、滑肠、通淋、活血；主治肠燥便秘、消渴、热淋、风痹、痢疾等。

【用法用量】煎汤内服，15～30克；研末入丸、散；外用捣敷或榨油涂。

【用药贴士】妇人多食发带疾；便溏、阳痿、遗精、带下、肠滑者尤忌。

实用小偏方

药方：火麻仁、大米各适量。
用法：火麻仁研末，加水和米煮成粥食之。
适应证：大便不通。

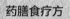
药膳食疗方

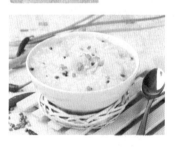

白芍麻仁土豆粥
——润肠通便、滋阴润燥

/材料/土豆块150克，大米80克，白芍8克，麻仁6克，姜丝、葱花各少许；盐、鸡粉各2克

/做法/砂锅注水烧开，倒入大米、白芍、麻仁、土豆，煮熟，放入姜丝、盐、鸡粉、葱花，拌匀盛出即可。

麻油

别名：胡麻油、乌麻油、脂麻油、香油

【植物形态】茎直立，四棱形，全株被毛。单叶对生或上部叶互生。卵形、长圆形或披针形，上部的常为披针形，近全缘，中部的有齿缺，下部的常掌状3裂。花单生或2～3朵生于叶腋。有柄，白色，常杂有淡紫红色或黄色。蒴果4棱，也有6棱8棱的，长圆筒状，长约2.5厘米，黑褐色。

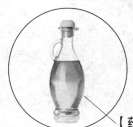

【药用部分】芝麻种子的脂肪油。

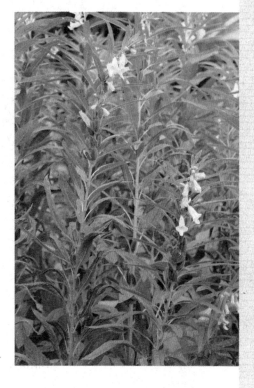

【性味归经】性凉，味甘；归大肠经。
【功效主治】润肠通便、润肺生津；主治肠燥便秘、咳嗽、痢疾、喉咙干哑、口渴多饮、腹部胀痛结硬等。
【用法用量】生用或熬熟内服，可拌入膳食一同食用；外用涂搽。
【用药贴士】脾虚便泄者忌服。

实用小偏方

药方： 麻油50毫升。
用法： 煎滚，冷定，徐徐灌入口中。
适应证： 治小儿初生大小便不通。

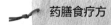
药膳食疗方

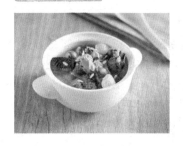

麻油竹丝鸡汤
——滋阴润燥、健脾止带

/材料/乌鸡300克，小麦100克，白果、芡实各25克，生姜、干枣、麻油、盐各适量
/做法/将小麦、芡实、生姜、干枣洗净，白果去壳取肉，乌鸡剁块汆水，锅内添适量清水，放入所有材料煮沸，转小火煲至熟烂，加盐调味，淋入麻油即可。

松子仁

别名：海松子

【植物形态】树皮灰褐色，鳞状裂开。小枝暗褐色，密生锈褐色茸毛，新枝棕黄色，密被茸毛。叶针形，5针一束，粗硬，三棱形，边缘有细锯齿；叶鞘早落。花单性；雄花序圆柱状，生于新枝基部，密集呈穗状，呈红黄色；雌花序生于主枝或侧枝的先端，单生或数个集生，有长柄。

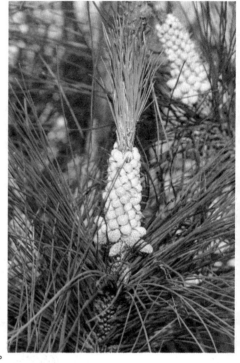

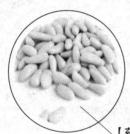

【药用部分】红松的种仁。

【性味归经】性温，味甘；归肝、肺、大肠经。

【功效主治】养液、息风、润肺、滑肠；主治风痹、头晕目眩、肺燥咳嗽、肺燥吐血、肠燥便秘、腹部胀痛等。

【用法用量】煎汤内服，7.5～15克；或研末入膏、丸内服。

【用药贴士】便溏与滑精者勿用；有湿痰者亦禁。

实用小偏方

药方：松子仁、柏子仁、麻子仁等份。
用法：同研，融白蜡丸梧桐子大，以少黄丹汤服二三十丸，食前空腹服。
适应证：老人虚秘。

药膳食疗方

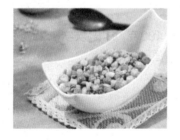

松仁玉米

——润肠燥、除便秘

/材料/玉米粒180克，豌豆50克，胡萝卜丁200克，松仁40克，蒜末各少许；盐4克，食用油适量
/做法/玉米粒、豌豆、胡萝卜丁余水，松仁过油，将蒜末爆香，倒入玉米粒、豌豆、胡萝卜丁、盐，炒熟，关火后盛出炒好的食材，装入盘中，撒上松仁即可。

郁李仁

别名：郁子、郁里仁、小李仁

【植物形态】小枝灰褐色或棕褐色，被短柔毛。叶互生；叶片通常为长卵或卵圆形，罕为卵状披针形，先端渐尖，基部圆形，边缘具不整齐之重锯齿。

【药用部分】欧李的种仁。

【性味归经】性平，味辛、苦、甘；归脾、大肠、小肠经。

【功效主治】润燥、滑肠、下气、利水；主治小便不利、大腹水肿、四肢水肿、脚气等。

【用法用量】煎汤内服，取5～15克；研末入丸、散。

【用药贴士】阴虚液亏者及孕妇慎服。

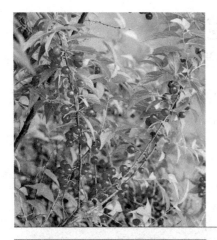

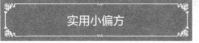
实用小偏方

药方： 郁李仁、陈皮、京三棱各50克。

用法： 共捣为散，每次服15克，空腹用开水调下。

适应证： 风热气秘。

蓖麻子

别名：八麻子、金豆

【植物形态】茎直立，光滑，幼嫩部分灰白色，全株绿色或稍带紫色。单叶互生，叶片圆形盾状，掌状分裂。夏末开花，花单性，雌雄同株。

【药用部分】蓖麻的种子。

【性味归经】性平，味甘、辛；归大肠、肺经。

【功效主治】消肿、拔毒排脓、泻下通滞、润肠通便、杀虫；主治子宫下垂、脱肛、胃下垂、腹满便秘等。

【用法用量】内服，入丸、散；外用煎洗、热熨或捣敷。

【用药贴士】孕妇及便滑者忌服。

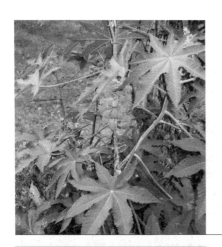

实用小偏方

药方： 蓖麻子20粒，猪大肠头35克。

用法： 加水炖服。

适应证： 脱肛。

/峻/下/逐/水/药/

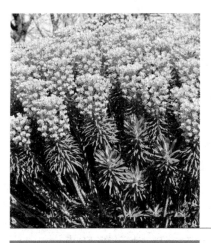

甘遂

别名：甘泽、肿手花根

【植物形态】根细长而弯曲，其上生有细长的侧根及须根。茎丛生。叶互生，线状披针形或披针形。

【药用部分】甘遂的块根。

【性味归经】性寒，味苦，有毒；归脾、肺、肾经。

【功效主治】泻水逐饮；主治水肿、二便不通等。

【用药贴士】气虚、脾胃衰弱者及孕妇忌服。

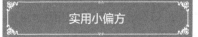
实用小偏方

药方：甘遂5克，牵牛子50克。

用法：水煎服。

适应证：水肿腹满。

商陆

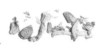

别名：山萝卜、章柳根、牛大黄

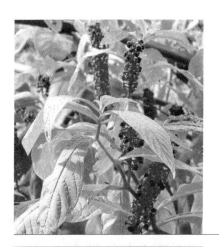

【植物形态】全株光滑无毛。根粗状，圆锥形，肉质，外皮淡黄色，有横长皮孔，侧根甚多。茎绿色或紫红色，多分枝。单叶互生，具柄，柄的基部稍扁宽；叶片卵圆形或椭圆形，先端急尖或渐尖。

【药用部分】商陆的根。

【性味归经】性寒，味苦；归肺、脾、肾、大肠经。

【功效主治】逐水消肿、通利二便、解毒散结；主治水肿胀满、二便不通、症癖、瘰疬、疮毒等。

【用法用量】煎汤内服，3～10克；入散剂。

【用药贴士】孕妇禁用。

实用小偏方

药方：商陆根适量。

用法：捣汁或蒸烂，摊布上，放在患处。

适应证：腹中症结（硬如石块、刺痛异常）。

巴豆

别名：江子、巴果、猛子仁

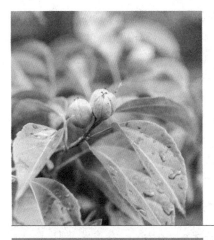

【植物形态】幼枝绿色，被稀疏星状柔毛或无毛；二年生枝灰绿色，有不明显黄色细纵裂纹。叶互生，叶片卵形或长圆状卵形，先端渐尖，基部圆形或阔楔形，叶缘有疏浅锯齿，两面均有稀疏星状毛。

【药用部分】巴豆的种子。

【性味归经】性热，味辛，有大毒；归胃、大肠经。

【功效主治】泻寒积、通关窍、逐痰、行水、杀虫；主治冷积凝滞、胸腹胀满急痛、血瘕、泻痢等。

【用法用量】内服，入丸、散，每次 0.25 ~ 0.5 克。

【用药贴士】无寒实积滞者、孕妇及体弱者忌服。

实用小偏方

药方：巴豆 200 克，清酒 1 升。

用法：巴豆研末，和酒成丸，每次服 6 克。

适应证：久饮不消、便秘。

京大戟

别名：龙虎草、膨胀草

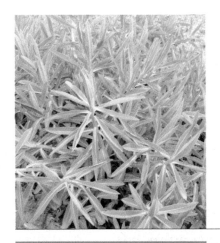

【植物形态】茎直立，被白色短柔毛，上部分枝。叶互生，长圆状披针形至披针形。伞形聚伞花序顶生，通常有 5 伞梗，腋生者多只有 1 梗。

【药用部分】京大戟的根。

【性味归经】性寒，味苦，有毒；归肺、肾、大肠经。

【功效主治】泻下逐饮、消肿散结；主治水肿胀满、胸腹积水、痰饮积聚、气逆咳喘、二便不利等。

【用法用量】煎汤内服，15 ~ 30 克；研末入丸。

【用药贴士】体弱者及孕妇忌用；反甘草。

实用小偏方

药方：京大戟 100 克，干姜 25 克。

用法：以上二味捣为散，每次服用 15 克。

适应证：通身肿满、喘息、小便涩。

牵牛子

别名：喇叭花子

【植物形态】茎缠绕，多分枝，全体具白色短毛。叶互生，心脏形。叶柄较花梗长。花1～5朵成簇腋生，具总梗；花冠漏斗状，紫色或淡红色。

【药用部分】牵牛的种子。

【性味归经】性寒，味苦，有毒；归肺、肾、大肠经。

【功效主治】泻水通便、消痰涤饮、杀虫攻积；主治水肿胀满、二便不通、痰饮积聚、气逆喘咳等。

【用法用量】煎汤内服，3～10克；研末入丸、散，每次0.3～1克，每日2～3次。

【用药贴士】孕妇禁服，体质虚弱者慎服。

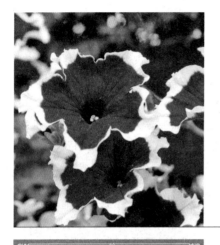

实用小偏方

药方：牵牛子3～9克。

用法：研末，每以温开水送服1～2克。

适应证：水肿。

芫花

别名：头痛花、花芫条、药鱼草

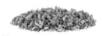

【植物形态】茎细长而直立，叶通常对生，偶为互生，椭圆形至长椭圆形。花先叶开放，淡紫色，通常出于枝顶叶腋，3～7朵簇生，无花瓣。

【药用部分】芫花的干燥花蕾。

【性味归经】性温，味苦、辛，有毒；归脾、肺经。

【功效主治】泻水逐饮、解毒杀虫；主治水肿胀满、胸腹积水、痰饮积聚、气逆喘咳、二便不利等。

【用法用量】内服，研末吞服，一次0.6～0.9克，一日1次。

【用药贴士】孕妇禁用；不宜与甘草同用。

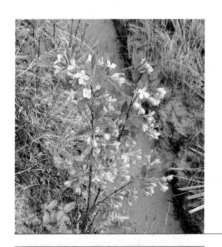

实用小偏方

药方：芫花50克，雄黄5克。

用法：为末，每服2克，温醋汤下。

适应证：心痛有虫。

千金子

别名：打鼓子、小巴豆

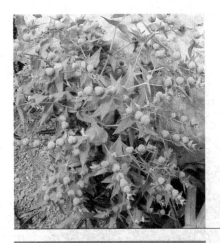

【植物形态】茎直立，分枝多。单叶交互对生；茎下部的叶较密，由下而上叶渐增大，线状披针形至阔披针形，杯状聚伞花序；花单性，雄花多数和雌花1枚同生于萼状总苞内。

【药用部分】续随子的干燥成熟种子。

【性味归经】性温，味辛，有毒；归肺、胃、膀胱经。

【功效主治】逐水消肿、破血消症；主治水肿、痰饮、积滞胀满、二便不通、血瘀经闭、顽癣、疣赘等。

【用法用量】内服，入丸、散，2.5~5克；外用研敷。

【用药贴士】孕妇及体弱便溏者忌服。

实用小偏方

药方：千金子100克，大黄50克。

用法：为末，和酒、水为丸，绿豆大，每服50丸。

适应证：阳水肿胀。

瓠子

别名：甘瓠、长瓠、天瓜

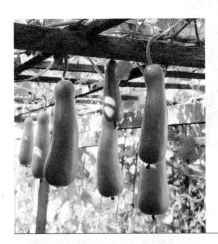

【植物形态】卷须有分枝。叶互生，叶片心状卵圆形至肾状卵圆形。果实倒卵状长椭圆形或长圆棒形，嫩时略柔软，绿色，老熟后，外皮变硬，呈白色或黄色。

【药用部分】瓠子的果实。

【性味归经】性寒，味甘。

【功效主治】利水、清热、止渴、除烦；主治水肿腹胀、烦热口渴、疮毒等。

【用法用量】煎汤内服，鲜者10~20克。

【用药贴士】患脚气、虚胀者不得食之。

实用小偏方

药方：瓠子适量。

用法：烧灰，调油搽之。

适应证：小儿初生周身无皮。

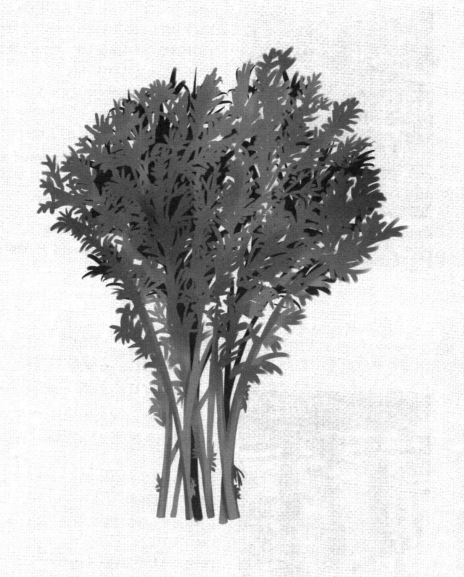

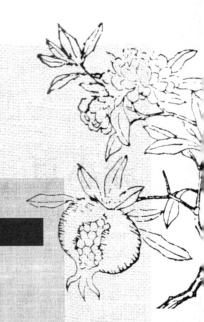

第八章

利水渗湿药

凡功能为通利水道、渗除水湿的药物均可称为利水渗湿药。

利水渗湿药具有排出体内水湿之邪的作用，可以解除由水湿停蓄引起的各种病症，并能防止水湿日久化饮、水气凌心等，故临床应用具有重要意义。

利水渗湿药主要适用于小便不利、水肿、淋症等病症，对于湿温、黄疸、湿疮等水湿病症，亦具有治疗作用。

/利/水/消/肿/药/

赤小豆

别名：朱赤豆、红豆、红小豆

【植物形态】茎密被倒毛。3出复叶；托叶披针形或卵状披针形；小叶3枚，披针形、矩圆状披针形至卵状披针形，先端渐尖，基全缘或具3浅裂。总状花序腋生，小花多枚，小花柄极短；花冠蝶形，黄色。荚果线状扁圆柱形；种子多枚，暗紫色，长圆形，两端圆，有直而凹陷的种脐。

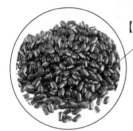

【药用部分】种子。

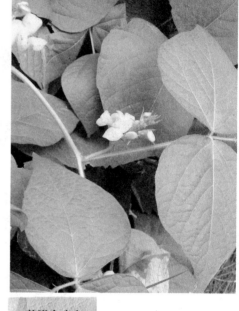

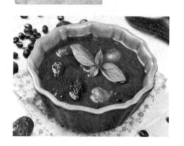

药膳食疗方

【性味归经】性微寒，味甘、酸；归心、小肠经。

【功效主治】利水、消肿、退黄、清热、解毒、消痈；主治水肿、脚气、黄疸、淋病、便血、肿毒疮疡、癣疹等。

【用法用量】煎汤内服，10～30克；入散剂；外用生研调敷；煎水洗。

【用药贴士】阴虚津伤者慎用，过量可渗利伤津。

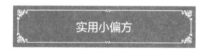
实用小偏方

药方： 赤小豆300克。
用法： 慢火炒熟，研为末，煨葱1根，暖酒，每次调服5克。
适应证： 热淋、血淋。

桂圆大枣红豆汤
——调补气血、利水消肿

/材料/ 桂圆干30克，大枣50克，水发红豆150克；冰糖20克
/做法/ 砂锅注水烧开，放入桂圆干、大枣和红豆，煮60分钟，放入冰糖，煮至溶化，关火后盛出煮好的红豆汤，装在碗中即可。

冬瓜皮

别名：白瓜皮、白东瓜皮

【植物形态】一年生草本，蔓生或架生。茎被黄褐色硬毛及长柔毛，有棱沟。单叶互生，叶片肾状近圆形，裂片宽卵形，先端急尖，边缘有小齿。花单性，雌雄同株；瓠果大型，肉质，长圆柱状或近球形。

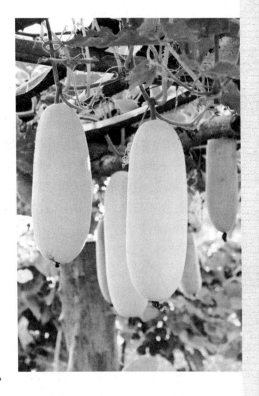

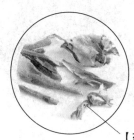

【药用部分】外层果皮。

【性味归经】性微寒，味甘；归肺、大肠经。

【功效主治】清热利水、消肿利尿；主治周身水肿、小便不利、肝硬化腹水、泄泻、尿赤热痛、疮痈肿毒等。

【用法用量】煎汤内服，15～30克；外用适量煎水洗。

【用药贴士】因营养不良而致虚肿者慎用。

实用小偏方

药方：冬瓜皮30克，五加皮9克，姜皮12克。

用法：水煎服。

适应证：水肿。

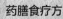
药膳食疗方

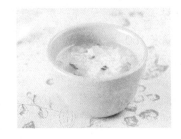

冬瓜连皮粥
——清热利尿、利水消肿

/材料/ 水发大米200克，冬瓜50克；盐2克

/做法/ 冬瓜洗净切小块，砂锅注水，倒入大米，盖上盖，用大火煮开后转小火煮1小时至食材熟透，揭盖，放入冬瓜，盖上盖，续煮15分钟，揭盖，放入盐，拌匀调味，关火后盛出煮好的粥，装入碗中即可。

茯苓

别名：茯菟、云苓、白茯苓

【植物形态】菌核球形、卵形、椭圆形至不规则形，重量也不等。外面有厚而多皱褶的皮壳，深褐色，新鲜时软，干后变硬。子实体生于菌核表面，肉质，老后或干后变为浅褐色。菌管密，管壁薄，管口圆形、多角形或不规则形。孢子长方形至近圆柱形，平滑。

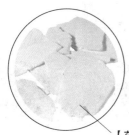

【药用部分】菌核。

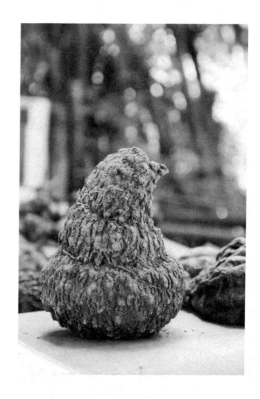

【性味归经】性平，味甘、淡；归心、肺、脾、肾经。

【功效主治】利水渗湿、健脾和胃、宁心安神；主治小便不利、水肿胀满、脾虚食少、泄泻、心悸不安、失眠健忘、遗精、白浊等。

【用法用量】煎汤内服，10～15克；入丸、散。

【用药贴士】阴虚而无湿热、气虚下陷者慎服。

实用小偏方

药方：茯苓36克，猪苓36克，泽泻62克，白术36克，桂枝25克。
用法：捣散，以白开水调服5克，日服3次，多饮热水，汗出愈。
适应证：小便不利、微热消渴。

药膳食疗方

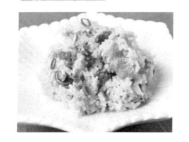

茯苓蒸排骨
——补中益气、健脾祛湿

/材料/排骨段130克，糯米150克，茯苓粉20克，姜末、葱花各少许；盐、鸡粉各2克，料酒少许

/做法/排骨段加茯苓粉、姜末、盐、料酒、鸡粉、糯米拌匀，用中火蒸至食材熟透，揭盖，取出蒸好的排骨，撒上葱花即可。

薏苡仁

别名：薏苡、苡米、薏仁米

【植物形态】须根较粗。秆直立，约具 10 节。叶片线状披针形，边缘粗糙，中脉粗厚，于背面凸起；叶鞘光滑，上部者短于节间；叶舌质硬。总状花序腋生成束；雌小穗位于花序之下部，外面包以骨质念珠状的总苞，总苞约与小穗等长。颖果外包坚硬的总苞，卵形或卵状球形。

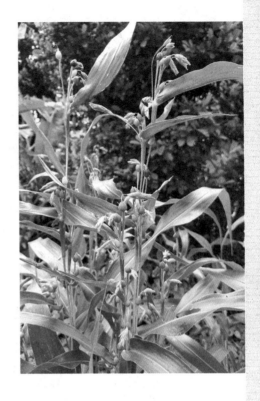

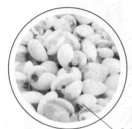

【药用部分】种仁。

【性味归经】性微寒，味甘、淡；归脾、肺、肾经。

【功效主治】健脾渗湿、除痹止泻、清热排脓；主治水肿、脚气、小便不利、湿痹拘挛、脾虚泄泻、肺痈、肠痈、扁平疣等。

【用法用量】煎汤内服，15 ~ 50 克；或研末入丸、散剂。

【用药贴士】脾约便难者及孕妇慎服。

实用小偏方

药方：薏苡仁 15 克，冬瓜子 30 克，桃仁 10 克，牡丹皮 6 克。
用法：水煎服。
适应证：大便秘结、小便短赤。

药膳食疗方

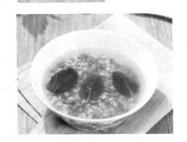

绿豆薏米薄荷汤
——清热解毒、利水消肿

/材料/ 绿豆 100 克，薏米 100 克，鲜薄荷叶 3 克；冰糖适量

/做法/ 砂锅注水烧开，倒入绿豆、薏米，煮至食材熟软，揭开盖，倒入鲜薄荷叶，煮至香气散出，加入适量冰糖，煮至溶化，关火后盛出煮好的粥即可。

玉米须

别名：玉麦须、棒子毛

【植物形态】秆粗壮，直立。叶片宽大，线状披针形，边缘呈波状皱褶。外稃及内稃均透明膜质；在叶腋内抽出圆柱状的雌花序，雌花序外包有多数鞘状苞片，雌小穗密集成纵行排列于粗壮的穗轴上，颖片宽阔，先端圆形或微凹，外稃膜质透明。

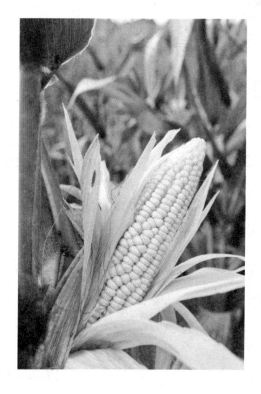

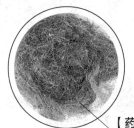

【药用部分】玉蜀黍的花柱。

【性味归经】性平，味甘；归膀胱、肝、胆经。

【功效主治】利尿消肿、清肝利胆；主治水肿、淋证、白浊、消渴、黄疸、胆囊炎、胆结石、高血压、乳痈、乳汁不通等。

【用法用量】煎汤内服，15～30克，大剂量可用至60～90克；烧存性研末；外用烧烟吸入。

【用药贴士】孕妇慎用。

实用小偏方

药方：玉米须15克，金钱草45克，萆薢30克。
用法：水煎服。
适应证：尿路感染。

药膳食疗方

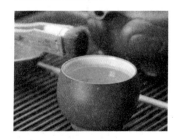

甘草玉米须茶
——清肝利胆、消肿利尿

/材料/甘草10克，玉米须5克；白糖15克
/做法/砂锅中注入适量的清水，大火烧开，倒入备好的甘草、玉米须，搅匀，盖上锅盖，烧开后转小火煮30分钟至药性析出，掀开锅盖，放入白糖，搅匀，煮至溶化，关火后将煮好的药茶盛出，装入碗中即可。

泽泻

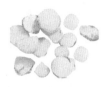

别名：水泻、芒芋、天秃、及泻

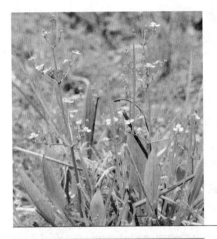

【植物形态】地下有块茎，球形，外皮褐色，密生多数须根。叶基生；叶片宽椭圆形至卵形。花茎由叶丛中抽出，花序通常有 3～5 轮分枝；花瓣倒卵形，膜质，较萼片小，白色，脱落。

【药用部分】泽泻的块茎。

【性味归经】性寒，味甘、淡；归肾、膀胱经。

【功效主治】利水渗湿、泄热通淋；主治小便不利、热淋涩痛、水肿胀满、泄泻、痰饮眩晕、遗精等。

【用法用量】煎汤内服，6～12 克；入丸、散。

【用药贴士】肾虚精滑无湿热者禁服。

实用小偏方

药方：泽泻、白术各 25 克。

用法：研细末，每次煎服 15 克，以茯苓汤调下。

适应证：臌胀水肿。

猪苓

别名：野猪粪

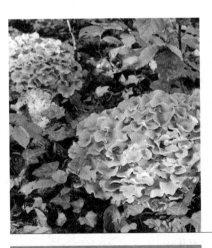

【植物形态】菌核形状不规则，呈大小不一的团块状，坚实，表面紫黑色，有多数凹凸不平的皱纹，内部白色。子实体从埋生于地下的菌核上发出，有柄并多次分枝，形成一丛菌盖。

【药用部分】猪苓的干燥菌核。

【性味归经】性平，味甘、淡；归肾、膀胱经。

【功效主治】利水渗湿；主治小便不利、水肿胀满、泄泻、淋浊、带下、脚气等。

【用法用量】煎汤内服，10～15 克；或入丸、散。

【用药贴士】无水湿者忌服，以免伤阴。

实用小偏方

药方：猪苓、木通、桑根白皮各 50 克。

用法：捣筛，每次取 15 克，煎服。

适应证：妊娠小便不通、脐下硬痛。

闭鞘姜

别名： 水蕉花、广商陆

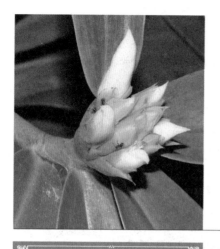

【植物形态】多年生直立性草本植物。地下有块状根茎，横生，多纤维，似姜，但无辛辣味。茎圆，有节。叶呈螺旋状排列，叶色翠绿。

【药用部分】闭鞘姜的根茎。

【性味归经】性凉，味苦、辛、微涩、酸，有小毒；归肝、膀胱、肾、大肠经。

【功效主治】利水消肿、解毒止痒；主治百日咳、肾炎水肿、尿路感染、肝硬化腹水、小便不利等。

【用法用量】水煎服，25～50克；捣烂后外敷。

【用药贴士】鲜品量不宜过多，易中毒。

实用小偏方	**药方：** 紫红色的鲜闭鞘姜100克。 **用法：** 洗净捣烂，用丝织布包好，敷肚脐。 **适应证：** 腹水膨肿胀。

葫芦

别名： 壶卢、葫芦瓜

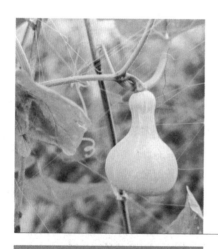

【植物形态】卷须2裂。叶片心状卵形至肾状卵形，宽与长近相等，稍有角裂或3浅裂，顶端尖锐，边缘有腺点。花1～2朵生于叶腋。果实初绿色，后变白色或黄色，中间缢细，下部大于上部。

【药用部分】瓢瓜的果实。

【性味归经】性平，味甘、淡；归肺、脾、肾经。

【功效主治】利水消肿、散结；主治水肿、腹水、颈淋巴结结核。

【用法用量】取15～30克，煎汤内服。

【用药贴士】脾胃虚寒者忌服食。

实用小偏方	**药方：** 鲜葫芦1个。 **用法：** 捣烂，绞取汁液，加入适量蜂蜜调服。 **适应证：** 水肿、小便不利。

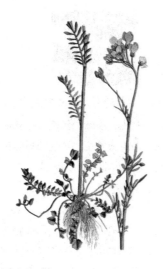

荠菜

【植物形态】主根瘦长，白色，分枝。茎直立，分枝。根生叶丛生，羽状深裂，稀全缘，上部裂片三角形；茎生叶长圆形或线状披针形，顶部几呈线形。

【性味归经】性平，味甘；归肝、脾、肺经。

【功效主治】凉血止血、清热利尿；主治肾结核尿血、产后子宫出血、月经过多、肺结核咯血、高血压等。

【用法用量】煎汤内服，15～30克；或入丸、散；外用适量，捣汁点眼。

【用药贴士】孕妇禁用。

蝼蛄

【动物形态】长圆形，褐色，全身密被短小软毛。头圆锥形，前尖后钝。复眼1对，卵形，黄褐色。口器发达，咀嚼式。前胸背板坚硬膨大。

【性味归经】性寒，味咸，有小毒；归膀胱、大肠、小肠经。

【功效主治】利水通淋、消肿解毒；主治小便不利、水肿、石淋、瘰疬、恶疮。

【用法用量】煎汤内服，3～4.5克；研末入散剂。

【用药贴士】体虚者慎服，孕妇禁服。

【药用部分】
蝼蛄的干燥成虫全体

蟋蟀

【动物形态】体长圆形，全身黑色并有光泽，有黄褐色微毛与褐色刚毛。头棕褐色。复眼1对，呈黑褐色。触角细长，淡褐色，前胸背板左右平行如横方形。翅2对，前翅棕褐色。

【性味归经】性温，味辛、咸，有毒；归膀胱经等。

【功效主治】利尿、破血；主治水肿、小便不通、尿路结石、肝硬化腹水。

【用法用量】煎汤内服，4～6只；或入散剂。

【用药贴士】体虚者及孕妇忌服。

【药用部分】
蟋蟀的干燥全体

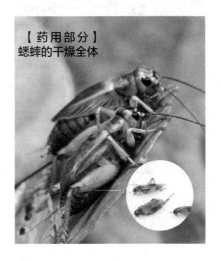

木豆

别名：三叶豆

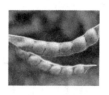

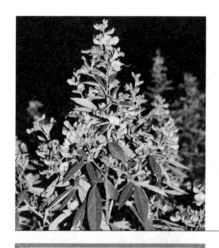

【植物形态】全株被灰色绒毛，老茎光滑，幼株密被灰白色柔毛。叶互生，小叶长椭圆状披针形。花伞房状总状花序顶生或腋生，黄色的蝶形花冠由旗瓣、翼瓣和龙骨瓣内曲所组成。

【药用部分】木豆的果实。

【性味归经】性温，味甘、微酸；归肝、脾经。

【功效主治】补脾益气、清热解毒、利尿、消痈肿、止痢；主治水肿、脚气、血淋、疮痔血、痈疽肿毒。

【用法用量】煎汤内服，9～15克；或研末调敷。

【用药贴士】实热证慎用。

实用小偏方	药方：木豆、薏苡仁各50克。 用法：合煎服汤，每日2次，忌加食盐等调味。 适应证：肝肾水肿。

吐烟花

别名：吐烟草

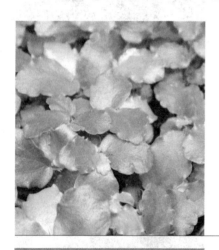

【植物形态】茎肉质，紫红色，光滑，匍匐，节下生根。叶肉质，正常叶甚大，斜卵形，先端钝，有时急尖，基部心形；雌雄异株；雄花序为疏散的聚伞花序，雌花序为密伞花序。

【药用部分】吐烟花的全草。

【性味归经】性凉，味甘、微涩；归肝、心、脾经。

【功效主治】清热利湿、宁心安神；主治湿热黄疸、腹水、失眠、健忘、疮疖肿毒。

【用法用量】煎汤内服，6～15克，鲜品30～60克。

【用药贴士】孕妇慎用。

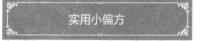

实用小偏方	药方：吐烟花干品6～15克（鲜品30～60克）。 用法：水煎服。 适应证：急慢性肝炎、神经衰弱。

乌桕

别名：腊子树、桕子树、木子树

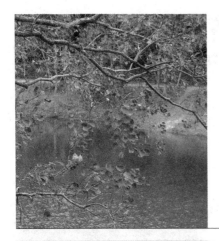

【植物形态】全株含白色有毒乳汁，树皮黑褐色，具纵裂。叶互生，叶柄长，叶片卵状菱形，冬季时会转为红、橙、紫、褐、深绿或釉绿等色。春末夏初间开绿黄色小花，穗状花序生于枝顶。

【药用部分】乌桕的根皮、树皮、叶。

【性味归经】性微温，味苦；归肺、脾、肾、大肠经。

【功效主治】杀虫、解毒、利尿、通便；主治血吸虫病、肝硬化腹水、大小便不利、毒蛇咬伤等。

【用法用量】煎汤服，根 5 ~ 15 克，叶 15 ~ 25 克。

【用药贴士】不良反应为呕吐较剧，溃疡病患者忌服。

实用小偏方

药方：鲜乌桕枝 50 克，鲜乌桕叶 50 克。

用法：煎水，熏洗患处，每日或隔日熏洗 1 次。

适应证：阴囊湿疹、阴道炎。

泽漆

别名：乳浆草、猫儿眼睛草、五凤草

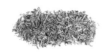

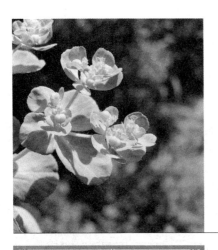

【植物形态】茎丛生，基部斜生，紫红色，上部淡绿色。叶互生；无柄或因突然狭窄而具短柄；叶片倒卵形或匙形。杯状聚伞花序顶生，黄绿色。

【药用部分】泽漆的全草。

【性味归经】性凉，味辛、苦，有毒；归肺、小肠、大肠经。

【功效主治】利水消肿、化痰止咳、解毒杀虫；主治水气肿满、痰饮喘咳、疟疾、菌痢、瘰疬等。

【用法用量】煎汤内服，3 ~ 9 克；熬膏。

【用药贴士】气血虚弱和脾胃虚者慎用。

实用小偏方

药方：泽漆适量。

用法：挤出白汁涂患处，每日数次。

适应证：牛皮癣。

/利/尿/通/淋/药/

萹蓄

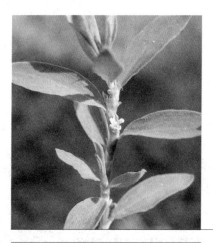
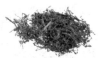

别名：扁竹、竹节草、猪牙草

【植物形态】全株被白色粉霜。茎平卧，基部分枝甚多，绿色。

【药用部分】萹蓄的干燥全草。

【性味归经】味苦，性寒；归膀胱经、大肠经。

【功效主治】利尿止痒；主治热淋、皮肤湿疹等。

【用药贴士】体虚胃寒者慎用。

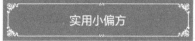
实用小偏方

药方：萹蓄 100~150 克。

用法：煎汤，趁热先熏后洗。

适应证：肛门湿痒或痔疮初起。

灯芯草

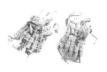

别名：龙须草、灯草、灯心

【植物形态】根茎横走，密生须根。茎簇生，直立，细柱形，内充满乳白色髓，占茎的大部分。叶鞘红褐色或淡黄色；叶片退化呈刺芒状。花序假侧生，聚伞状，多花，密集或疏散；花淡绿色，具短柄。

【药用部分】灯芯草的茎髓或全草。

【性味归经】性微寒，味甘、淡；归心、肺、小肠经。

【功效主治】清心降火、利尿通淋；主治热淋、水肿、小便不利、湿热黄疸、心烦不寐、小儿夜啼等。

【用法用量】煎汤服，1 ~ 3 克，鲜品 15 ~ 30 克。

【用药贴士】下焦虚寒、小便失禁者禁服。

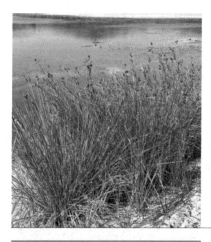
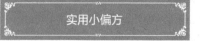
实用小偏方

药方：鲜灯芯草、车前草、凤尾草各 50 克。

用法：用淘米水煎服。

适应证：热淋。

地肤子

别名：扫帚子、扫帚菜子

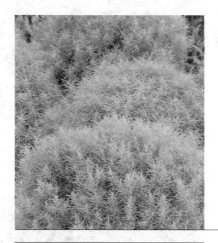

【植物形态】茎直立，多分枝，秋天常变为红紫色。单叶互生，稠密；叶片狭长圆形或长圆状披针形，先端渐尖，基部楔形，全缘，无毛或具短柔毛。花小，杂性，黄绿色，无梗，1朵或数朵生于叶腋。

【药用部分】地肤的成熟果实。

【性味归经】性寒，味甘、苦，归肾、膀胱经。

【功效主治】清热利湿、祛风止痒；主治小便不利、淋浊、带下、血痢、风疹、湿疹、皮肤瘙痒等。

【用法用量】煎汤内服，6～15克；入丸、散。

【用药贴士】内无湿热、小便过多者忌服；反螵蛸。

实用小偏方	药方：地肤子、桑白皮各10克，浮萍8克。 用法：水煎服。 适应证：肾炎水肿。

冬葵子

别名：葵子、葵菜子

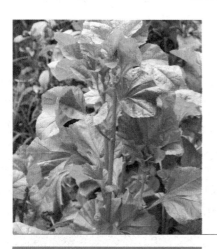

【植物形态】茎直立，圆柱形，多分枝，被星状长毛或近无毛。叶互生，肾形或近圆形，边缘有钝牙齿。花小，常簇生于叶腋；花瓣倒卵形。果实扁圆形，心皮无毛，淡棕色。

【药用部分】冬葵的果实或种子。

【性味归经】性寒，味甘，归大肠、小肠、膀胱经。

【功效主治】利水通淋、滑肠通便；主治淋病、水肿、大便不通、乳汁不行等。

【用法用量】煎汤内服，6～15克；入散剂。

【用药贴士】气虚下陷、脾虚肠滑者忌服。

实用小偏方	药方：冬葵子15克。 用法：水煎，兑白糖服下。 适应证：盗汗。

车前子

别名：车前实、猪耳朵稳子

【植物形态】多年生草本。地下茎粗短，须根发达，叶簇生于根茎上，没有茎的构造。叶宽卵形或椭圆形，波状缘，有长柄。花期春至夏季，穗状花序腋出，花序上着生多数小花，小花白色，无柄；萼片4枚，绿色，长椭圆形，先端尖而反卷；花冠筒很小，4裂。雄蕊4枚，抽出花外，花药卵形。

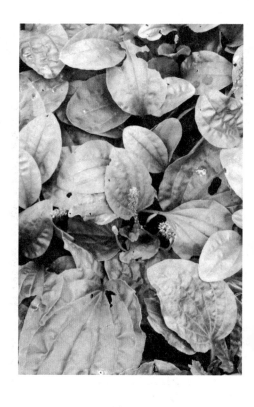

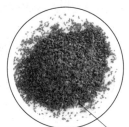

【药用部分】成熟种子。

【性味归经】性寒，味甘；归肝、肾、肺、小肠经。

【功效主治】清热利尿、渗湿通淋、明目、祛痰；主治水肿胀满、热淋涩痛、暑湿泄泻、目赤肿痛、痰热咳嗽等。

【用法用量】煎汤内服，9～15克，宜包煎。

【用药贴士】本品性寒滑利，肾虚精滑、寒证者与孕妇忌服。

实用小偏方

药方：车前子50克，川黄檗25克，白芍药10克，甘草5克。
用法：水煎徐徐服。
适应证：小便热秘不通。

药膳食疗方

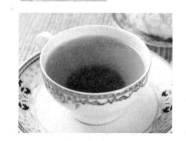

车前子茶
——清热利尿、渗湿消肿

/材料/车前子10克
/做法/砂锅中注入适量清水烧开，倒入备好的车前子，搅拌均匀。盖上盖，用小火煮约30分钟至其析出有效成分。揭盖，关火后盛出煮好的茶水，装入杯中。趁热饮用即可。

车前草

别名：牛舌草、虾蟆衣、蟾蜍草

【植物形态】多年生草本，连花茎可高达 50 厘米。具须根。基生叶；叶片卵形，先端尖或钝，基部狭窄成长柄，全缘或呈不规则的波状浅齿。常有 5 ~ 7 条弧形脉。花茎数个，具棱角，有疏毛；花淡绿色，每花有宿存苞片 1 枚，三角形；花冠小，膜质，花冠管卵形，裂片三角形，向外反卷。

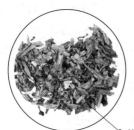

【药用部分】全草。

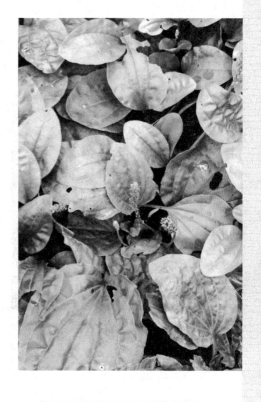

【性味归经】性寒，味甘；归肝、肾、肺、小肠经。

【功效主治】清热利尿、明目、解毒；主治热淋、石淋、血淋、尿血、白浊、带下、暑湿泻痢、衄血、肝热目赤、咽喉肿痛等。

【用法用量】煎汤内服，15 ~ 25 克；或者捣汁外敷患处。

【用药贴士】虚滑精气不固者禁用。

实用小偏方

药方： 生车前草适量。
用法： 洗净捣细，每次取 200 毫升，并用水调，滤清汁，饭前服。
适应证： 小肠有热、血淋急痛。

药膳食疗方

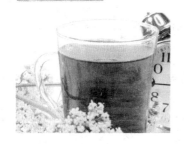

车前草茶
——清热解毒、利尿通淋

/材料/车前草 25 克；蜂蜜 30 克

/做法/ 砂锅中注入适量清水烧开，放入备好的车前草，搅散，盖上盖，烧开后转小火煲煮约 10 分钟，至其析出有效成分，掀盖，搅拌片刻，关火后盛出，装在茶杯中，饮用时加入蜂蜜调匀即可。

关木通

别名：木通马兜铃、东北木通

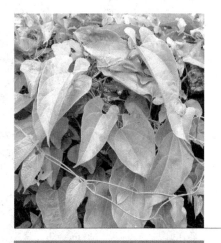

【植物形态】木质藤本。茎具灰色栓皮，有纵皱纹。叶互生；叶片圆心脏形，先端稍钝或尖，基部心形，全缘或微波状。花腋生。蒴果六面状圆筒形。花期5月，果期8～9月。

【药用部分】木通马兜铃的干燥的藤茎。

【性味归经】性寒，味苦；归心、小肠、膀胱经。

【功效主治】清热、利水、通淋、通经下乳；主治肾炎水肿、尿道炎、膀胱炎、小便不利、口舌生疮等。

【用法用量】煎汤内服，3～6克。

【用药贴士】本品有毒，用量不宜过大。

实用小偏方	药方：关木通6克，马齿苋50克。 用法：水煎服。 适应证：尿路感染、小便赤涩。

木通

别名：通草、附支、丁翁

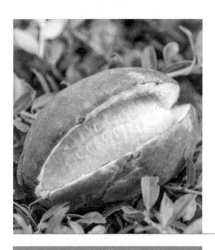

【植物形态】枝灰色，皮孔凸起。掌状复叶，小叶革质，椭圆形，先端圆而微凹，花雌雄同株，总状花序腋生，花紫色。蓇葖状浆果，成熟时紫色，沿腹缝线开裂。种子黑色，卵状长方形。

【药用部分】木通的木质茎。

【性味归经】性微寒，味苦；归心、小肠、膀胱经。

【功效主治】泻火行水、通利血脉；主治小便赤涩、胸中烦热、妇女经闭等。

【用法用量】煎汤内服，5～10克；入丸、散。

【用药贴士】内无湿热者及孕妇慎服。

实用小偏方	药方：木通150克，桑根白皮、石韦各75克。 用法：粗捣筛，每服5克，水煎服。 适应证：肠鸣腹大。

川木通

别名：怀木通、小木通、白木通

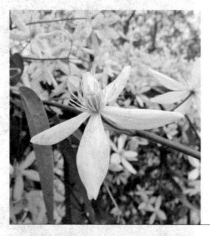

【植物形态】常绿攀缘性灌木。茎红紫色或黄褐色。3 出复叶对生；小叶卵状披针形或卵状长方形，先端尖长，边有粗锯齿。

【药用部分】小木通、绣球藤的茎藤。

【性味归经】性微寒，味淡、微苦；归心、肺、小肠、膀胱经。

【功效主治】清热利水、活血通乳；主治湿热癃闭、水肿、妇女乳难等。

【用法用量】煎汤内服，3 ~ 6 克。

【用药贴士】小便过多、精滑气弱者及孕妇忌用。

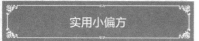

实用小偏方

药方：川木通、川贝母各 5 克，滑石粉 1 克。

用法：打粉，每次 9 克，沸水冲泡下。

适应证：胸闷腹胀。

石蒜

别名：乌蒜、老鸦蒜、龙爪草头

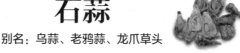

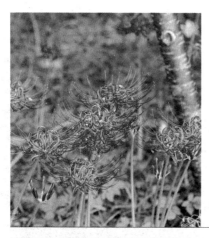

【植物形态】鳞茎阔椭圆形，或近球形，外被紫褐色鳞茎皮。叶丛生，线形或带形，肉质，上面青绿色，下面粉绿色。花茎在叶前抽出，伞形花序。

【药用部分】石蒜的鳞茎。

【性味归经】性温，味辛、甘；归肺、胃、肝经。

【功效主治】消肿、杀虫；主治淋巴结结核、疗疮疖肿、风湿关节痛、蛇咬伤、水肿等。

【用法用量】煎汤内服，1.5 ~ 3 克；外用捣敷或煎水熏洗。

【用药贴士】体虚、无实邪及素有呕恶的患者忌服。

实用小偏方

药方：鲜石蒜8个，蓖麻子70 ~ 80粒。

用法：共捣烂罨涌泉穴一昼夜，如未愈，再罨一次。

适应证：水肿。

通草

别名：白通草、大通草、方通草

【植物形态】茎粗壮，不分枝，幼时表面密被黄色星状毛或稍具脱落的灰黄色柔毛。茎髓大，纸质，聚生于茎顶；叶柄粗壮，圆筒形；托叶膜质，锥形，基部与叶柄合生；叶片纸质，倒卵状长圆形或卵状长圆形，全缘或有粗齿，上面无毛，下面密被白色星状茸毛。

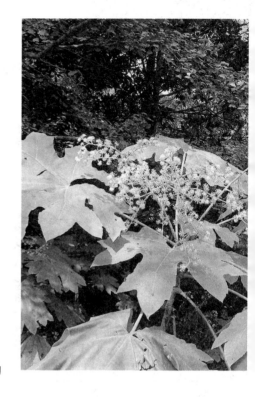

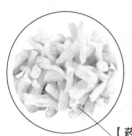

【药用部分】通脱木的茎髓。

【性味归经】性寒，味甘、淡；归肺、胃经。

【功效主治】清热利水、通乳；主治淋证涩痛、小便不利、水肿、黄疸、湿温病、小便短赤、产后乳少等。

【用法用量】煎汤服用，2~5克。

【用药贴士】气阴两虚、内无湿热的人慎服；孕妇慎服。

实用小偏方

药方： 通草、车前草、龙胆草、瞿麦各9克。

用法： 水煎服。

适应证： 膀胱积热尿闭。

药膳食疗方

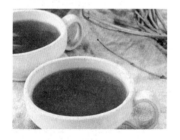

通草车前子茶
——清热利尿、消炎止痒

/材料/ 通草5克，车前子、白茅根各少许；冰糖4克

/做法/ 砂锅中注入适量清水烧热，倒入备好的药材，盖上盖，烧开后用小火煮约30分钟，至药材析出有效成分。揭盖，放入冰糖，拌匀，煮至冰糖溶化。关火后盛出药茶，滤入杯中即可。

石韦

别名：石皮、石兰、单叶草

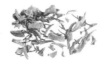

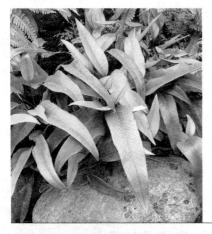

【植物形态】根茎细长，密被深褐色披针形的鳞片；根须状，深褐色，密生鳞毛。叶疏生，叶片披针形、线状披针形或长圆状披针形。

【药用部分】石韦的全草。

【性味归经】性微寒，味甘、苦；归肺、膀胱经。

【功效主治】利水通淋、清肺化痰、凉血止血；主治淋证、水肿、小便不利、痰热咳喘、咯血、吐血、衄血、崩漏及外伤出血等。

【用法用量】煎汤内服，9～15克；研末入散剂。

【用药贴士】阴虚及无湿热者忌服。

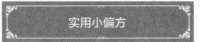实用小偏方	药方：石韦、车前子各等份。 用法：研为粗末，每次取25克，煎水，去渣温服。 适应证：热淋、小便不利。

石楠

别名：石眼树、凿木

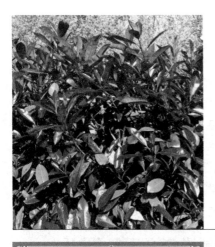

【植物形态】枝光滑，叶片革质，长椭圆形、长倒卵形、倒卵状椭圆形。复伞房花序多而密；花序梗和花柄无皮孔；花白色，花瓣近圆形，内面近基部无毛。

【药用部分】石楠的叶或带叶嫩枝。

【性味归经】性平，味辛、苦，有小毒；归肝、肾经。

【功效主治】祛风补肾；主治头风头痛、腰膝无力、风湿筋骨疼痛等。

【用法用量】煎汤内服，3～10克；入丸、散。

【用药贴士】阴虚火旺者忌服；反小蓟。

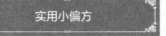实用小偏方	药方：石楠叶、川芎、白芷各4.5克。 用法：水煎服。 适应证：头风头痛。

萆薢

别名：百枝、竹木、白菝葜

【植物形态】多年生缠绕草质藤本。根茎姜块状，断面姜黄色，表面有须根。茎左旋，有时密被黄色柔毛。单叶互生；叶片三角状心形或卵状披针形，先端渐尖，边缘波状或近全缘。花雌雄异株。

【药用部分】根茎。

【性味归经】性平，味苦；归肾、胃经。

【功效主治】利湿浊、祛风湿；主治膏淋、白浊、带下、疮疡、湿疹、风湿痹痛。

【用法用量】煎汤内服，取10～15克；或入丸、散。

【用药贴士】肾虚阴亏者忌服。

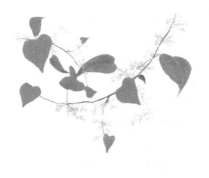

实用小偏方

药方：萆薢6克，附子4.5克。

用法：煎汤内服。

适应证：阴痿失溺。

金针菜

别名：萱草花、黄花菜、宜男花

【植物形态】具短的根茎和肉质、肥大的纺锤状块根。叶基生，叶片条形。花葶长短不一，有分枝；蝎尾状聚伞花序复组成圆锥形，多花，有时可达100朵；花柠檬黄色，具淡的清香味，花梗很短。

【药用部分】萱草的花蕾。

【性味归经】性凉，味甘。

【功效主治】利湿热、宽胸膈；主治小便赤涩、黄疸、胸膈烦热、夜少安寐、便血。

【用法用量】煎汤，15～30克；或煮汤、炒菜。

【用药贴士】患有皮肤瘙痒者禁服。

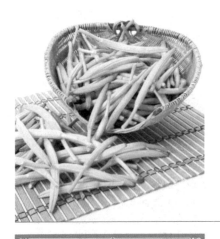

实用小偏方

药方：鲜金针菜或全草15克，茅根15克。

用法：水煎服。

适应证：咯血、吐血、衄血、发热口渴。

海金沙

别名：左转藤灰、海金砂

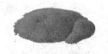

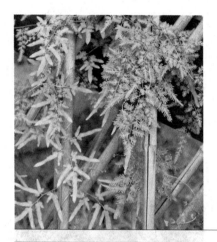

【植物形态】根须状，黑褐色；根状茎近褐色，细长而横走。叶二型，多数，草质；营养叶尖三角形，叶互生，卵圆形；二回羽片 2～3 对，掌状 3 裂，裂片短而阔，边缘有不规则的浅圆齿。

【药用部分】海金沙的孢子。

【性味归经】性寒，味甘、淡；归小肠、膀胱经。

【功效主治】利水通淋、清热解毒；主治热淋血淋、砂淋白浊、女子带下、水湿肿满、湿热泻痢等。

【用法用量】煎汤内服，5～9 克，包煎；研末服。

【用药贴士】肾阴亏虚者慎服。

实用小偏方	药方：海金沙、金钱草、车前草各 30 克。 用法：水煎服。 适应证：尿路结石。

黑种草子

别名：腺毛黑种草子

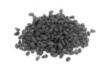

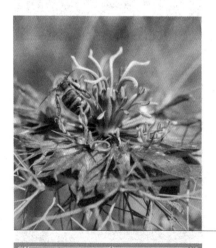

【植物形态】茎有少数纵棱，被短腺毛和短柔毛，叶片卵形。花萼片白色或带蓝色，卵形，基部有短爪，无毛；花瓣有短爪，披针形；雄蕊无毛，花药椭圆形。

【药用部分】黑种草的干燥成熟种子。

【性味归经】性温，味甘、辛。

【功效主治】补肾健脑、通经、通乳、利尿；主治耳鸣健忘、经闭乳少、热淋、石淋。

【用法用量】煎汤内服，6～15 克。外用捣敷。

【用药贴士】孕妇及热性病患者禁用。

实用小偏方	药方：黑种草子 15 克，小茴香 6 克，赤芍 9 克。 用法：水煎服。 适应证：月经不调、闭经。

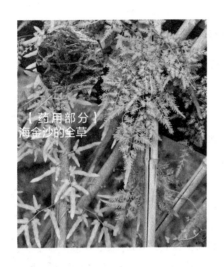
【药用部分】
海金沙的全草

海金沙藤

【植物形态】根茎细而匍匐，呈干草色。叶为1～2回羽状复叶；能育羽片卵状三角形，小叶卵状披针形；不育羽片尖三角形，与能育羽片相似。

【性味归经】性寒，味甘，无毒；归小肠、膀胱、肝经。

【功效主治】清热解毒、利水通淋；主治尿路感染、尿路结石、白浊带下、小便不利、肾炎水肿等。

【用法用量】煎汤服，9～30克，鲜品30～90克。

【用药贴士】肾阴亏虚者慎服。

猫须草

【植物形态】茎枝四方形，紫褐色。叶对生；卵状披针形，边缘在中部以上有锯齿，两面被毛，下面具腺点。花淡紫色，总状花序式排列于枝顶。小坚果球形，表面有网纹。

【性味归经】性凉；味甘、淡、微苦。

【功效主治】清热利湿、通淋排石；主治急慢性肾炎、膀胱炎、尿路结石、胆结石、风湿性关节炎等。

【用法用量】煎汤内服，30～60克。

【用药贴士】忌生冷辛辣。

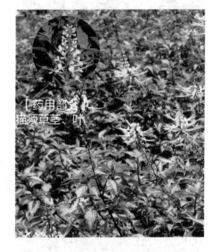
【药用部分】
猫须草茎、叶

磨盘草

【植物形态】主茎直立，分枝多，全株均被灰色短柔毛。叶互生，托叶线形；叶呈卵圆形或近圆形，先端短尖或渐尖，边缘具不规则的锯齿。

【性味归经】性平，味甘、淡；归肾经。

【功效主治】草：疏风清热、益气通窍、祛痰润肺；根：清热利湿、通窍、祛风活血；主治感冒、久热不退、肺结核、流行性腮腺炎、耳鸣、耳聋等。

【用法用量】干品25～200克，水煎服。

【用药贴士】孕妇慎用，阴虚火旺者忌用，勿久服。

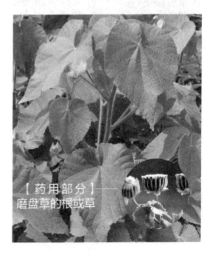
【药用部分】
磨盘草的根或草

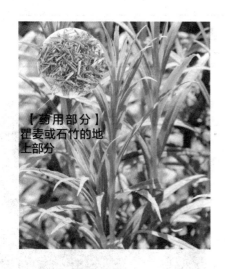

【药用部分】
瞿麦或石竹的地
上部分

瞿麦

【植物形态】茎丛生，直立，无毛，叶互生，线形或线状披针形，先端渐尖，基部呈短鞘状包茎。花单生或数朵集成稀疏式分枝的圆锥花序。蒴果长圆形，与宿萼近等长。种子黑色。

【性味归经】性微寒，味苦；归心、肾、小肠、膀胱经。

【功效主治】利小便、清湿热、活血通经；主治小便不通、热淋、血淋、石淋、闭经、目赤肿痛等。

【用法用量】煎汤内服，3～10克；入丸、散。

【用药贴士】下焦虚寒、小便不利以及妊娠者禁服。

小通草

【植物形态】叶互生，膜质，长椭圆形或卵状披针形，先端渐尖，总状花序下垂；苞片卵状三角形或近三角形；萼片4，浅绿色或近黄绿色；花瓣椭圆状卵形，黄色。浆果球形，黑棕色。

【性味归经】性平，味淡，无毒；归肺、胃经。

【功效主治】利尿渗湿；主治热病小便赤黄或尿闭、湿热痛、淋等症。

【用法用量】煎汤内服，5～10克。

【用药贴士】孕妇及小便多者忌用。

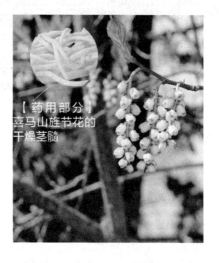

【药用部分】
喜马山旌节花的
干燥茎髓

酢浆草

【植物形态】根茎细长，茎细弱，常褐色，匍匐或斜生，小叶3片，倒心形，先端凹，基部宽楔形，上面无毛。花单生或数朵组成腋生伞形花序，黄色。

【性味归经】性寒，味酸；归肺、脾经。

【功效主治】清热利湿、解毒消肿，主治感冒发热、肠炎、尿路感染、尿路结石、神经衰弱、湿疹等。

【用法用量】煎汤，10～20克（鲜者50～100克）；捣汁或研末；外用煎水洗、捣敷。

【用药贴士】孕妇及体虚者慎用。

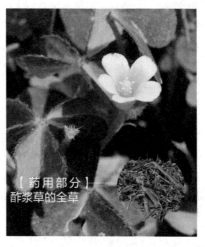

【药用部分】
酢浆草的全草

鸡骨草

别名：红母鸡草、黄食草

【植物形态】木质藤本，常披散地上或缠绕其他植物上。主根粗壮，深红紫色，幼嫩部分密被黄褐色毛。双数羽状复叶，小叶倒卵状矩圆形或矩田形，先端截形而有小锐尖，下面被紧贴的粗毛；托叶成对着生，线状披针形；小托叶呈锥尖状。总状花序腋生；萼钟状；花冠突出，淡紫红色。

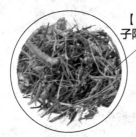

【药用部分】广东相思子除去荚果的全株。

【性味归经】性凉，味甘、微苦；归肝、胃经。

【功效主治】清热解毒、舒肝止痛；主治黄疸、胁肋不舒、胃脘胀痛、急慢性肝炎、乳腺炎等。

【用法用量】煎汤，15 ~ 25克，或入丸、散；外用捣敷。

【用药贴士】凡体弱虚寒者慎用。

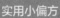

实用小偏方

药方：鸡骨草60克。
用法：水煎，日分2次服。
适应证：湿热黄疸。

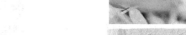

药膳食疗方

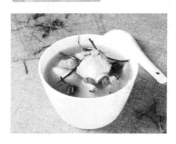

鸡骨草排骨汤
——清热解毒、益气补血

/材料/排骨400克，鸡骨草30克，枸杞20克，葱、姜少许；盐适量
/做法/排骨汆水，砂锅注水，倒入排骨、鸡骨草、枸杞、姜、葱，煮熟，加入盐，搅匀调味，将煮好的汤盛出装入碗中即可。

茵陈

别名：因尘、菌陈蒿

【植物形态】多年生草本或半灌木状。茎直立，基部木质化，表面黄棕色，具纵条纹，多分枝；幼时全体有褐色丝状毛，成长后近无毛。叶1～3回羽头深裂，下部裂片较宽短；中部叶裂片细长如发；上部叶羽头分裂，3裂或不裂。头状花序小而多，密集成复总状；花黄色，管状。

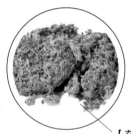

【药用部分】嫩茎叶。

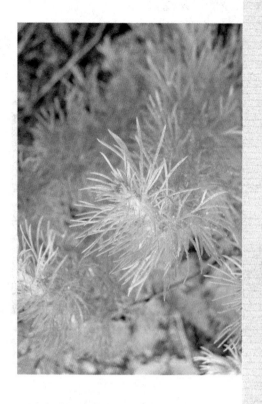

【性味归经】性微寒，味苦、辛；归脾、胃、肝、胆经。

【功效主治】清热利湿、退黄；主治黄疸、小便不利、湿疮瘙痒等。

【用法用量】煎汤内服，10～15克；入丸、散。

【用药贴士】因脾虚血亏而致的虚黄、萎黄者一般不宜使用；蓄血发黄者禁用。

实用小偏方

药方：茵陈200克，黄芩、大黄各150克，枳实100克。

用法：捣末，加蜂蜜做成如梧桐子大小的丸，空腹时以米汤调服20丸。

适应证：黄疸。

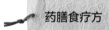
药膳食疗方

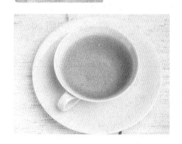

金钱草茵陈茶
——清热解毒、利湿退黄

/材料/金钱草5克，茵陈5克

/做法/砂锅中注入适量清水烧热，倒入备好的金钱草、茵陈，搅拌均匀，盖上锅盖，用大火煮15分钟至药材析出有效成分，关火后盛出煮好的药汁，滤入杯中即可。

田基黄

别名：地耳草、七寸金、雀舌草

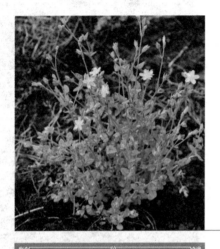

【植物形态】全株无毛。根多须状。茎丛生，直立或斜上，有4棱，基部节处生细根。单叶对生；无叶柄；叶片卵形或广卵形，先端钝，基部抱芭，斜上，全缘，上面有微细透明油点。

【药用部分】地耳草的全草。

【性味归经】性凉，味甘、苦；归肺、肝、胃经。

【功效主治】清热利湿、解毒、散瘀消肿；主治湿热黄疸、泄泻、痢疾、肠痛、痈疖肿毒、乳蛾等。

【用法用量】煎汤，15 ~ 30克，鲜品30 ~ 60克。

【用药贴士】孕妇慎用。

实用小偏方

药方：田基黄、鸡骨草、金钱草各50克。
用法：水煎服。
适应证：黄疸。

垂盆草

别名：狗牙半支、石指甲

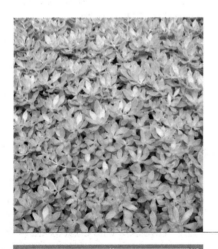

【植物形态】不育枝匍匐生根，结实枝直立。叶3片轮生，倒披针形至长圆形，顶端尖。聚伞花序疏松；花淡黄色，无梗；花瓣披针形至长圆形。种子细小，卵圆形。

【药用部分】垂盆草的新鲜或干燥全草。

【性味归经】性凉，味甘、淡；归肝、胆、小肠经。

【功效主治】清利湿热、解毒；主治湿热黄疸、小便不利、痈肿疮疡、急慢性肝炎等。

【用法用量】煎汤内服，15 ~ 30克；外用捣敷。

【用药贴士】脾胃虚寒者慎服。

实用小偏方

药方：垂盆草30克，马齿苋30克。
用法：水煎服，每日1剂。
适应证：肠炎、痢疾。

虎杖

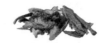

别名：九龙根、苦杖、斑杖

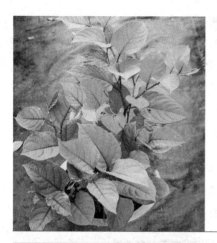

【植物形态】根茎横卧地下，木质，黄褐色，节明显。茎直立，圆柱形。单叶互生，宽卵形至近圆形，先端短尖，花单性，雌雄异株，圆锥花序腋生；花小而密，白色；花梗较长，上部有翅。

【药用部分】虎杖的根茎及根。

【性味归经】性微寒，味苦；归肝、胆、肺经。

【功效主治】活血祛瘀、利湿退黄、清热解毒；主治妇女经闭、痛经、产后恶露不下、症瘕积聚等。

【用法用量】煎汤内服，15～50克；浸酒或入丸。

【用药贴士】孕妇禁服。

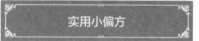

实用小偏方

药方：虎杖150克，凌霄花、没药各50克。

用法：研为末，热酒每服5克。

适应证：月经不调。

积雪草

别名：崩大碗、马蹄草、雷公根

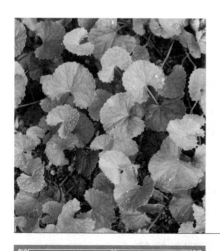

【植物形态】茎光滑或稍被疏毛，节上生根。单叶互生，叶片圆形或肾形，边缘有钝齿，伞形花序单生，伞梗生于叶腋，短于叶柄；每一花梗的顶端有花3～6朵，通常聚生成头状花序。

【药用部分】积雪草的干燥全草。

【性味归经】性寒，味苦、辛；归肝、脾、肾经。

【功效主治】清热利湿、解毒消肿；主治湿热黄疸、中暑腹泻、砂淋血淋、痈肿疮毒、跌打损伤等。

【用法用量】煎汤，9～15克（鲜者15～30克）。

【用药贴士】虚寒者不宜。

实用小偏方

药方：积雪草、冰糖各50克。

用法：水煎服。

适应证：湿热黄疸。

金钱草

别名：地蜈蚣、蜈蚣草

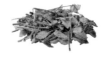

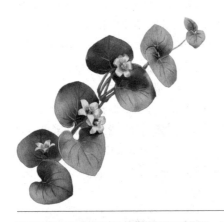

【植物形态】茎柔弱，平卧延伸，表面灰绿色或带红紫色。叶对生；叶片卵圆形、近圆形以至肾圆形，先端锐尖或圆钝以至圆形，基部截形至浅心形。

【药用部分】金钱草的全草。

【性味归经】性微寒，味甘、咸；归肝、胆、肾、膀胱经。

【功效主治】清热利湿、通淋排石、解毒；主治湿热黄疸，热淋，肾炎水肿，肝、胆及泌尿系结石等。

【用法用量】煎汤服，15～60克；外用煎水洗。

【用药贴士】风湿性关节炎、肩周炎者不宜煎水洗。

实用小偏方

药方： 金钱草、车前草各适量。

用法： 水煎服。

适应证： 尿结石。

瘤毛獐牙菜

别名：獐牙菜、当药

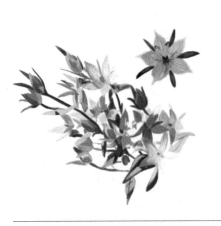

【植物形态】茎直立，紫色。叶片线状披针形，先端渐尖。圆锥状复聚伞花序多花，开展，花冠蓝紫色，具深色脉纹，裂片披针形。

【药用部分】瘤毛獐牙菜的全草。

【性味归经】性寒，味苦；归肝、胃、大肠经。

【功效主治】清火解毒、利湿、健脾；主治湿热黄疸、痢疾、胃炎、消化不良等。

【用法用量】煎汤内服，3～10克；研末冲服；外用捣烂外敷；取汁外涂。

【用药贴士】孕妇忌用。

实用小偏方

药方： 瘤毛獐牙菜15克。

用法： 用水煎服。

适应证： 黄疸型传染性肝炎。

乌蔹莓

别名：母猪藤、红母猪藤

【植物形态】多年生蔓生草本。叶为掌状复叶，先端短尖，基部楔形或圆形。

【药用部分】乌蔹莓的全草。

【性味归经】性寒，味甘；归心、肝、胃经。

【功效主治】解毒消肿、活血散瘀、利尿、止血；主治咽喉肿痛、目翳、咯血；外用治痈肿、丹毒、腮腺炎、跌打损伤等。

【用法用量】煎汤内服，25～50克；外用适量，研末调敷或取汁涂患处。

【用药贴士】孕妇忌用。

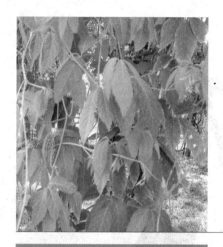

实用小偏方

药方：乌蔹莓叶适量。

用法：捣烂，炒热，用醋泼过，罨患处。

适应证：无名肿毒。

溪黄草

别名：熊胆草、山熊胆、风血草

【植物形态】茎直立，四方形，分枝，稍被毛。叶对生，揉之有黄色液汁；卵形至卵状椭圆形。先端短尖。花细小，淡紫色，集成聚伞花序。

【药用部分】溪黄草的全草。

【性味归经】性寒，味苦；归肝、胆、大肠经。

【功效主治】清热利湿、凉血散瘀；主治急性肝炎、急性胆囊炎、痢疾、肠炎、癃闭、跌打瘀肿。

【用法用量】煎汤内服，15～30克；外用适量，捣敷；或研末搽。

【用药贴士】脾胃虚寒者慎服。

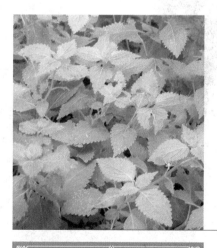

实用小偏方

药方：溪黄草鲜叶适量。

用法：捣成汁后冲服。

适应证：湿热下痢。

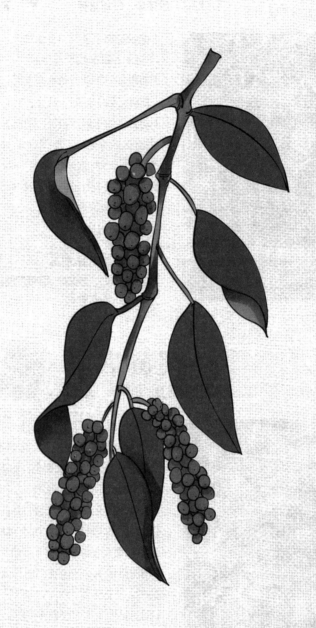

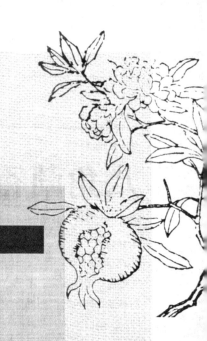

第九章

温里化湿药

凡能温里祛寒，用以治疗里寒症候的药物，均可称为温里药，又称祛寒药。温里药性偏温热，具有温中祛寒及益火扶阳等作用，适用于里寒之症。温里祛寒即是《内经》所说的"寒者温之"的意义。

化湿药，大多气味芳香，主要适用于湿困脾胃、身体倦怠、脘腹胀闷、胃纳不馨、口甘多涎、大便溏薄、舌苔白腻等症。此外，对湿温、暑温诸症亦有治疗作用。

/温/里/药/

八角茴香

别名：大茴香、八角

【植物形态】常绿乔木，10～14米，树皮灰色至红褐色。单叶互生，革质，披针形至长椭圆形。花瓣淡粉红色，广卵圆形或长圆形。果呈星芒状排列，幼时绿色，成熟时红棕色，开裂。种子扁卵形，棕色有光泽。

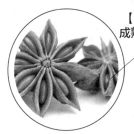

【药用部分】八角茴香的成熟果实。

【性味归经】性温，味甘、辛；归脾、肾经。

【功效主治】温阳、散寒、理气；主治中寒呕逆、寒疝腹痛等。

【用法用量】煎汤内服，5～10克；或入丸、散；或泡酒。

【用药贴士】阴虚火旺者慎服。

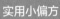
实用小偏方

药方：八角茴香、小茴香各15克，乳香少许。
用法：水煎服。
适应证：小肠气坠。

药膳食疗方

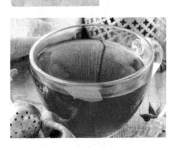

八角肉桂暖身酒
——补气养血、温暖四肢

/材料/ 八角25克，枸杞40克，当归35克，高粱酒500毫升

/做法/ 取干净玻璃罐，倒入枸杞、当归、八角，注入适量的高粱酒，盖上盖子，扣紧，置于阴凉处浸泡约7天即可。

丁香

别名：丁子香、雄丁香、公丁香

【植物形态】常绿乔木，高达10米。叶对生；叶柄明显；叶片长卵形或长倒卵形。花芳香，子房下位，与萼管合生，花柱粗厚，柱头不明显。浆果红棕色，长椭圆形，先端宿存萼片。种子长方形。

【性味归经】性温，味辛；归胃、脾、肾经。

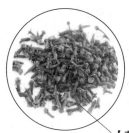

【药用部分】丁香的花蕾。

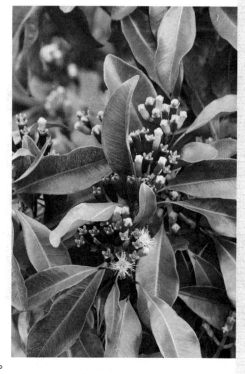

【功效主治】温中暖肾、降逆止呕；主治呃逆不止、呕吐、反胃、胃中冷痛、冷积便秘、腹痛、宫寒痛经等。

【用法用量】煎汤内服，1.5～5克，或入丸、散；外用研末调敷。

【用药贴士】热病及阴虚内热者忌服。

实用小偏方

药方：丁香、半夏各50克。
用法：研为细末，姜汁和丸，如绿豆大，姜汤下20～30丸。
适应证：小儿吐逆。

药膳食疗方

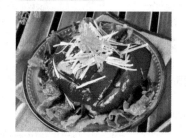

天福酱肘子
——温里祛湿、增强免疫力

/材料/猪肘900克，生菜20克，丁香、香葱、姜片适量；冰糖5克，老抽5毫升，盐、食用油各适量
/做法/猪肘汆水放入砂锅，热锅注油，将冰糖炒化变色，注水，倒入所有的香料，加入盐、老抽，制成酱汁注入砂锅，煮熟后将猪肘切方花刀装盘即可。

荜拨

别名：荜拨没

【植物形态】多年生草质藤本。茎下部匍匐，枝横卧，质柔软，幼时密被短柔毛。花单性，雌雄异株，穗状花序；雄穗总花梗被短柔毛。浆果卵形，先端尖，部分陷入花序轴与之结合。

【药用部分】荜拨的未成熟果穗。

【性味归经】性热，味辛；归脾、胃经。

【功效主治】温中、散寒、下气、止痛；主治心腹冷痛、呕吐吞酸、肠鸣泄泻等。

【用法用量】煎汤内服，2.5～5克；或入丸、散。

【用药贴士】实热郁火、阴虚火旺者均忌服。

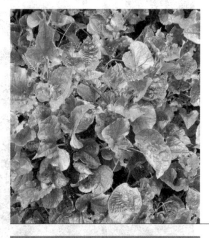

实用小偏方

药方：荜拨2000克，高良姜、干姜各3000克。
用法：研末为丸，如梧桐子大，每服20粒。
适应证：伤寒积冷、泄泻肠鸣、自汗。

荜澄茄

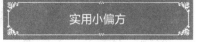

别名：澄茄、毗陵茄子、毕茄

【植物形态】叶互生，椭圆状卵形或长卵形，先端渐尖，基部圆形或斜心形，全缘，两面均光滑无毛。花单性，雌雄异株；花小，白色。核果球形，直径约5毫米，黑褐色。

【药用部分】荜澄茄的果实。

【性味归经】性温，味辛；归脾、肾、胃、膀胱经。

【功效主治】温中散寒、行气止痛、暖肾；主治胃寒呕逆、肠鸣泄泻等。

【用法用量】煎汤内服，1～5克；或入丸、散。

【用药贴士】阴虚血分有热、发热咳嗽者禁用。

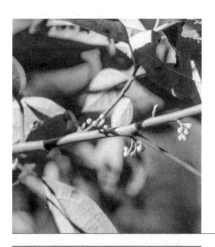

实用小偏方

药方：荜澄茄适量。
用法：研末为丸，如梧桐子大，每服70丸。
适应证：脾胃虚弱、胸膈不快、不进饮食。

附子

别名：草乌、乌药、盐乌头

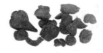

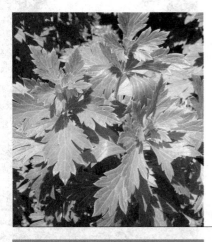

【植物形态】多年生草本。块根通常2个连生，条排纺锤形至倒卵形，外皮黑褐色。叶互生，革质，有柄。果长圆形，具横脉，花柱宿存，芒尖状。

【药用部分】乌头属植物的子根的加工品。

【性味归经】性热，味甘、辛，有毒；归心、肾、脾经。

【功效主治】回阳救逆、补火助阳、散寒除湿；主治亡阳欲脱、肢冷脉微、阳痿宫冷等。

【用法用量】煎汤内服，3～9克（炮制品）。

【用药贴士】阴虚阳盛及孕妇均禁服。

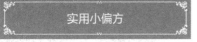

实用小偏方

药方：附子1枚，甘草100克，干姜75克。

用法：上三味，水煎服。

适应证：吐利汗出、发热恶寒、手足厥冷。

干姜

别名：白姜、均姜、干生姜

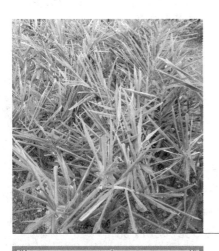

【植物形态】根茎肥厚，断面黄白色，有浓厚的辛辣气味。叶互生，排成2列，无柄，几抱茎；叶片披针形至线状披针形，先端渐尖，基部狭。穗状花序，椭圆形；蒴果。种子多数，黑色。

【药用部分】姜的干燥根茎。

【性味归经】性热，味辛；归脾、胃、肺经。

【功效主治】温中逐寒、回阳通脉；主治心腹冷痛、吐泻、肢冷脉微等。

【用法用量】煎汤内服，2.5～7.5克。

【用药贴士】阴虚内热、血热妄行者忌服。

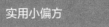

实用小偏方

药方：干姜适量。

用法：研末，温酒送服。

适应证：卒心痛。

羊肉

别名：山羊肉、绵羊肉

【植物形态】体长 1～1.2 米，体重 10～35 千克。头长，颈短，耳大，吻狭长。雌雄额部均有角 1 对，雄性者角大；角基部略呈三角形，尖端略向后弯，角质中空，表面有环纹或前面呈瘤状。雄者颌下有总状长须。四肢细，尾短。全体被粗直短毛，毛色有白、黑、灰和黑白相杂等多种。

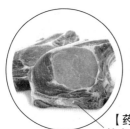

【药用部分】山羊或绵羊的肉。

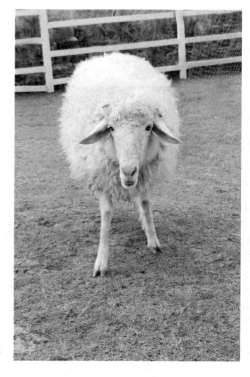

【性味归经】性热，味甘；归脾、胃、肾经。

【功效主治】益气补虚、温中暖下；主治虚劳羸瘦、腰膝酸软、产后虚冷、腰脊酸胀冷痛、阳痿、遗精等。

【用法用量】煮食或煎汤食用，125～250 克；或入丸剂。

【用药贴士】凡外感时邪或内有宿热者忌服。

实用小偏方

药方：羊肉 500 克，当归 150 克，生姜 150 克。
用法：水煎服。
适应证：产后腹中疠痛及腹中寒疝、虚劳不足。

药膳食疗方

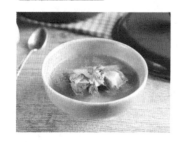

清炖羊肉
——温中补虚、暖身祛寒

/材料/ 羊肉块 350 克，白萝卜 150 克，姜片 20 克；料酒 20 毫升，盐 3 克，鸡粉 2 克

/做法/ 白萝卜切段，羊肉块汆水，砂锅注水，倒入羊肉块、姜片、料酒，炖熟，倒入白萝卜，煮烂，加入盐、鸡粉，将煮好的羊肉汤盛出，装入碗中即可。

胡椒

别名：黑胡椒

【植物形态】常绿藤本。茎长达5米，多节，节处略膨大，幼枝略带肉质。叶互生，革质，阔卵形或卵状长椭圆形。花单性，雌雄异株。浆果球形，稠密排列，果穗圆柱状，幼时绿色，熟时红黄色。种子小。

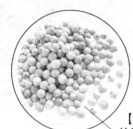

【药用部分】胡椒未成熟的果实。

【性味归经】性热，味辛；归胃、大肠经。

【功效主治】温中、下气、消痰、解毒；主治寒痰食积、胃寒疼痛、腹冷痛、反胃、胃寒呕吐、冷积便秘等。

【用法用量】煎汤内服，2.5～5克；或入丸、散；外用研末调敷或置膏药内贴之。

【用药贴士】阴虚有火者忌服。

实用小偏方

药方：胡椒49粒，乳香5克。
用法：研末，男加用生姜，女加用当归，酒下。
适应证：心下大痛。

药膳食疗方

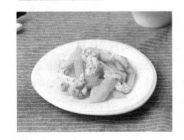

柠檬胡椒虾仁
——温中下气、增强体质

/材料/虾仁120克，西芹65克，柠檬汁50毫升；胡椒粉2克，盐2克，黄油、黑胡椒粉、水淀粉各少许

/做法/西芹切块汆水，虾仁切段加1克盐、黑胡椒粉、柠檬汁腌渍，将黄油放入热锅中融化，放入虾仁炒熟，倒入西芹，加入胡椒粉、盐，炒熟盛出即可。

花椒

别名：大椒、秦椒、蜀椒

【植物形态】灌木或小乔木，高 3 ～ 6 米。茎枝疏生略向上斜的皮刺。叶互生，椭圆形至广卵形。伞房状圆锥花序，顶生或顶生于侧枝上，花柱略外弯，柱头头状。种子 1，黑色，有光泽。花期 3 ～ 5 月，果期 7 ～ 10 月。

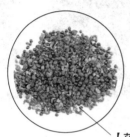

【药用部分】花椒的果皮。

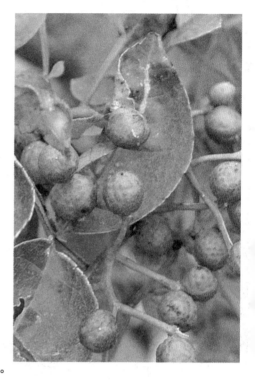

【性味归经】性温，味辛，有毒；归脾、肺、肾经。

【功效主治】温中散寒、除湿止痛；主治积食停饮、心腹冷痛、消化不良、冷积便秘、虫积腹痛、反胃等。

【用法用量】煎汤内服，3.5 ～ 7.5 克；或入丸、散；外用研末调敷或煎水浸洗。

【用药贴士】阴虚火旺者忌服，孕妇慎服。

实用小偏方

药方：花椒 50 克，肉豆蔻 25 克。
用法：上为细末，粳米饭和丸黍米大，每服 10 粒，饮下。
适应证：夏伤湿冷、泄泻不止。

药膳食疗方

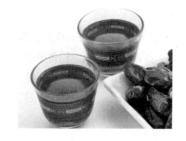

花椒姜枣汤
——温中散寒、养血除湿

/材料/ 红枣 15 克，花椒 8 克，姜片 10 克

/做法/ 将洗净的红枣用刀拍扁，备用，砂锅中注入适量清水烧热，倒入备好的姜片、花椒、红枣，搅拌匀。盖上锅盖，烧开后转小火煮约 30 分钟至食材析出有效成分，关火后盛出煮好的汤汁滤入碗中即可。

肉桂

别名：玉桂、牡桂、菌桂

【植物形态】常绿乔木，高 12 ~ 17 米。树皮呈灰褐色，芳香，幼枝略呈四棱形。叶互生，革质，长椭圆形。浆果球形，先端稍平截，暗紫色，外有宿存花被。种子长卵形，紫色。

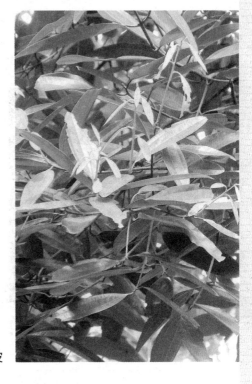

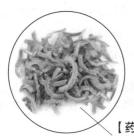

【药用部分】肉桂的干皮及枝皮。

【性味归经】性大热，味甘、辛；归肾、脾经。

【功效主治】补充元阳、暖养脾胃、温除积冷；主治命门火衰、肢冷脉微、宫寒痛经、阳痿、遗精、早泄等。

【用法用量】煎汤内服，2.5 ~ 7.5 克；或入丸、散；外用研末调敷或浸酒涂擦。

【用药贴士】阴虚火旺者忌服，孕妇慎服。

实用小偏方

药方：肉桂 150 克，生姜 150 克，枳实 5 枚。

用法：加水 1 升，煮取 300 毫升，温时分 3 次服完。

适应证：心下牵急懊痛。

药膳食疗方

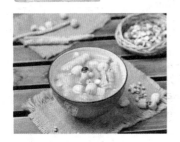

生姜肉桂猪肚汤
——温中补虚、暖养脾胃

/材料/ 肉桂15克，莲子75克，猪肚350克，姜片20克；盐2克，鸡粉2克

/做法/ 猪肚切条汆水，砂锅注水，放入姜片、药材、猪肚，炖熟，放入盐、鸡粉，搅拌均匀，至食材入味，盛出炖煮好的汤料，装入碗中即可。

吴茱萸

别名：吴萸、茶辣

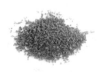

【植物形态】落叶或小乔木，高2.5～5米。幼枝、叶轴、小叶柄均密被黄褐色长柔毛。单数羽状复叶，对生。花柱粗短，柱头头状。蒴果扁球形。

【药用部分】吴茱萸的未成熟果实。

【性味归经】性热，味辛、苦，有毒；归肝、胃经。

【功效主治】温中、止痛、理气、燥湿；主治呕逆吞酸、厥阴头痛、脏寒吐泻等。

【用法用量】煎汤内服，2.5～10克；或入丸、散；外用蒸热熨，研末调敷或煎水洗。

【用药贴士】阴虚火旺者忌服。

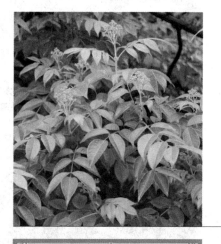

实用小偏方

药方：茱萸橘、橘皮、附子（去皮）各50克。
用法：研为末，面糊丸，如梧桐子大，每次70丸。
适应证：头痛。

小茴香

别名：谷香、香

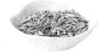

【植物形态】茎直立，圆柱形，上部分枝，灰绿色，表面有细纵纹。双悬果，卵状长圆形，外表黄绿色，顶端残留黄褐色柱基，分果椭圆形，有5条隆起的纵棱，每个棱槽内有一个油管。

【药用部分】茴香的果实。

【性味归经】性温，味辛；归肾、膀胱、胃经。

【功效主治】温肾散寒、和胃理气；主治寒疝、少腹冷痛、肾虚腰痛等。

【用法用量】煎汤内服，5～15克；或入丸、散。

【用药贴士】阴虚火旺者慎服。

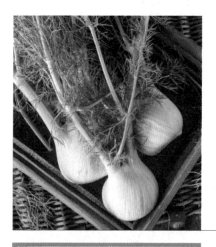

实用小偏方

药方：小茴香5克，杏仁5克，葱白25克。
用法：上为末，每服15克，温胡桃酒调下。
适应证：小肠气痛不可忍。

高良姜

别名：良姜、小良姜、蛮姜

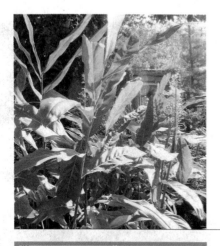

【植物形态】根茎圆柱状，红棕色，节处具环形膜质鳞片，节上生根。茎丛生，直立。叶片狭线状披针形。圆锥形总状花序，顶生，花稠密。蒴果不开裂，球形，熟时橘红色。种子棕色。

【药用部分】高良姜的根状茎。

【性味归经】性热，味辛；归脾、胃经。

【功效主治】温胃散寒、消食止痛；主治脘腹冷痛、胃寒呕吐、嗳气吞酸等。

【用法用量】煎汤内服，2.5～7.5克；或入丸、散。

【用药贴士】阴虚有热者忌服。

实用小偏方

药方：高良姜、槟榔各等份。
用法：研为细末，米饮调下。
适应证：心脾痛。

红豆蔻

别名：大良姜、山姜

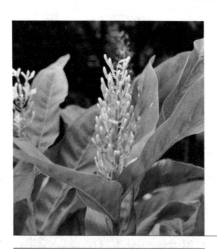

【植物形态】干燥果实椭圆球形。一端有一小凹点，另一端冠以残留的淡黄色花被，外皮红棕色或枣红色，略皱缩，质薄，手捻之即碎。内含6粒种子，呈扁圆四面形或三角状多面形，黑棕色或红棕色。

【药用部分】大高良姜的果实。

【性味归经】性温，味辛；归手、足太阴经。

【功效主治】散寒、燥湿、消食；主治脘腹冷痛、呕吐泄泻、噎膈反胃等。

【用法用量】煎汤内服，4～7.5克；外用调搽。

【用药贴士】阴虚有热者忌服。

实用小偏方

药方：红豆蔻3克，莱菔子、苏子各6克。
用法：水煎，白天分2次服完。
适应证：慢性气管炎、咯痰不爽。

/化/湿/药/

苍术

别名： 赤术、枪头菜

【植物形态】多年生草本，高 30 ~ 80 厘米。根茎粗大不整齐。茎单一，圆而有纵棱，上部稍有分枝。叶互生，革质而厚。头状花序顶生，直径约 2 厘米；总苞片 6 ~ 8 层，披针形，膜质，背面绿色，边缘带紫色，并有细毛。瘦果长圆形，被银白色柔毛。

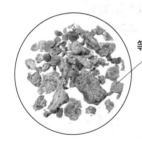

【药用部分】北苍术等的根茎。

【性味归经】性温，味辛、苦；归脾、胃经。
【功效主治】健脾、燥湿、解郁、辟秽；主治湿盛困脾、倦怠嗜卧、饮食欠佳、呕吐、呃逆、头重如裹等。
【用法用量】煎汤内服，7.5 ~ 15 克；熬膏或研末入丸、散。
【用药贴士】阴虚内热、气虚多汗者忌服。

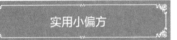
实用小偏方

药方：苍术适量。
用法：水煎，取浓汁熬膏，白汤点服。
适应证：湿气身痛。

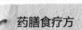
药膳食疗方

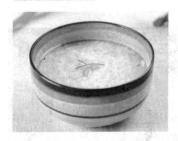

陈皮苍术白粥
——健脾益气、燥湿解郁

/ 材料 / 水发大米 150 克，苍术 15 克，陈皮 15 克
/ 做法 / 砂锅注水烧开，放入苍术、陈皮，煮至析出有效成分后捞出，倒入大米，煮熟，关火后盛出煮好的粥，装入碗中即可。

藿香

别名：合香、苍告、山茴香

【植物形态】多年生草本，高 30 ~ 100 厘米。揉之有香气。茎直立，方形，略带红色，上部多分枝。叶柄长 2 ~ 3 厘米，叶对生，三角状卵形或长圆状披针形，边缘有不整齐钝锯齿。轮伞花序密集，呈穗状，顶生或腋生。小坚果椭圆形，平滑。

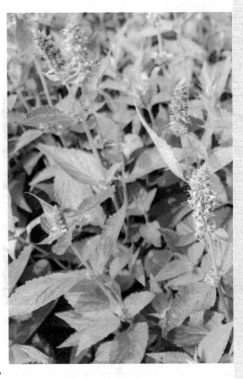

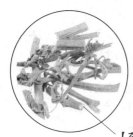

【药用部分】藿香的全草。

【性味归经】性微温，味辛、甘；归肺、脾、胃经。

【功效主治】和中辟秽、发表祛湿；主治湿浊中阻、感冒暑湿、寒热、头痛等。

【用法用量】煎汤内服，7.5 ~ 15 克；或入丸、散；外用煎水含漱。

【用药贴士】阴虚火旺、胃热作呕作胀者禁用；其茎能耗气，慎用。

实用小偏方

药方：藿香叶、陈皮各等份。
用法：每服 25 克，水 1 碗半，煎至七分，温服，不拘时候。
适应证：霍乱吐泻。

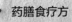
药膳食疗方

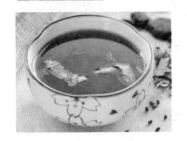

荷叶藿香饮
——除湿解暑、降逆止呕

/材料/ 藿香 10 克，水发荷叶 5 克
/做法/ 砂锅中注入适量清水，用大火烧热，倒入备好的藿香、荷叶，盖上锅盖，烧开后转小火煮 30 分钟至药材析出有效成分，揭开锅盖，关火后将煮好的药汤盛入碗中即可。

广藿香

别名：大叶薄荷、山茴香

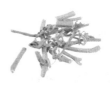

【植物形态】全株被毛，多分枝或丛生，基部卧伏，木质化，上部斜伸或直立，淡绿色，枝叶具特殊香味。叶对生，叶片肥厚，肉质状，心形或阔卵形，先端短尖，基部钝形，中肋粗显背凸。

【药用部分】广藿香的全草。

【性味归经】性微温，味辛；归脾、胃、肺经。

【功效主治】芳香化湿、和胃止呕、祛暑解表；主治食欲不振、呕吐、泄泻等。

【用法用量】煎汤，干品5~10克；或入丸、散。

【用药贴士】无实邪热者少用。

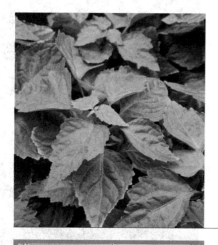

实用小偏方

药方：广藿香25克，紫苏叶15克，陈皮10克。
用法：水煎20分钟，分2次服。
适应证：外感风寒。

厚朴

别名：川朴、紫油厚朴

【植物形态】树皮紫褐色，小枝粗壮，淡黄色或灰黄色。冬芽粗大，圆锥形，芽鳞被浅黄色绒毛。叶柄粗，叶近革质。花单生，芳香。聚合果圆柱形。种子三角状倒卵形，外种皮红色。

【药用部分】厚朴或凹叶厚朴的树皮或根皮。

【性味归经】性温，味辛、苦；归脾、胃、大肠经。

【功效主治】温中、下气、燥湿、消痰；主治反胃、呕吐、宿食不消等。

【用法用量】煎汤内服，5~15克；或入丸、散。

【用药贴士】孕妇慎用。

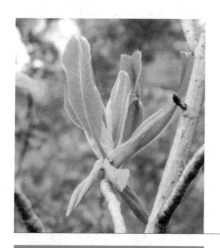

实用小偏方

药方：厚朴400克，大黄200克，枳实5枚。
用法：水煎服。
适应证：腹满而大便秘结。

草豆蔻

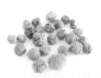

别名：团草蔻、草蔻仁

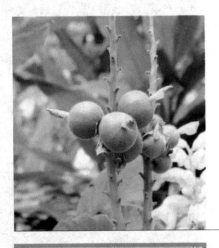

【植物形态】多年生草本，高1～2米。根茎粗壮，棕红色。叶2列，具短柄；叶片狭椭圆形或披针形，蒴果圆球形，外被粗毛，萼宿存，熟时黄色。花期4～6月，果期5～8月。

【药用部分】草豆蔻的种子。

【性味归经】性温，味辛；归脾、胃经。

【功效主治】燥湿健脾、温胃止呕；主治寒湿内阻、脘腹胀满冷痛、嗳气呕逆等。

【用法用量】煎汤内服，4～7.5克；或入丸、散。

【用药贴士】阴虚血少、津液不足、无寒湿者忌服。

实用小偏方

药方：草豆蔻7枚，生姜250克，人参50克。
用法：水煎服，分温2服。
适应证：呕逆不下食、腹中气逆。

草果

别名：草果仁、草果子

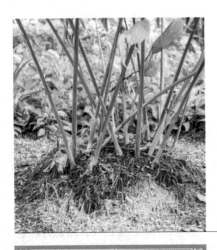

【植物形态】多年生草本。蒴果密集，长圆形或卵状椭圆形，顶端具宿存的花柱，呈短圆状凸起，熟时红色，外表面呈不规则的纵皱纹，小果梗长2～5毫米，基部具宿存苞片。种子多数。

【药用部分】草果的果实。

【性味归经】性温，味辛；归脾、胃经。

【功效主治】燥湿除寒、祛痰截疟；主治脘腹冷痛、痰饮痞满、反胃、呕吐等。

【用法用量】煎汤内服，4～7.5克；或入丸、散。

【用药贴士】气虚血亏、无寒湿实邪者忌服。

实用小偏方

药方：草果仁、附子各等份。
用法：细锉，每服50克，水煎服。
适应证：疟疾、大便溏泄、小便频繁。

砂仁

别名：阳春砂仁、春砂仁、缩砂仁

【植物形态】多年生草本，高达1.5米。根茎圆柱形，横走，细小有节，节上有筒状的膜质鳞片，棕色。叶片狭长圆形或线状披针形，先端渐尖呈尾状或急尖，基部渐狭，全缘，上面光滑，下面被微毛或脱落。蒴果，近球形，不开裂，具刺状凸起，熟时棕红色。种子多数，芳香。

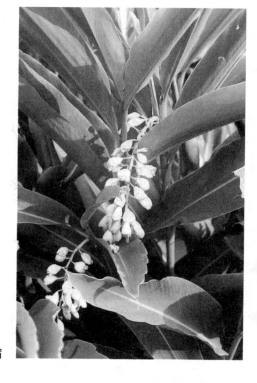

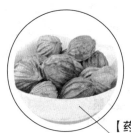

【药用部分】阳春砂或缩砂的成熟果实。

【性味归经】性温，味辛；归脾、胃经。

【功效主治】行气调中、和胃醒脾；主治腹痛、腹部胀气、胃口欠佳、消化不良、反胃、呕吐、呃逆不止等。

【用法用量】煎汤内服（不宜久煎），2.5～10克；或入丸、散。

【用药贴士】湿热、阴虚体质者应忌食。

实用小偏方

药方：砂仁、萝卜汁各适量。
用法：砂仁捣碎，以萝卜汁浸透，焙干为末，每服5～10克。
适应证：痰气膈胀。

药膳食疗方

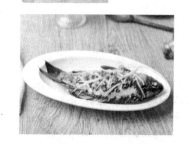

砂仁鲫鱼
——行气和中、除湿止呕

/材料/ 净鲫鱼350克，砂仁12克，姜丝、葱花、蒜末少许；盐3克，鸡粉2克，胡椒粉、食用油各适量

/做法/ 鲫鱼用油煎至两面断生，加入蒜末、姜丝、清水、砂仁，煮15分钟，调入盐、鸡粉、胡椒粉，略煮片刻至食材入味，关火后盛出煮好的鲫鱼，撒上葱花即成。

桃花

别名：阳春花

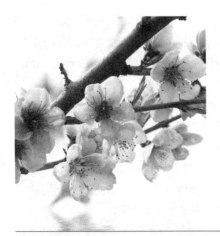

【植物形态】小枝绿色或半边红褐色，叶互生，叶片椭圆状披针形至倒卵状披针形，边缘具细锯齿。花通常单生；萼片外被绒毛；花瓣倒卵形，粉红色；罕为白色。果肉白色或黄色；离核或粘核。

【药用部分】桃或山桃的花。

【性味归经】性平，味苦；归心、肝经。

【功效主治】利水、活血化瘀；主治水肿、脚气、痰饮等。

【用法用量】水煎服，3～6克；或研末调敷患处。

【用药贴士】孕妇忌服。

实用小偏方

药方：桃花、杏花各适量。

用法：阴干研为末，和井华水，每次服5～6克。

适应证：不孕症。

佩兰

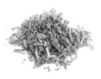

别名：鸡骨香、水香

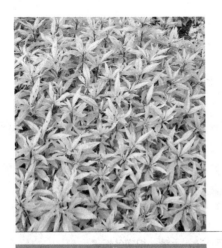

【植物形态】根茎横走，头状花序排列成聚伞花序状；每个头状花序具花4～6朵；花两性，全部为管状花；花有冠毛，冠毛均比花冠为短。瘦果圆柱形，长约3毫米，有5棱，熟时黑褐色。

【药用部分】佩兰的茎叶。

【性味归经】性平，味辛；归脾、胃经。

【功效主治】清暑、辟秽、化湿；主治感受暑湿、寒热头痛、湿邪内蕴等。

【用法用量】煎汤内服，7.5～15克。

【用药贴士】阴虚、气虚者忌服。

实用小偏方

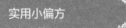

药方：佩兰叶5克，藿香叶5克，枇杷叶50克。

用法：煎汤代水饮。

适应证：中暑初起。

白豆蔻

别名：豆蔻、蔻米、白蔻

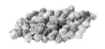

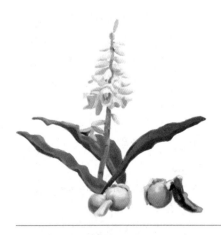

【植物形态】多年生草本。根茎粗壮，棕红色。叶近无柄，叶片狭椭圆形或卵状披针形，蒴果近球形，白色或淡黄色，略具钝3棱，易开裂。种子团3瓣，每瓣有种子7～10颗。

【药用部分】白豆蔻的成熟果实。

【性味归经】性温，味辛；归肺、脾、胃经。

【功效主治】化湿行气、温中止呕、开胃消食，主治湿阻气滞、脾胃不和、脘腹胀满等。

【用法用量】煎汤内服，3～10克；或入丸、散。

【用药贴士】阴虚血燥者禁服。

| 实用小偏方 | 药方：白豆蔻仁15克。
用法：为末，酒送下。
适应证：胃寒作吐及作痛者。 |

厚朴花

别名：赤朴、川朴、淡伯

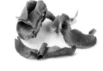

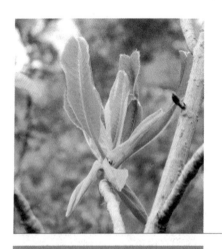

【植物形态】树皮紫褐色，小枝粗壮，淡黄色或灰黄色。冬芽粗大，圆锥形，芽鳞被浅黄色绒毛。叶近革质。花单生，盛开时向外翻卷，内白色，倒卵状匙形。聚合果长圆形，具喙。种子三角状倒卵形，外种皮红色。

【药用部分】厚朴的干燥花蕾。

【性味归经】性温，味苦；归脾、胃经。

【功效主治】理气、化湿，主治胸膈胀闷。

【用法用量】煎汤内服，2.5～10克。

【用药贴士】阴虚液燥者忌用。

| 实用小偏方 | 药方：厚朴花、大黄、枳实各适量。
用法：水煎服。
适应证：胀满、胀痛及便秘。 |

辟汗草

别名：野苜蓿、铁扫把、散血草

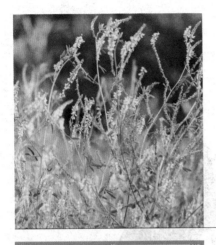

【植物形态】干后有香气。茎直立，多分枝。小叶椭圆形或倒披针形，先端钝，基部楔形，边缘有细齿，叶脉伸至齿端；托叶线型。总状花序腋生，纤细。花冠蝶形，黄色。

【药用部分】草木樨的全草。

【性味归经】性凉，味辛、苦。

【功效主治】清热、化湿、杀虫；主治暑热胸闷、疟疾、痢疾、淋病等。

【用法用量】煎汤，15～25克；外用烧烟熏。

【用药贴士】脾胃寒者慎用，孕妇禁用。

实用小偏方

药方：辟汗草、黄檗、白芷、雄黄、艾绒等适量。
用法：磨粉，卷成纸条，点燃熏。
适应证：疳疮、坐板疮、脓疱疮。

蕲艾

别名：大叶艾、祁艾

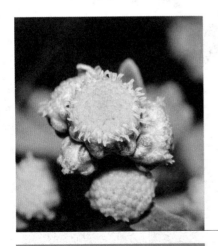

【植物形态】茎直立，多分枝，枝、叶具密生的白色细绒毛而呈灰绿色。叶互生；叶片狭匙形或狭倒卵形，边缘无锯齿，头状花序黄绿色，生枝端的叶腋，多数头状花序在枝端排成总状。

【药用部分】芙蓉菊的叶。

【性味归经】性微温，味辛、苦，无毒。

【功效主治】散风寒、化痰利湿、解毒消肿，主治风寒感冒、咳嗽痰多、百日咳。

【用法用量】煎汤内服，15～30克；外用捣敷。

【用药贴士】阴虚血热者慎服。

实用小偏方

药方：蕲艾适量。
用法：捣汁服。
适应证：吐血下痢、衄血下血。

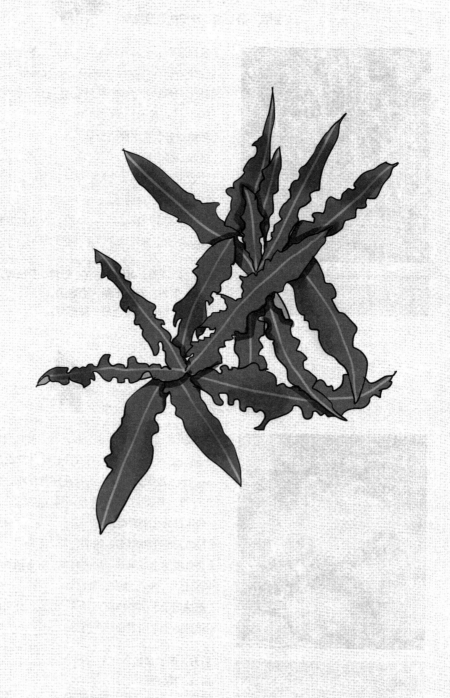

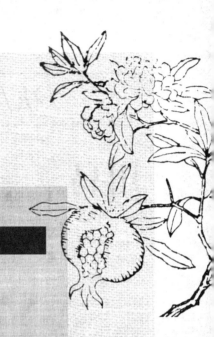

第十章

祛风湿药

凡以祛除风湿、解除痹痛为主要作用的药物，均称祛风湿药。

本类药物多辛香、苦燥、走散，具有祛风除湿、温经散寒、活血行气、通痹止痛、补益肝肾、杀虫止痒等作用，部分药物还具有止痹痛、通经络、强筋骨等作用。主要治疗风寒湿邪、痹阻经络引起的肌肉、关节等疼痛、酸楚、麻木、沉重以及关节肿大、变形、屈伸不利等症。

川乌

别名：川乌头

【植物形态】落叶灌木。小枝近四棱形或近圆形，幼时被柔毛。单叶对生，叶片宽卵形、三角状卵形或近心形，先端渐尖，基部浅心形、截形或宽楔形，边缘疏生粗齿。伞房状聚伞花序顶生，排列紧密，花梗被茸毛；花冠红色、淡红色或白色，有香味，花冠管裂片卵圆形。

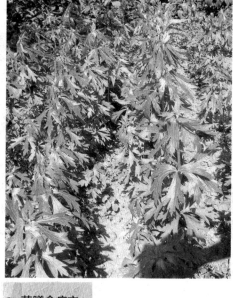

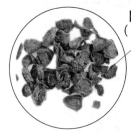

【药用部分】野生乌头（栽培品）的主根。

【性味归经】性热，味辛、苦，有大毒；入心、肝、脾、肾经。

【功效主治】祛风除湿、温经、散寒止痛；主治风寒湿痹、肢体麻木、半身不遂、头风头痛等。

【用法用量】煎汤服，3～9克；或研末，1～2克。

【用药贴士】阴虚阳盛、热证疼痛者及孕妇禁服。酒浸、酒煎服易致中毒。

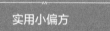
药膳食疗方

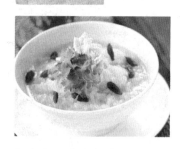

实用小偏方

药方：川乌头、青矾各等份。
用法：研末，1次2克，吸入鼻内，1日2次。
适应证：口眼㖞斜。

川乌鸡丝粥
——祛湿散寒、通利关节

/材料/乌头末3克，粳米60克，熟鸡肉丝80克，枸杞、芹菜各适量
/做法/乌头末先煎取汁，另起锅煮粳米，煮沸后加入川乌汁改用小火慢熬，待熟后加入枸杞，稍煮片刻后盛出，放上熟鸡肉丝、芹菜叶即可。

葱须

别名：葱根

【植物形态】鳞茎单生，圆柱状，先端为基部膨大的卵状圆柱形；鳞茎外皮白色，先端淡红褐色，膜质至薄革质，不破裂。叶圆筒状，中空；花葶圆柱状，中空，中部以下膨大，向顶端渐狭；总苞膜质，伞形花序球状，多花；花柱细长，伸出花被外。

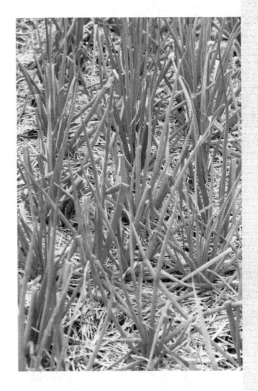

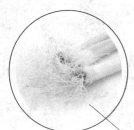

【药用部分】葱的须根。

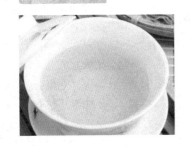

【性味归经】性平，味辛；入肺经。
【功效主治】祛风散寒、解毒散瘀；主治风寒头痛、风寒感冒、风寒咳嗽、寒邪闭阻型痛经等。
【用法用量】煎汤内服，10 ~ 15克；或研末；外用研末做吹药。
【用药贴士】暂无禁忌。

实用小偏方

药方：葱须5克，蒲州胆矾5克。
用法：研匀，入竹管中吹病处，不拘时候。
适应证：喉中疮肿。

药膳食疗方

葱须散寒汤
——祛风散寒、除湿化瘀

/材料/ 四五根葱的葱须；盐适量
/做法/ 将备好的葱须洗净，再向砂锅中注入适量的清水，大火烧开，放入洗净的葱须，转中火煮15 ~ 20分钟，加入盐，搅拌均匀，关火后盛出煮好的葱须水即可。

独活

别名：独摇草、独滑

【植物形态】多年生高大草本。根圆柱形，棕褐色，有特殊香气。茎中空，常带紫色，光滑。叶宽卵形；先端渐尖，边缘有尖锯齿，侧生的具短柄或无柄，两面沿叶脉及边缘有短柔毛。复伞形花序顶生和侧生。双悬果椭圆形。

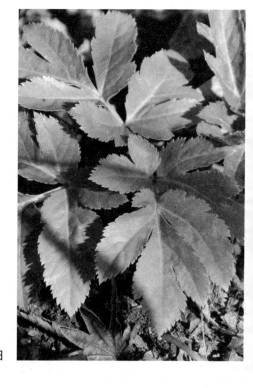

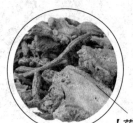

【药用部分】重齿毛当归的干燥根。

【性味归经】性微温，味辛、苦；归肾、膀胱经。

【功效主治】祛风、散寒、止痛；主治风寒湿痹、腰膝酸痛、头痛齿痛、类风湿性关节炎、肩周炎、膝关节炎等。

【用法用量】煎汤内服，5～15克；浸酒或入丸、散。外用煎水洗。

【用药贴士】阴虚血燥者慎服。

实用小偏方

药方：独活50克，大豆500克。
用法：炒热后浸酒，1次30毫升，1日2次。
适应证：中风不语。

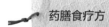

药膳食疗方

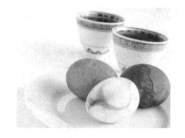

独活煮鸡蛋
——除湿利节、祛风止痛

/材料/独活10克，鸡蛋2个

/做法/砂锅注水，放入独活、鸡蛋，用大火煮开后转小火煮20分钟，至食材熟透，捞出鸡蛋，把蛋壳稍微敲碎，将鸡蛋放回锅中，续煮15分钟至药材有效成分渗入到鸡蛋中，捞出鸡蛋即可。

木瓜

别名： 梗海棠、铁脚梨

【植物形态】灌木，高2～3米。枝棕褐色。托叶近半圆形；叶片卵形至椭圆状披针形。花数朵簇生，绯红色，也有白色或粉红色，花梗极短。梨果卵形或球形，黄色或黄绿色，芳香。花期3～4月，果期9～10月。

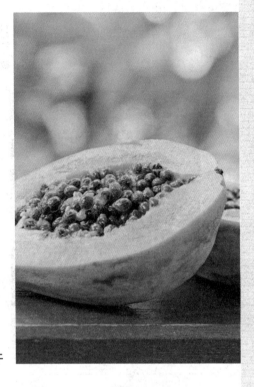

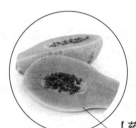

【药用部分】梗海棠的干燥近成熟果实。

【性味归经】性温，味酸、涩；归肝、脾经。
【功效主治】平肝舒筋、和胃化湿；主治湿痹拘挛、腰膝关节酸重疼痛、吐泻转筋、脚气水肿。
【用法用量】煎汤内服，7.5～15克；或入丸、散；外用煎水熏洗。
【用药贴士】无明显禁忌。

实用小偏方

药方： 木瓜、干姜、甘草各50克，米豆子100克。
用法： 以上材料研为细末，1次10克，米汤调服，不拘时。
适应证： 腹泻不止。

药膳食疗方

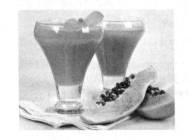

香蕉木瓜汁
——促进肠胃蠕动、减肥塑形

/材料/ 木瓜100克，香蕉80克，蜂蜜适量
/做法/ 去皮的香蕉切成段，洗净的木瓜切开去子，去皮切成小块，待用，取榨汁杯，倒入香蕉段、木瓜块，注入适量的凉开水，盖上盖，榨取果汁，将果汁倒入杯中加蜂蜜调味即可。

路路通

别名：枫果、枫球子、九空子

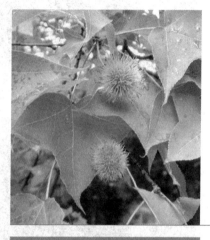

【植物形态】树皮幼时灰白，老时褐色。叶互生，裂片卵状三角形或卵形。花单性，雄花淡黄绿色；雌花呈圆球形的头状花序，被毛。种子多数，细小，扁平。

【药用部分】枫香树的干燥成熟果实。

【性味归经】性平，味苦、辛；归肝、肾经。

【功效主治】祛风通络、利水除湿；主治肢体痹痛、手足拘挛等。

【用法用量】煎汤内服，5～10克；外用研末调敷。

【用药贴士】凡经水过多者及孕妇忌用。

实用小偏方	药方：路路通、秦艽、桑枝、海风藤、橘络各适量。 用法：水煎服，1日1剂。 适应证：风湿关节痛。

毛茛

别名：毛建草、起泡草、野芹菜

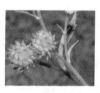

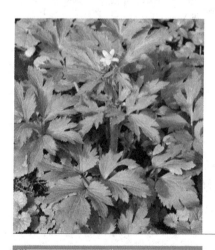

【植物形态】多年生草本植物，全株被有白色短柔毛，株高10～50厘米。地下茎短，有时具匍匐枝，地上茎直立，中空，圆筒状，单一或多分枝。

【药用部分】毛茛的带根全草。

【性味归经】性温，味辛、微苦，有毒；归肝、胆、心、胃经。

【功效主治】消肿止痛、退黄消炎、驱虫防疟、定喘；主治传染性肝炎、胃痛、牙痛、淋巴结结核等。

【用法用量】外用捣敷患处或穴位；或煎水洗。

【用药贴士】本品有毒，一般不作内服。

实用小偏方	药方：鲜毛茛50克，红糖适量。 用法：捣烂调红糖，外敷胃腧和肾腧，1日1次。 适应证：胃痛。

海风藤

别名：风藤、巴岩香

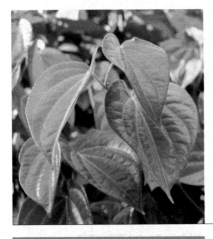

【植物形态】木质藤本。茎有纵棱，幼时被疏毛，节上生根。叶近革质，具白色腺点，卵形或长卵形。花单性，雌雄异株，聚集成与叶对生的穗状花序。浆果球形，褐黄色。

【药用部分】细叶青蒌藤的藤茎。

【性味归经】性微温，味辛、苦；归心、肾经。

【功效主治】祛风湿、通经络；主治风寒湿痹、肢节疼痛、筋脉拘挛、脘腹冷痛、水肿。

【用法用量】水煎服，6～15克；或浸酒。

【用药贴士】感冒者及月经期暂停服用。

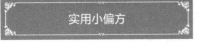

实用小偏方

药方：海风藤、追地风各100克。

用法：浸酒服，1次30毫升，1日2次。

适应证：支气管哮喘、支气管炎。

两面针

别名：两边针、鸟不踏

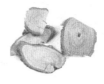

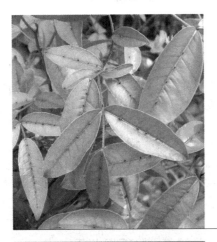

【植物形态】茎枝、叶轴背面和小叶两面中脉上都有钩状皮刺。根黄色，味辛辣。羽状复叶互生，小叶对生；伞房状圆锥花序腋生，花小，单性。种子近球形，黑色光亮。

【药用部分】两面针的根或枝叶。

【性味归经】性平，味苦、辛，有小毒；归肝、胃经。

【功效主治】行气止痛、活血化瘀；主治风湿骨痛、喉痹、颈淋巴结结核、胃痛、牙痛等。

【用法用量】煎服，5～10克；研末或泡酒饮。

【用药贴士】本品有小毒，不能服用过量。

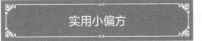

实用小偏方

药方：两面针干根25克。

用法：水煎服，1日1剂。

适应证：牙痛。

木苎麻

别名：粗糠壳、虾公须、山水柳

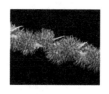

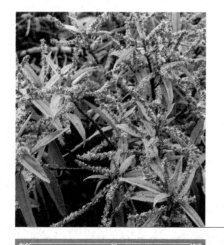

【植物形态】全株密被细毛，多分枝。叶对生或互生，披针形或卵状披针形，叶的两面均有毛且粗糙，厚纸质，具细锯齿缘。花为球形，密生成穗状，绿白色或红紫色；雌雄异株，单性，雄花，穗状花序黄红色，长度如叶般；雌花序略长，花柱细长。

【药用部分】木苎麻的叶。

【性味归经】性平，味苦；归肝、肾经。

【功效主治】祛风止痒；主治皮肤瘙痒、创伤等。

【用法用量】外用适量煎水洗；或捣敷患处。

【用药贴士】单味勿久服。

实用小偏方

药方：木苎麻根50克，风不动50克。
用法：水煎服，1日1剂。
适应证：妇女月内风。

伸筋草

别名：宽筋藤、舒筋草、筋骨草

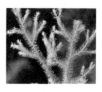

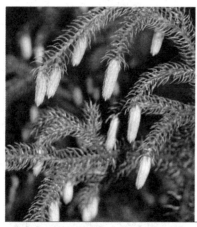

【植物形态】主茎匍匐状，侧枝直立。主枝的各回小枝以钝角为广叉开分出，末回小枝广叉开形成"Y"样。叶螺旋状排列，线状披针形。

【药用部分】石松的干燥全草。

【性味归经】性平，味辛、甘、微苦；归肝、脾、肾经。

【功效主治】祛风散寒、除湿消肿、舒筋活血；主治风寒湿痹、关节酸痛、皮肤麻木、跌打损伤等。

【用法用量】煎服内服，15～25克；或泡酒饮。

【用药贴士】孕妇及出血过多者忌服。

实用小偏方

药方：伸筋草50克，青仁乌豆25克。
用法：水煎服，1日1剂。
适应证：筋骨麻痹。

松节

别名：黄松木节、油松节

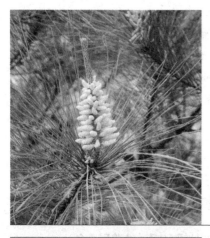

【植物形态】树皮红棕色，呈不规则长块状裂。小枝常轮生，红棕色，具宿存鳞片状叶枕，常翘起，较粗糙；冬芽长椭圆形，叶针形，叶缘具细锯齿；叶鞘膜灰白色。

【药用部分】马尾松枝干的结节。

【性味归经】性温，味苦；归肝、肾经。

【功效主治】祛风、燥湿、舒筋、通络、止痛；主治历节风痛、转筋挛急、脚气、鹤膝风等。

【用法用量】煎服，15～25克；或泡酒饮。

【用药贴士】阴虚血燥者慎服。

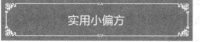

实用小偏方

药方：松节、苍术、紫葳、黄檗、桃仁各30克。

用法：水煎服，1日1剂。

适应证：痢后痛风。

透骨草

别名：药曲草、蝇毒草

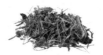

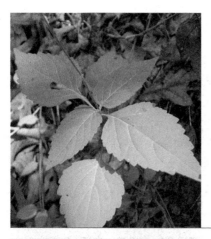

【植物形态】根茎横走，淡黄褐色；茎直立，丛生。叶互生或于基部对生；无柄或具短柄；叶片厚纸质，披针形至椭圆状披针形。总状花序顶生。

【药用部分】透骨草的全草。

【性味归经】性温，味辛；归肺、肝经。

【功效主治】祛风除湿、舒筋活血；主治风湿痹痛、筋骨挛缩、寒湿脚气、腰部扭伤、瘫痪、闭经等。

【用法用量】煎汤服，9～15克；外用适量，煎水熏洗；或捣敷。

【用药贴士】孕妇忌服。

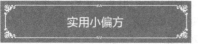

实用小偏方

药方：透骨草15克，制川乌、制草乌各5克。

用法：水煎服，1日1剂。

适应证：风湿性关节炎、筋骨拘挛。

威灵仙

别名： 铁脚威灵仙、青风藤、灵仙

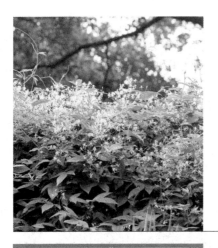

【植物形态】干后全株变黑色。茎近无毛。叶对生；小叶片纸质，窄卵形、卵形或卵状披针形，或线状披针形。圆锥状聚伞花序，多花，腋生或顶生；花瓣无。瘦果扁、卵形，疏生紧贴的柔毛。

【药用部分】威灵仙的干燥根及根茎。

【性味归经】性温，味辛、咸、微苦；归膀胱、肝经。

【功效主治】祛风湿、通经络；主治痛风、顽痹、腰膝冷痛、脚气、疟疾、破伤风、扁桃体炎等。

【用法用量】煎服，6～9克；入丸、散；泡酒饮。

【用药贴士】气虚血弱、无风寒湿邪者忌服。

实用小偏方

药方：威灵仙根50克，土鸡蛋1个。
用法：鸡蛋与威灵仙共煮熟，饮汤吃蛋，1日1剂。
适应证：偏头痛。

徐长卿

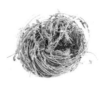

别名： 鬼督邮、对叶莲

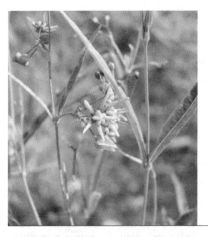

【植物形态】根细呈须状，多至50余条，形如马尾，具特殊香气。茎细而刚直。叶对生，线状披针形。圆锥状聚伞花序生于顶端叶腋；花冠黄绿色。种子多数，卵形而扁，暗褐色。

【药用部分】徐长卿的干燥根或带根全草。

【性味归经】性温，味辛；归肝、胃经。

【功效主治】祛风除湿、行气活血；主治风湿痹痛、腰痛、脘腹疼痛等。

【用法用量】煎服，2～15克；入丸剂或浸酒。

【用药贴士】孕妇慎服。

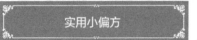

实用小偏方

药方：徐长卿根24～30克，老酒60毫升。
用法：酌加水煎成半碗，饭前服，1日2剂。
适应证：风湿痛。

寻骨风

别名：清骨风、猫耳朵草、穿地筋

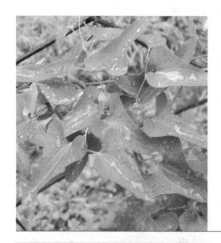

【植物形态】根茎细长，圆柱形。叶互生；叶片卵形、卵状心形。花单生于叶腋；花梗直立或近顶端向下弯；小苞片卵形或长卵形，两面被毛。蒴果长圆状或椭圆状倒卵形。种子卵状三角形。

【药用部分】马兜铃科木质藤本植物，全株药用。

【性味归经】性平，味辛、苦；归肝、胃经。

【功效主治】祛风除湿、通络止痛；主治风湿关节痛、腹痛、疟疾、痈肿等。

【用法用量】煎汤，15～25克；泡酒饮。

【用药贴士】阴虚内热者及孕妇忌服。

实用小偏方

药方：寻骨风、车前草各50克，苍耳草10克。
用法：水煎服，1日1剂，分2次服。
适应证：痈肿。

香椿子

别名：椿树子、香椿铃

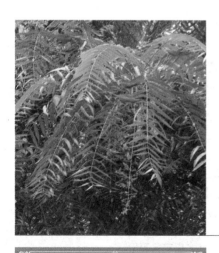

【植物形态】树干直立，侧枝少，树皮略白，全株具有特殊味道。蒴果长椭圆形或倒卵形，长约2.5厘米，熟时五角状的中轴分离为5裂片，种子具翅，种翅生于种子上方。

【药用部分】香椿的果实。

【性味归经】性温，味辛、苦；归肝、肺经。

【功效主治】祛风、散寒、止痛；主治风寒外感、心胃气痛、风湿关节疼痛、疝气等。

【用法用量】煎汤服，6～15克；研末。

【用药贴士】无明显禁忌。

实用小偏方

药方：香椿子50克，黄檗15克，白芍15克。
用法：水煎服，1日1剂，分2次服。
适应证：湿热白带。

蚕沙

别名：原蚕屎、晚蚕沙、原蚕沙

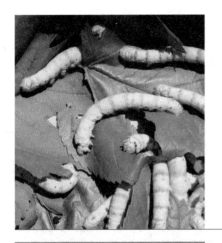

【动物形态】雌、雄蛾全身均密被白色鳞片。体翅黄白色至灰白色。前翅外缘顶角后方向内凹切，各横线色稍暗，不甚明显，端线与翅脉灰褐色。腹部第八节背面有一尾角。

【药用部分】家蚕蛾幼虫的干燥粪便。

【性味归经】性温，味甘、辛；归肝、脾、胃经。

【功效主治】祛风除湿、活血通经；主治风湿痹痛、肢体不遂、风疹瘙痒、吐泻转筋、闭经、崩漏等。

【用法用量】煎汤内服，10～15克，纱布包煎。

【用药贴士】以干燥、色黑、无杂质者为佳。

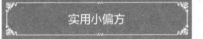

实用小偏方

药方：蚕沙30克。

用法：煎汤，和入热黄酒半杯同服，1日1剂。

适应证：风湿痛或麻木不仁。

草乌

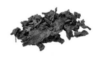

别名：草乌头

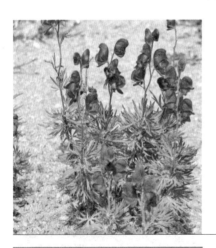

【植物形态】多年生草本植物。块根圆锥形或胡萝卜形。叶片纸质或近革质，顶生总状花序，通常与其腋生花序形成圆锥花序；种子扁椭圆球形。

【药用部分】北乌头的干燥块根。

【性味归经】性热，味辛，有毒；归心、肝、肾、脾经。

【功效主治】祛风除湿、温经止痛；主治风寒湿痹、关节疼痛、心腹冷痛、寒疝作痛等。

【用法用量】煎汤内服，3～6克或入丸、散。

【用药贴士】生品内服宜慎；不宜与贝母、半夏、白及、白蔹、天花粉、栝楼同用。

实用小偏方

药方：草乌头、白芷各等份。

用法：研末煮粥，1次2.5克，1日1剂。

适应证：破伤风。

丁公藤

别名：麻辣仔藤、包公藤

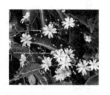

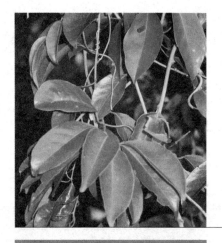

【植物形态】小枝干后黄褐色，明显有棱。单叶互生；叶片革质，椭圆形或倒长卵形。聚伞花序腋生和顶生；花冠白色；子房圆柱形，柱头圆锥状，贴着子房。浆果卵状椭圆形。种子1颗。

【药用部分】丁公藤的藤茎。

【性味归经】性温，味辛，有小毒；归肝、脾、胃经。

【功效主治】祛风除湿；主治风湿痹痛、半身不遂、跌扑肿痛等。

【用法用量】煎汤内服，3～6克，水酒各半煎服。

【用药贴士】本品有强烈的发汗作用，虚弱者慎用。

实用小偏方

药方：丁公藤10克（炮制），乌踏刺100克。

用法：水煎服，1日1剂，分2次服。

适应证：跌打伤、膏肓痛。

臭茉莉

别名：臭矢茉莉

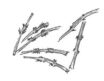

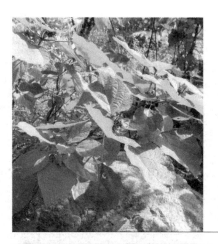

【植物形态】小枝近四棱形或近圆形，幼时被柔毛。单叶对生，叶片宽卵形、三角状卵形或近心形。伞房状聚伞花序顶生；花冠红色、淡红色或白色，有香味。果近球形。

【药用部分】重瓣臭茉莉的根或根皮。

【性味归经】性微温，味苦、辛；归心、脾、肾经。

【功效主治】祛风除湿、活血消肿；主治风湿骨痛、脚气水肿、痔疮脱肛、痒疹疥疮、慢性骨髓炎等。

【用法用量】煎汤内服，15～30克；入丸、散。

【用药贴士】孕妇慎服。

实用小偏方

药方：臭茉莉干根100克。

用法：水煎服，1日1剂。

适应证：风湿性关节炎、腰腿痛。

铃兰

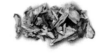

别名：草玉玲、君影草

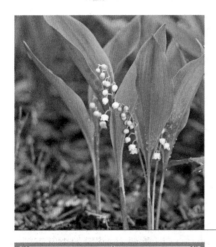

【植物形态】植株全部无毛，常成片生长。叶椭圆形或卵状披针形。花葶稍外弯；苞片披针形，短于花梗；花梗近顶端有关节，果熟时从关节处脱落；花白色。浆果熟后红色，稍下垂。

【药用部分】铃兰的全草或根。

【性味归经】性温，味苦，有毒；归心、肾经。

【功效主治】温阳利水、活血祛风；主治心力衰竭、浮肿、劳伤、崩漏、白带、跌打损伤等。

【用法用量】煎汤内服，5～15克；或研粉冲，1克。

【用药贴士】本品有毒，勿过量；心脏病患者禁用。

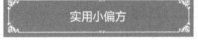

实用小偏方

药方：铃兰50克。

用法：煎水洗，1日1剂。

适应证：丹毒。

闹羊花

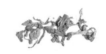

别名：黄杜鹃、羊不食草

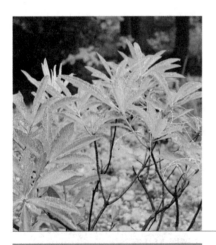

【植物形态】单叶互生，叶片纸质，常簇生于枝顶，椭圆形至椭圆状倒披针形。花多数排列成短总状伞形花序，顶生；花冠宽钟状，金黄色，花柱细长，长于雄蕊，柱头头状。蒴果长椭圆形，熟时深褐色。

【药用部分】羊踯躅的干燥花。

【性味归经】性温，味辛，有毒；归肝经。

【功效主治】祛风除湿、镇痛杀虫；主治风湿痹痛、偏正头痛、龋齿疼痛、皮肤顽癣、疥疮等。

【用法用量】煎汤内服，0.3～0.6克；入丸、散。

【用药贴士】本品有毒，不宜久服；孕妇禁服。

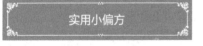

实用小偏方

药方：闹羊花5克，草乌头12.5克。

用法：研末为丸，绵包一丸，口含吐涎，病好即止。

适应证：风虫牙痛。

乌梢蛇

别名：乌鞘蛇、乌风蛇

【动物形态】形体较粗大，头颈区分不明显。背面灰褐色或黑褐色，有2条黑线纵贯全身，成熟个体后段色深，背脊黄褐纵线较为醒目。正脊两行棱极强，腹鳞192～205对，尾下鳞95～137对。

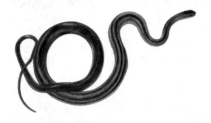

【药用部分】乌梢蛇去内脏的干燥体。

【性味归经】性平，味甘；归肝、脾经。

【功效主治】祛风、通络、止痉；主治风湿顽痹、麻木拘挛、中风口眼㖞斜、半身不遂、抽搐痉挛等。

【用法用量】煎汤服，6～12克；或泡酒服。

【用药贴士】血虚生风者慎服。

| 实用小偏方 | 药方：乌梢蛇1条，牛膝100克，熟地黄200克。
用法：泡酒，1次30毫升，1日2次。
适应证：风湿筋骨痛。 |

月橘

别名：千里香、过山香、七里香

【植物形态】枝白灰或淡黄灰色，但当年生枝绿色。奇数羽状复叶，倒卵形或倒卵状椭圆形，白色，芳香。果橙黄至朱红色，阔卵形或椭圆形；种子有棉质毛。

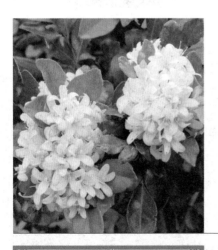

【药用部分】月橘的干燥叶、根、皮及花。

【性味归经】性微温，味苦、辛；归心、肝经。

【功效主治】行气活血、祛风除湿；主治脘腹气痛、胃痛、风湿痹痛、皮肤瘙痒、跌打肿痛、牙痛等。

【用法用量】煎汤内服，6～12克；泡酒饮。

【用药贴士】阴虚火亢者忌用。

| 实用小偏方 | 药方：月橘叶9克，煅瓦楞子30克。
用法：研末，1次3克，1日3次，白开水调服。
适应证：胃痛。 |

/祛/风/湿/清/热/药/

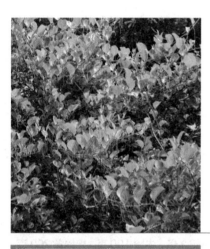

菝葜

别名：金刚根、铁菱角

【植物形态】根为不规则块根，枝条粗硬，常作膝屈状，具疏钩刺。单叶互生，卵状圆形，叶柄短。

【药用部分】菝葜的根状茎。

【性味归经】性平，味甘、涩、酸；归肝、肾经。

【功效主治】祛风利湿；主治风湿关节痛、白带等。

【用药贴士】阴虚火旺、肾虚腰痛者勿用。

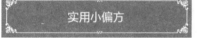

实用小偏方

药方：干菝葜块100克，麻油适量。

用法：菝葜研末，用适量调麻油外敷伤处。

适应证：火烧伤。

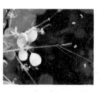

白花菜

别名：羊角菜、白花草

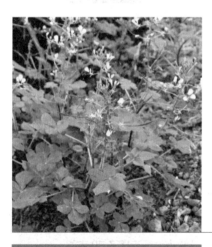

【植物形态】茎直立，多分枝，全株密被黏性腺毛，有恶臭。掌状复叶互生，小叶5片，膜质，倒卵形或菱状倒卵形，近全缘，先端锐或钝，基部楔形。

【药用部分】白花菜的全草。

【性味归经】性平，味辛、甘；归肝、脾经。

【功效主治】祛风除湿、清热解毒；主治风湿痹痛、跌打损伤、白带等。

【用法用量】煎汤内服，9～15克；外用煎水洗或捣敷。

【用药贴士】多服伤脾胃。

实用小偏方

药方：鲜白花菜100克，米酒适量。

用法：将白花菜绞汁，冲入温热酒服，1日1次。

适应证：跌打新伤、内伤。

白马骨

别名：曲节草、满天星、路边姜

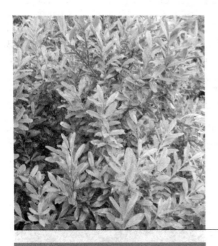

【植物形态】枝粗壮，灰色。叶对生，花丛生于小枝顶或叶腋，花冠管状，白色。核果近球形，花期 4 ~ 6 月，果期 9 ~ 11 月。

【药用部分】白马骨的全株。

【性味归经】性凉，味苦、辛；归肝、脾经。

【功效主治】祛风利湿、清热解毒；主治风湿腰腿痛、痢疾、水肿、目赤肿痛、喉痛、齿痛等。

【用法用量】煎服，10 ~ 15 克，鲜品 30 ~ 60 克；外用烧灰淋汁涂，煎水洗；捣敷。

【用药贴士】阴疽者忌用。

实用小偏方

药方：白马骨 100 克，过路黄 50 克。

用法：水煎服，1 日 1 剂。

适应证：肝炎。

臭梧桐

别名：八角梧桐、海州常山

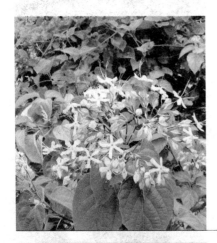

【植物形态】茎直立，表面灰白色，皮孔细小而多，棕褐色；幼枝近四方形，表面有褐色短柔毛。叶对生，广卵形至椭圆形，全缘或有波状齿；上面绿色，叶脉羽状，幼时两面均被白色短柔毛。

【药用部分】臭梧桐的根、茎、叶。

【性味归经】性凉，味甘、辛、苦；归肝经。

【功效主治】祛风湿、降血压；主治风湿痹痛、半身不遂、高血压、偏头痛、疟疾、痢疾、痔疮等。

【用法用量】煎服，10 ~ 15 克；外用煎水洗。

【用药贴士】臭梧桐经高温煎煮后，降压作用减弱。

实用小偏方

药方：臭梧桐 15 ~ 50 克。

用法：研粉煎服，1 次 5 克，1 日 3 次。

适应证：风湿痛、骨节酸痛。

穿山龙

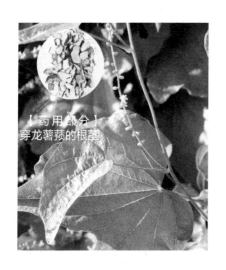

【药用部分】
穿龙薯蓣的根茎

【植物形态】干粗大，树皮灰褐色，具纵沟裂纹，小枝细长，柔软而下垂。叶互生，线状披针形或狭披针形，先端锐尖或渐尖，纸质，表面呈有光泽的绿色，叶背则呈粉绿色，叶缘有细锯齿。

【性味归经】性平，味苦；归肝、肺经。

【功效主治】舒筋活络、祛风止痛；主治风湿痛、风湿关节痛、筋骨麻木、大骨节病、跌打损伤等。

【用法用量】煎服，6～9克；泡酒饮；外用捣敷。

【用药贴士】忌与阿利藤同食。

大薸

【植物形态】多年生水生植物。根茎肥大多节，横生于水底泥中。叶盾状圆形，表面深绿色，被蜡质白粉，背面灰绿色，全缘并呈波状。叶柄圆柱形，密生倒刺。

【性味归经】性凉，味辛，根有小毒；归肺经。

【功效主治】清肺止咳、消肿解毒；主治感冒、水肿、膨胀、小便不利等。

【用法用量】煎服，5～15克，鲜品10～25克。

【用药贴士】孕妇忌用，表虚多汗者不用。

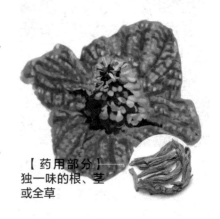

【药用部分】
水芙蓉的全草

独一味

【植物形态】多年生无茎矮小草本。根圆锥形，质脆，易折断。茎方柱形。叶暗绿色或褐绿色，多皱缩。展平后呈菱形、扇形、肾形或三角形。轮伞花序。气微香，味微甜，后微涩。

【性味归经】性平，味甘、苦；归肝经。

【功效主治】活血化瘀、消肿止痛；主治跌打损伤、筋骨疼痛、关节肿痛等。

【用法用量】浸酒内服，3～6克；或做散剂。

【用药贴士】无瘀滞者及孕妇勿服。

【药用部分】
独一味的根、茎
或全草

防己

别名：粉防己、瓜防己、汉防己

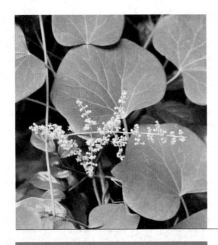

【植物形态】根圆柱状，有时呈块状，外皮淡棕色或棕褐色。茎柔韧，圆柱形。叶互生；叶片外形近圆形，先端锐尖，基部截形或稍心形，上面绿色，下面灰绿色。花小，为头状的聚伞花序。

【药用部分】防己的块根。

【性味归经】性寒，味苦；归膀胱、肺经。

【功效主治】利水消肿、祛风止痛；主治水肿脚气、小便不利、湿疹疮毒、高血压等。

【用法用量】煎汤服，7.5～15克；入丸、散。

【用药贴士】食欲不振及阴虚无湿热者忌服。

实用小偏方

药方：防己、木瓜、牛膝各15克，桂枝2.5克。

用法：水煎服，1日1剂。

适应证：脚气肿痛。

海桐皮

别名：钉桐皮、刺桐皮

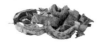

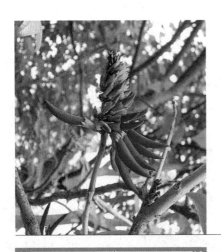

【植物形态】树皮灰棕色，枝淡黄色至土黄色，密被灰色茸毛，具黑色圆锥状刺，二三年后即脱落。叶互生或簇生于枝顶。

【药用部分】刺桐的树皮或根皮。

【性味归经】性平，味苦；归肝、脾经。

【功效主治】祛风湿、通经络；主治风湿痹痛、痢疾、牙痛、疥癣等。

【用法用量】煎服，10～20克；外用煎水洗；浸酒擦；研末调敷。

【用药贴士】血虚者不宜服，腰痛非风湿者不宜用。

实用小偏方

药方：海桐皮50克。

用法：用开水泡，待温洗眼，1日2次。

适应证：时行赤毒眼疾。

雷公藤

别名：黄藤木、红药、断肠草

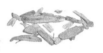

【植物形态】枝密生瘤状皮孔及锈色短毛。单叶互生，叶片椭圆形或宽卵形。聚伞状圆锥花序顶生或腋生。蒴果具膜质翅。种子细柱状。

【药用部分】雷公藤干燥根的木质部。

【性味归经】性凉，味苦、辛，有大毒；归心、肝经。

【功效主治】祛风、解毒、杀虫；主治风湿性关节炎、皮肤发痒，杀蛆虫、孑孓，灭钉螺、毒鼠等。

【用法用量】外用适量，捣烂敷患处；或捣汁涂搽患处。

【用药贴士】本品有大毒，凡疮疡出血者慎用。

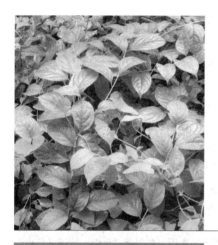

| 实用小偏方 | 药方：雷公藤适量。
用法：切碎研末浸酒，涂搽患处，1日3次。
适应证：手指瘰疽。 |

络石藤

别名：爬山虎、石龙藤

【植物形态】全株具乳汁。茎圆柱形，有皮孔；嫩枝被黄色柔毛，老时渐无毛。聚伞花序顶生或腋生。花期3～7月，果期7～12月。

【药用部分】络石的带叶藤茎。

【性味归经】性微寒，味苦、辛；归心、肝、肾经。

【功效主治】通络止痛、凉血清热；主治风湿痹痛、腰膝酸痛等。

【用法用量】煎汤内服，或入丸、散剂；外用适量，研末调敷或捣汁涂。

【用药贴士】阳虚畏寒、大便溏薄者忌服。

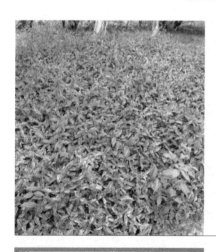

| 实用小偏方 | 药方：络石藤50克。
用法：水煎服，1日1剂。
适应证：喉痹肿塞、喘息不通。 |

秦艽

别名：秦胶、左秦艽

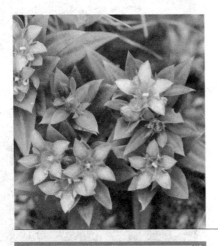

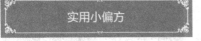
实用小偏方

【植物形态】主根粗长，圆柱形，上粗下细，扭曲不直。茎直立或斜生，圆柱形。花多集成顶生及茎上部腋生的轮伞花序，深蓝紫色。蒴果长圆形或椭圆形。种子椭圆形，无翅，褐色，有光泽。

【药用部分】秦艽的根。

【性味归经】性微寒，味苦、辛；归胃、肝、胆经。

【功效主治】祛风湿、清湿热、止痹痛；主治风湿痹痛、筋脉拘挛、骨节酸痛等。

【用法用量】煎服，5～10克；泡酒饮或研末入丸。

【用药贴士】久痛虚羸、溲多、便溏者慎服。

药方：秦艽250克，芒硝50克。
用法：秦艽煎汤，冲入芒硝服，1日1剂。
适应证：黄疸、小便赤。

树薯

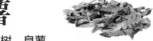

别名：木薯、薯树、臭薯

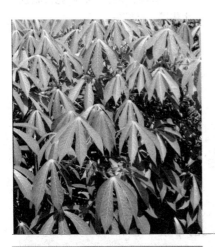

实用小偏方

【植物形态】块根圆柱状，肉质。裂片披针形至长圆状披针形。花单性，雌雄同株；雄花具雄蕊10；雌花子房3室，花柱3，下部合生。

【药用部分】大戟科植物木薯的叶或根。

【性味归经】性凉，味甘，有毒；归肺、胃、心、大肠经。

【功效主治】清热解毒、平肝润燥、益中和胃；主治疮疡肿毒、疥癣等。

【用法用量】煎汤服，3～6克；外用适量捣敷。

【用药贴士】无汗、阳衰者慎用。

药方：鲜木薯块根适量。
用法：捣烂，外敷换处。
适应证：乳癌或多种癌症。

桑枝

别名：桑条、嫩桑枝

【植物形态】落叶灌木或小乔木。树皮灰白色，根皮黄棕色或红黄色。单叶互生，叶片卵形或宽卵形。花单性，雌雄花序均排列成穗状荑黄花序。瘦果，多数密集成一卵圆形或长圆形的聚合果，成熟后变肉质，黑紫色或红色。

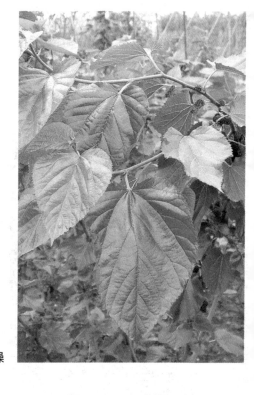

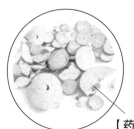

【药用部分】桑树的干燥嫩枝。

【性味归经】性平，味苦；归肝经。

【功效主治】祛风湿、通经络、行水气；主治风湿痹痛、脑卒中（中风）、水肿、脚气、肌体风痒等。

【用法用量】煎汤服，50～100克；熬膏用；外用煎水熏洗。

【用药贴士】孕妇慎用。

实用小偏方

药方：桑枝、桑寄生各50克，威灵仙、土牛膝、桂枝各25克。
用法：水煎服，1日1剂。
适应证：血虚风湿痛。

药膳食疗方

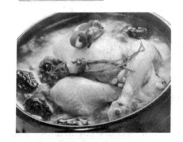

桑枝煲鸡
——补肾精、通经络

/材料/母鸡1只，参须15克，桑枝5克，红枣2粒；葱花3克，盐2克，料酒5毫升

/做法/取干净砂锅，放入处理干净的整鸡、参须、桑枝、红枣，注入适量清水，淋入料酒，炖至鸡肉熟烂，揭盖，加入盐调味，关火后取下砂锅，撒上葱花即可。

丝瓜络

别名：丝瓜网、丝瓜筋

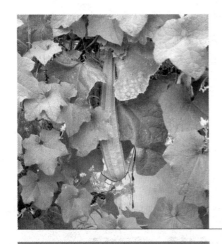

【植物形态】茎枝粗糙。茎须粗壮，通常 2 ～ 4 枝。叶互生；叶柄粗糙，近无毛。花单性，雌雄同株。果实圆柱状，通常有深色纵条纹，未成熟时肉质，成熟后干燥。种子多数，黑色，卵形，扁，平滑。

【药用部分】丝瓜成熟果实的维管束。

【性味归经】性平，味甘；归肺、胃、肝经。

【功效主治】解热、利水、杀虫、止血；主治关节炎、坐骨神经痛、小便不畅等。

【用法用量】煎汤服，5 ～ 15 克；煅存性研末调敷。

【用药贴士】孕妇慎用。

实用小偏方

药方：丝瓜络 150 克，白酒 500 毫升。

用法：浸泡 7 天，去渣饮酒，1 次 1 盅，1 日 2 次。

适应证：关节痛。

豨莶

别名：黏糊菜、猪膏莓、风湿草

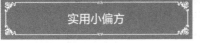

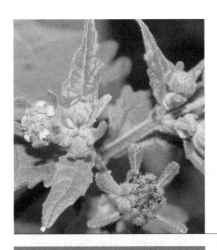

【植物形态】茎直立，全部分枝被灰白色短柔毛。叶对生。头状花序多数，集成顶生的圆锥花序。瘦果倒卵圆形。

【药用部分】莶的地上部分。

【性味归经】性寒，味辛；归肝、肾经。

【功效主治】祛风湿、通经络、清热毒；主治风湿痹痛、筋骨不利等。

【用法用量】煎汤服，9 ～ 12 克；或研末入丸、散；外用捣敷；研末撒；或煎水熏洗。

【用药贴士】无风湿者慎服。

实用小偏方

药方：豨莶草 30 克，地耳草 15 克。

用法：水煎冲红糖服，1 日 1 剂。

适应证：慢性肾炎。

常春藤

别名：三角风、追风藤

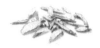

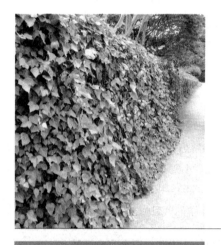

【植物形态】茎光滑，单叶互生，革质光滑；营养枝的叶三角状卵形至三角状长圆形；花枝和果枝的叶椭圆状卵形、椭圆状披针形。伞形花序，具棕黄色柔毛；果实圆球形，浆果状，黄色或红色。

【药用部分】常春藤的茎藤。

【性味归经】性平，味辛、苦；归肝、脾、肺经。

【功效主治】祛风利湿、平肝解毒；主治风湿痹痛、口眼㖞斜、月经不调、跌打损伤、咽喉肿痛等。

【用法用量】煎汤内服，6～15克，研末；或浸酒。

【用药贴士】脾虚便溏泄泻者慎服。

实用小偏方

药方：常春藤15克，败酱草15克。

用法：水煎服，1日1剂。

适应证：肝炎。

垂柳

别名：水柳、杨柳、柳枝

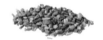

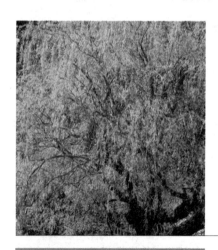

【植物形态】干粗大，树皮灰褐色，具纵沟裂纹。叶互生，线状披针形或狭披针形，表面呈有光泽的绿色，叶背则呈粉绿色，叶缘有细锯齿。春季开黄绿色花。蒴果绿褐色，狭圆锥形，种子有毛。

【药用部分】垂柳的柳枝、根、皮、叶等。

【性味归经】性凉，味苦；归胃、肝经。

【功效主治】祛风镇痛、利尿消肿、清热解毒；主治急性黄疸型肝炎、小儿胎热、牙痛、高血压等。

【用法用量】水煎服，柳枝（干品）25克。

【用药贴士】脾胃虚寒者慎用。

实用小偏方

药方：柳树皮（炒炭存性）10克，冰片5克。

用法：共研细末，每次用少许，吹入耳内。

适应证：中耳炎。

老鹳草

别名：五叶草、老鹳嘴

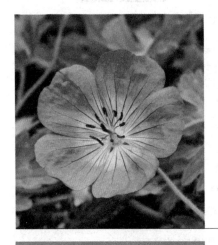

【植物形态】多年生草本。叶对生；叶片肾状三角形。花单生叶腋。蒴果有微毛。花期 7 ~ 8 月，果期 8 ~ 10 月。

【药用部分】老鹳草的干燥地上部分。

【性味归经】性平，味苦、辛；归脾、膀胱经。

【功效主治】祛风通络、清热利湿；主治风湿痹痛、肌肤麻木、筋骨酸楚等。

【用法用量】煎汤内服，9 ~ 15 克；或浸酒、熬膏。外用适量，捣烂外敷。

【用药贴士】非大病急症者均可使用。

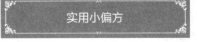

实用小偏方

药方：老鹳草鲜品适量，雄黄末少许。

用法：捣烂外敷。

适应证：蛇虫咬伤。

马钱子

别名：番木鳖、苦实把豆儿

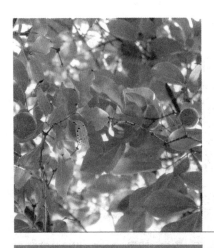

【植物形态】树皮灰色，单叶对生；叶片革质，广卵形或近圆形；叶腋有短卷须。圆锥状聚伞花序腋生，花白色，几无梗。浆果球形，幼时绿色，熟时橙色，表面光滑。种子圆盘形，表面灰黄色。

【药用部分】马钱的种子。

【性味归经】性寒，味苦，有毒；归肝、脾经。

【功效主治】消肿止痛；主治咽喉痹痛、痈疽肿毒、风痹疼痛等。

【用法用量】炮制后入丸、散，每次用 0.2 ~ 0.6 克。

【用药贴士】不可多服；体质虚弱者及孕妇禁服。

实用小偏方

药方：马钱子、青木香、山豆根各等份。

用法：研为末，每次取适量吹喉。

适应证：喉痹作痛。

千斤拔

别名：老鼠尾、一条根

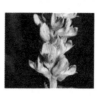

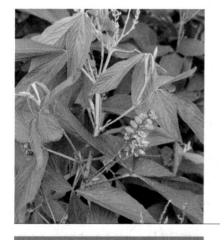

【植物形态】嫩枝、叶柄、叶背、花序均密生黄色短柔毛。叶柄有狭翅；三出复叶，顶生小叶宽披针形。总状花序腋生，花多而密；花冠紫红色。荚果椭圆形，褐色，有短柔毛。

【药用部分】大叶千斤拔的根。

【性味归经】性温，味甘；归肺、肾、膀胱经。

【功效主治】祛风利湿、消瘀解毒；主治风湿痹痛、慢性肾炎、跌打损伤、痈肿、喉蛾等。

【用法用量】煎汤内服，15～25克。

【用药贴士】孕妇忌服。

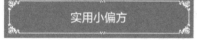
实用小偏方

药方：千斤拔50克。

用法：水煎服，1日1剂。

适应证：慢性肾炎。

乌蛇胆

别名：蛇胆

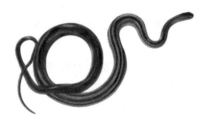

【动物形态】干燥的胆囊，全体呈棕褐色或绿褐色，皱缩。对光透视微透明，内心黄棕色或黄绿色。味极苦，回甜。

【药用部分】乌梢蛇的胆。

【性味归经】性凉，味苦、甘；归心、肝经。

【功效主治】祛风湿、通经络；主治风湿顽痹，肌肤不仁，骨、关节结核等。

【用法用量】研末为丸、散；外用研末撒或调搽。

【用药贴士】动物于夏秋季和饥饿时胆囊较充盈，胆汁稠厚质量好，是取胆的最好时间。

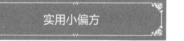
实用小偏方

药方：乌蛇胆、陈皮、胆星、黄连、川贝各等份。

用法：共研末为丸服，1次9克，1日3次。

适应证：痰迷心窍。

鱼针草

别名：臭苏、金剑草、防风草

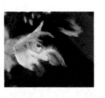

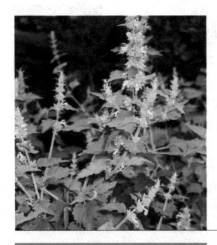

【植物形态】被茸毛。单叶对生，阔卵形至卵形。花轮生，在下部为腋生，在上部可排到顶端而呈长总状花序。小坚果4个，圆形，黑褐色。

【药用部分】鱼针草的全草。

【性味归经】性温，味苦、辛；归胃、肾经。

【功效主治】祛风、除湿、解毒；主治感冒身热、呕吐、腹痛、筋骨疼痛、疮疡、湿疹、痔疾等。

【用法用量】熬汤内服，15～25克；或入丸剂；外用煎水洗或捣敷。

【用药贴士】非大病急症者均可使用。

实用小偏方

药方：鲜鱼针草、鲜海州常山各50克。

用法：水煎分2次服，1日1剂。

适应证：高血压。

白英

别名：白毛藤、白草

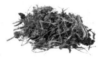

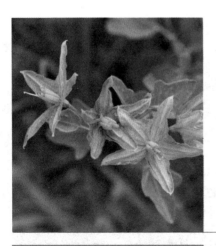

【植物形态】茄科草质藤本。叶互生，聚伞花序顶生或腋外生，花冠蓝紫色或白色。花期夏秋，果熟期秋末。

【药用部分】白英的全草或根。

【性味归经】性微寒，味苦，有小毒；归肝、胃经。

【功效主治】清热解毒、利湿消肿、抗癌；主治感冒发热、乳痈、湿热黄疸、白带、风湿痹痛等。

【用法用量】水煎内服，25～50克；外用适量，鲜全草捣烂敷患处。

【用药贴士】体虚、无湿热者忌用。

实用小偏方

药方：白英50克，忍冬50克，五加皮50克。

用法：泡酒服，1次30毫升，1日2次。

适应证：风湿关节痛。

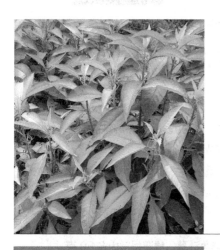

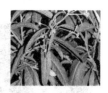

艾纳香

别名：大风艾、冰片艾

【植物形态】茎皮灰褐色，有纵条棱，白色，被黄褐色密柔毛。下部叶宽椭圆形或长圆状披针形。

【药用部分】艾纳香根的嫩枝叶。

【性味归经】性微温，味辛、微苦；归肺、胃经。

【功效主治】温中、祛风除湿；主治筋骨疼痛。

【用药贴士】阴虚血热者慎用。

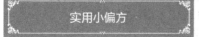
实用小偏方

药方：艾纳香鲜叶适量。

用法：捣烂外敷，或煎水洗患处。

适应证：跌打损伤、皮肤瘙痒。

大驳骨丹

别名：鸭仔花、逼迫树、大还魂

【植物形态】茎直立，圆柱形，黑叶爵床科；新枝绿色，老枝灰黄色，节显著膨大呈膝状。叶对生；具短柄；叶片近革质；椭圆形。穗状花序顶生。蒴果卵形或椭圆形，有毛。花期春季。

【药用部分】大驳骨丹的全株。

【性味归经】性平，味苦；归肝、肺、胃经。

【功效主治】活血化瘀、消肿解毒；主治跌打损伤、骨折、腰痛、肺痈等。

【用法用量】煎汤内服，9～15克；泡酒饮。

【用药贴士】孕妇慎服。

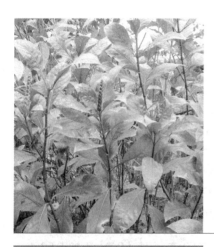

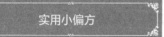
实用小偏方

药方：鲜大驳骨丹、莪术各60克，香附子30克。

用法：共捣烂，以酒炒之敷患处。

适应证：风湿骨痛。

薜荔

别名：木莲、木莲藤、凉粉子

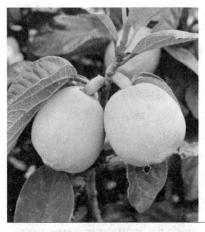

【植物形态】叶二型，攀缘于墙壁或树上，叶小而薄，叶片卵状心形，膜质；叶片厚纸质，卵状椭圆形，全缘。花序托单生于叶腋，梨形或倒卵形。瘦果近球形，有黏液。

【药用部分】薜荔的茎、叶。

【性味归经】性凉，味酸；归肝、脾、大肠经。

【功效主治】祛风除湿、活血通络、解毒消肿；主治风湿痹痛、坐骨神经痛、尿淋、水肿、闭经等。

【用法用量】水煎服，9～15克；浸酒或研末。

【用药贴士】孕妇慎用。

实用小偏方

药方：薜荔藤25克。

用法：水煎服，1日1剂。

适应证：风湿痛、手脚关节不利。

面包树根

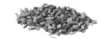

别名：面包果树根

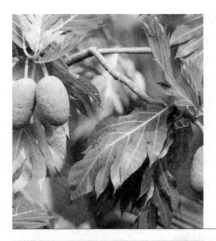

【植物形态】常绿乔木。全株含有乳汁。叶阔卵圆形，羽状深裂。3～4月开花，密集成棍棒状。复合果球，7～8月成熟，可煮食，味如面包。

【药用部分】面包树的根茎。

【性味归经】性平，味甘、苦；归脾、肝、肾经。

【功效主治】祛风湿、补虚益胃、利尿、止痛；主治糖尿病、肾病、腰酸背痛、手脚筋骨痛等。

【用法用量】水煎服，根茎25～150克；花微炒焦涂擦牙痛处的牙床；果实可作为蔬菜煮食。

【用药贴士】不宜多服，久服易掉发。

实用小偏方

药方：面包树根40克，红豆杉15克。

用法：水煎2次服，1日1剂。

适应证：糖尿病。

扶芳藤

别名：滂藤、小藤仲、爬墙虎

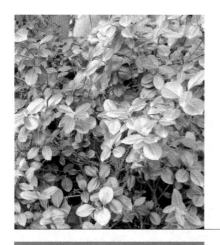

【植物形态】匍匐或攀缘，单叶对生；具短柄；叶片薄革质，椭圆形、椭圆状卵形至长椭圆状倒卵形。聚伞花序腋生。蒴果黄红色，近球形，种子被橙红色种皮。

【药用部分】扶芳藤的带叶茎枝。

【性味归经】性微温，味辛、苦；归脾、肝、肾经。

【功效主治】散瘀止血、舒筋活络；主治咯血、月经不调、功能性子宫出血、风湿性关节痛等。

【用法用量】煎汤内服，15～30克；或浸酒。

【用药贴士】孕妇忌服。

实用小偏方

药方：扶芳藤50克，白扁豆适量，红枣10枚。
用法：水煎服，1日1剂。
适应证：慢性腹泻。

狗脊

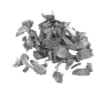

别名：金毛狗、金狗脊

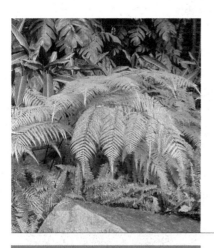

【植物形态】根茎平卧，有时转为直立，短而粗壮，带木质。叶多数且大，丛生成冠状；叶片卵圆形。孢子囊群着生于边缘的侧脉顶上，略呈矩圆形，囊群盖侧裂成双唇状，棕褐色。

【药用部分】金毛狗脊的根茎。

【性味归经】性温，味甘、苦；归肝、肾经。

【功效主治】补肝肾、除风湿、健腰脚、利关节；主治腰背酸疼、膝痛脚弱、尿频、遗精、白带等。

【用法用量】煎服，10～15克；泡酒饮。

【用药贴士】肾虚有热、小便不利、口苦者忌服。

实用小偏方

药方：狗脊适量。
用法：用狗脊煎汤洗。
适应证：病后足肿。

槲寄生

别名：北寄生、冬青、寄生子

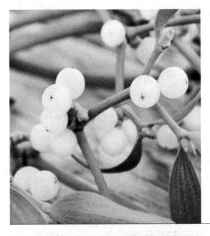

【植物形态】茎、枝均圆柱状，稀多歧分枝，节稍膨大；叶片厚革质或革质，长椭圆形至椭圆状披针形，先端圆形或圆钝，基部渐狭。雌雄异株；花序顶生或腋生于茎叉状分枝处。

【药用部分】槲寄生的干燥带叶茎枝。

【性味归经】性平，味甘、苦；归肝、肾经。

【功效主治】祛风湿、补肝肾、强筋骨、安胎；主治风湿痹痛、腰膝酸软、胎动不安等。

【用法用量】煎汤服，10～15克；或入丸、散。

【用药贴士】小便不利或短涩者均禁服。

实用小偏方	药方：陈皮1.5克，槲寄生3克。 用法：开水冲泡，1日3次，1剂连冲3日。 适应证：慢性气管炎。

宽筋藤

别名：松根藤、舒筋藤

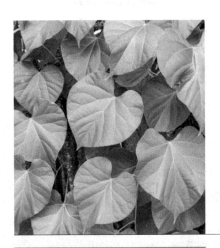

【植物形态】老茎肥壮，表皮褐色，膜质，有光泽，散生瘤突状皮孔，叶痕明显；嫩枝绿色，有条纹，被柔毛。叶片阔卵状圆形，具尖头。花单性异株，淡绿色。核果红色，近球形。

【药用部分】中华青牛胆的藤茎。

【性味归经】性凉，味微苦；归肝经。

【功效主治】舒筋活络、祛风止痛；主治风湿痛、坐骨神经痛、腰肌劳损、跌打损伤等。

【用法用量】煎汤内服，10～30克；外用捣敷。

【用药贴士】暂无。

实用小偏方	药方：宽筋藤、诃子肉各100克，蒂达50克。 用法：研粗粉煎服，1次5克，1日3次。 适应证：风湿关节炎、黄水病。

鹿衔草

别名：鹿蹄草、破血丹、鹿安茶

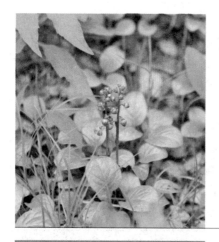

【植物形态】根茎细长，横生或斜生，有分枝。叶近基生；叶片薄革质，长圆形至倒卵状长圆形或匙形，稀为卵状长圆形。总状花序，淡绿色、黄绿色或近白色。蒴果扁球形。

【药用部分】鹿蹄草的干燥全草。

【性味归经】性凉，味微苦；归肝经。

【功效主治】祛风湿、强筋骨、止血；主治风湿痹痛、腰膝无力、月经过多、久咳劳嗽等。

【用法用量】煎汤内服，15～30克；外用捣敷。

【用药贴士】孕妇慎服。

实用小偏方

药方：鹿衔草、白及各200克。

用法：水煎服，1日1剂。

适应证：肺结核咳血。

南蛇藤

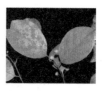

别名：穿山龙、过山风、过山龙

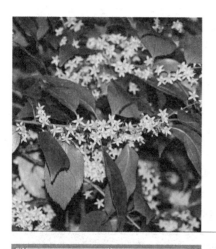

【植物形态】小枝圆柱形，灰褐色或暗褐色，单叶互生，叶片近圆形、宽倒卵形或长椭圆状倒卵形，腋生短聚伞花序，花淡黄绿色，雌雄异株。蒴果球形。花期4～5月，蒴果熟期9～10月。

【药用部分】南蛇藤的全株。

【性味归经】味辛，性温；归肝、肺经。

【功效主治】养心安神、和血止痛；主治心悸、健忘多梦、牙痛、筋骨痛、腰腿麻木、跌打伤痛等。

【用法用量】水煎服，15～25克；外用捣敷。

【用药贴士】孕妇忌服。

实用小偏方

药方：鲜南蛇藤根100克，埔盐根50克。

用法：水煎分2次服，1日1剂。

适应证：风疹块、湿疹痒。

牛大力

别名：大力薯、山莲藕、地藕

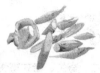

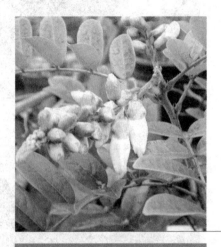

【植物形态】奇数羽状复叶互生；叶片长椭圆形或长椭圆状披针形，先端钝短尖，基部钝圆，干时红褐色。总状花序通常腋生，有时成为顶生具叶的圆锥花序，总轴、花梗和花萼均被褐色茸毛。

【药用部分】美丽崖豆藤的根。

【性味归经】性平，味甘、苦；归肺、肾经。

【功效主治】补肺滋肾、舒筋活络；主治肺虚咳嗽、咯血等。

【用法用量】煎服，9～30克；泡酒饮。

【用药贴士】孕妇忌服。

实用小偏方

药方：牛大力、杜仲藤各 12 克，大血藤 15 克。
用法：水煎服，1 日 1 剂。
适应证：体虚、白带。

千年健

别名：一包针、千年见

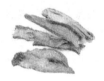

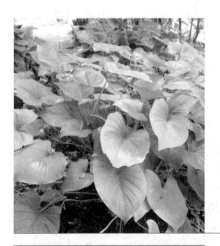

【植物形态】叶互生，具长柄；叶片光滑无毛。花序生于鳞叶叶腋，花单性同株。浆果。种子长圆形，褐色。花期 5～6 月，果期 8～10 月。

【药用部分】千年健的干燥根茎。

【性味归经】性温，味苦、辛；归肝、肾、胃经。

【功效主治】祛风湿、舒筋活络、止痛消肿；主治风湿痹痛、肢节酸痛、筋骨痿软、跌打损伤等。

【用法用量】煎服，7.5～15克；泡酒饮；外用研末调敷。

【用药贴士】阴虚内热者慎用。

实用小偏方

药方：千年健、地风各 30 克，老鹳草 90 克。
用法：共研细粉，1 次 3 克，开始泡服。
适应证：风寒筋骨疼痛、拘挛麻木。

桑寄生

别名：广寄生、寄生、老式寄生

【植物形态】常绿寄生小灌木。嫩叶、枝密被锈色星状毛。叶对生或近对生；叶片厚纸质，卵形至长卵形。伞形花序，花1～4朵，通常2朵。浆果椭圆状或近球形，成熟果浅黄色，果皮变平滑。花、果期4月至翌年1月。

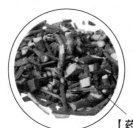

【药用部分】桑寄生的干燥带叶茎枝。

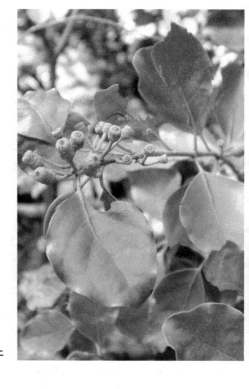

【性味归经】性平，味甘、苦；归肝、肾经。
【功效主治】补肝肾、强筋骨；主治风湿痹痛、腰膝酸软、筋骨无力、遗精、阳痿、早泄、心悸失眠、不孕等。
【用法用量】煎汤服，15～30克；入散剂，浸酒或捣汁服。
【用药贴士】孕妇慎用。

实用小偏方

药方：桑寄生适量。
用法：研末，1次5克，不拘时，温水调服。
适应证：丹田元气虚乏。

药膳食疗方

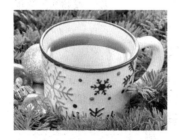

桑寄生茶
——安胎养血、祛风湿、补肾肝

/材料/桑寄生20克

/做法/砂锅中注入适量清水烧开，将备好的桑寄生倒入锅中，搅拌片刻。盖上盖，用小火煮20分钟，至其析出有效成分。揭开盖，将药材及杂质捞干净。将煮好的药茶盛出即可。

五加皮

别名：南五加皮、五花、小五爪风

【植物形态】灌木，有时蔓生状，高2～3米。枝灰棕色，无刺或在叶柄基部单生扁平的刺。叶为掌状复叶，倒卵形至倒披针形。伞形花序腋生或单生于短枝顶端。核果浆果状，扁球形，成熟时黑色。种子细小，淡褐色。

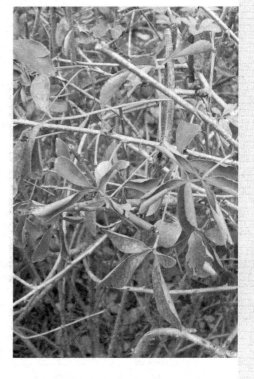

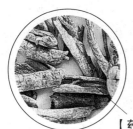

【药用部分】 细柱五加的根皮。

【性味归经】性温，味辛、苦；归肝、肾经。

【功效主治】祛风湿、补肝肾、强筋骨；主治风湿痹痛、筋骨痿软、小儿行迟、体虚乏力、水肿、脚气等。

【用法用量】煎服，6～9克，鲜品加倍；泡酒饮或入丸、散；外用煎水熏洗或为末敷。

【用药贴士】阴虚火旺者慎服。

实用小偏方

药方：五加皮、杜仲（炒）各等份。
用法：以上材料研末，以酒调成糊，做成如梧桐子大的丸，1次30丸，1日1次，以温酒调下。
适应证：腰痛。

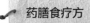

药膳食疗方

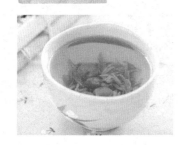

桂圆五加绿茶
——强关节、祛风湿

/材料/ 五加皮15克，桂圆10克，绿茶叶5克

/做法/ 砂锅注水烧开，倒入洗好的五加皮、桂圆，盖上盖，烧开后用小火煮约20分钟，至药材析出有效成分，揭盖，搅拌匀，用中火续煮片刻。关火后盛出煮好的药茶，装入有绿茶叶的杯中，趁热饮用即可。

小驳骨

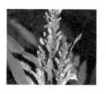

别名：驳骨丹、接骨草、接骨筒

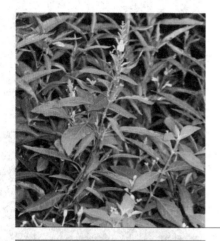

【植物形态】全株光滑。茎直立，圆柱形，茎节部膨大，多分枝，小枝有四棱线，略带紫色，无毛。叶对生，具短柄，披针形，先端渐尖，基部楔形，全缘，叶面青绿色。

【药用部分】接骨草的地上茎叶部分。

【性味归经】性平、微温，味辛、酸；归肺、肝经。

【功效主治】祛风湿、续筋接骨；主治跌打扭伤、风湿性关节炎、断骨，兼治风邪、酒毒、黄疸等。

【用法用量】煎服，15～50克。

【用药贴士】阴虚火旺者慎服。

实用小偏方

药方：小驳骨丹、延胡索、香附各15克。

用法：水煎分2次服，1日1剂。

适应证：妇女经痛。

楂梧

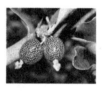

别名：白叶刺、日月红、柿糊

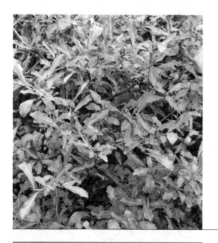

【植物形态】具有多数枝条，枝条密生银白色鳞片或鳞屑。叶互生，厚革质，卵状矩圆形或长倒卵形，先端圆而钝凹，花腋生，银白至淡黄色。核果球形或近似圆形，成熟时橙红色带银白斑点。

【药用部分】楂梧的根、叶。

【性味归经】性平、微温，味辛、酸；归肺、肝经。

【功效主治】祛风理湿、下气定喘、固肾；主治风湿性关节炎、哮喘、肾虚腰痛等。

【用法用量】煎服，25～150克。

【用药贴士】单味勿久服。

实用小偏方

药方：楂梧根、黑糖各25克，白花益母草50克。

用法：水煎分2次服，1日1剂。

适应证：产后浮肿。

雪莲花

别名：雪莲、雪荷花、大拇花

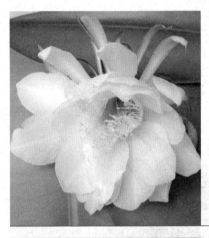

【植物形态】多年生草本，高 10 ～ 25 厘米。茎常中空，棒状。叶互生，无柄，披针形或狭倒卵形。头状花序多数，瘦果扁平，棕色。

【药用部分】绵头雪莲花带花全株。

【性味归经】性温，味甘、微苦；归肝、脾、肾经。

【功效主治】除寒壮阳、调经止血；主治阳痿、月经不调、风湿性关节炎、外伤出血。

【用法用量】煎汤内服，6 ～ 12 克；或浸酒。外用适量，捣敷。

【用药贴士】孕妇忌服。

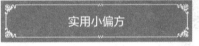

实用小偏方

药方：雪莲花适量。
用法：捣碎敷患处。
适应证：外伤出血。

石楠藤

别名：爬岩香、巴岩香

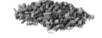

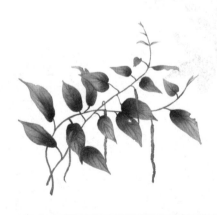

【植物形态】攀缘藤本，长达数米。幼枝被短柔毛。叶卵形至卵状披针形，顶端短渐尖；花早春开，无花被，单性，雌雄异株，密聚成与叶对生的穗状花序；雄花序纤细。

【药用部分】毛蒟的干燥枝叶。

【性味归经】性温，味辛；归肝、脾经。

【功效主治】祛风湿、通经络、强腰脚、止痛止咳；主治风寒湿痹、筋骨疼痛、腰痛、痛经、咳嗽气喘等。

【用法用量】煎汤内服，6 ～ 10 克；外用捣敷。

【用药贴士】阴虚火旺者慎服。

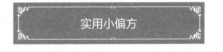

实用小偏方

药方：石楠藤、海风藤、忍冬藤各 30 克。
用法：研末开水调服，1 次 2 克，1 日 3 次。
适应证：风湿性关节炎。

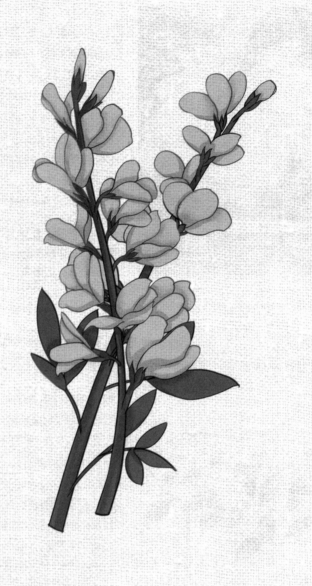

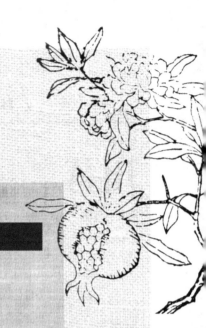

第十一章

活血祛瘀药

　　凡功能为通利血脉、促进血行、消散瘀血的药物，均称为活血祛瘀药。活血祛瘀作用较强者，又称破血药或逐瘀药。

　　血液为人体重要物质之一，但必须通行流畅以濡养周身，如有阻滞瘀积则往往发生疼痛、肿块等病症，活血祛瘀药可行血散瘀，解除由于瘀血阻滞所引起的各种病症，如胸胁疼痛、风湿痹痛、症瘕结块、疮疡肿痛、跌扑伤痛，以及月经不调、经闭、痛经等。

/活/血/止/痛/药/

川芎

别名：芎藭、小叶川芎

【植物形态】全株有浓烈香气。根茎呈不规则的结节状拳形团块。茎直立，圆柱形，具纵条纹，上部多分枝，下部茎节膨大呈盘状，中空。叶片轮廓卵状三角形。复伞形花序顶生或侧生，花瓣白色，倒卵形至心形。

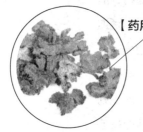

【药用部分】川芎的根茎。

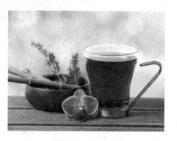

药膳食疗方

【性味入经】性温，味辛；归胆、肝、心包经。

【功效主治】活血行气、祛风止痛；主治月经不调、经闭、痛经、症瘕腹痛等。

【用法用量】煎服，5 ~ 10 克；或入丸、散；外用研末撒或调敷。

【用药贴士】阴虚火旺、月经过多者慎用。

银杏叶川芎红花茶
——活血化瘀、祛风止痛

/材料/ 川芎 10 克，银杏叶 5 克，红花 4 克

/做法/ 砂锅注水烧开，放入药材，煮至其析出有效成分，搅拌片刻，关火后盛出煮好的药茶，滤去材料，装入杯中，趁热饮用即可。

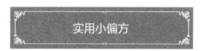

实用小偏方

药方：当归 50 克，川芎 25 克，荆芥穗 10 克。
用法：水煎服，1 日 1 剂。
适应证：产后血晕。

延胡索

别名：玄胡素、元胡

【植物形态】多年生草本，全株无毛。块茎扁球形。茎直立或倾斜，茎节处常膨大成小块茎。叶片轮廓宽三角形，二回三出或近三回三出，小叶三裂或三深裂，具全缘的披针形裂片。总状花序顶生。蒴果条形。种子细小。

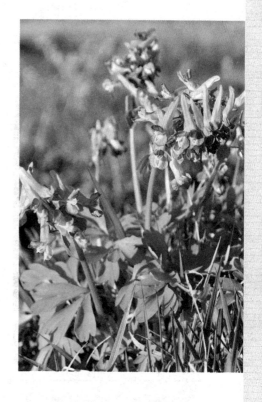

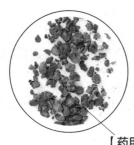

【药用部分】延胡索块茎。

【性味归经】性温，味辛、苦；归肝、胃经。

【功效主治】活血、散瘀、理气、止痛；主治心腹腰膝诸痛、月经不调、症瘕、崩中、产后血晕、恶露不尽、跌打损伤等。

【用法用量】煎汤内服，干品使用 7.5 ~ 15 克；或入丸、散。

【用药贴士】热气虚及孕妇忌服。

实用小偏方

药方：延胡索、胡椒末各等量，酒、水各 100 毫升。

用法：上末和匀，1 次 10 克，加酒、水煎服，1 日 1 剂。

适应证：疝气。

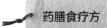
药膳食疗方

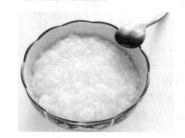

延胡索大米粥
——活血、行气、止痛

/材料/ 大米 100 克，蒜末、延胡索各少许，盐 2 克

/做法/ 砂锅注水烧热，倒入延胡索、蒜末，煮 10 分钟至其有效成分析出，捞出材料，再倒入洗好的大米，搅拌均匀，盖上锅盖，烧开后用小火煮约 30 分钟至其熟软，揭开锅盖，加入盐，拌匀调味即可。

姜黄

别名： 黄姜、毛姜黄、宝鼎香

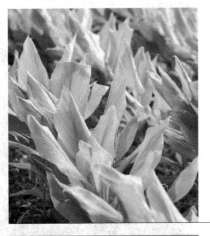

【植物形态】根粗壮，根茎卵形，内面黄色，侧根茎圆柱状，红黄色。叶根生；叶片椭圆形或较狭，先端渐尖，基部渐狭；叶柄长约为叶片之半，有时几与叶片等长；叶鞘宽，约与叶柄等长。

【药用部分】姜黄或郁金的根茎。

【性味归经】性温，味苦；归肾经。

【功效主治】破血行气、通经止痛；主治胸胁刺痛、闭经、症瘕、跌扑肿痛等。

【用法用量】煎服，3~10克；入丸、散。

【用药贴士】血虚、无气滞血瘀者及孕妇慎服。

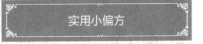

实用小偏方

药方： 姜黄、桂心等量。

用法： 研为末，每日酒冲服1匙，血下尽后即愈。

适应证： 产后血痛。

没药

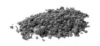

别名： 末药、明没药

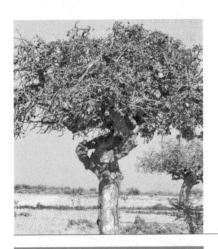

【植物形态】树干粗，具多数不规则尖刻状的粗枝；树皮薄，光滑，小片状剥落，淡橙棕色，后变灰色。花小，丛生于短枝上；核果卵形，尖头，光滑，棕色，外果皮革质或肉质。

【药用部分】没药树的胶树脂。

【性味归经】性平，味苦；归肝经。

【功效主治】活血止痛、消肿生肌，主治胸腹瘀痛、痛经、经闭、症瘕、跌打损伤、痈肿疮疡、肠痈等。

【用法用量】煎汤服，3~10克；或入丸、散。

【用药贴士】孕妇忌服。

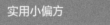

实用小偏方

药方： 没药、五灵脂、乳香各5克。

用法： 研细和匀，滴水和丸，1次7克，1日3次。

适应证： 脓血杂痢，后重疼痛，日久不瘥。

七叶莲

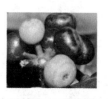

别名：鹅掌藤、汉桃叶、七加皮

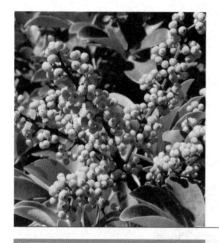

【植物形态】小枝有不规则纵皱纹，无毛。叶柄纤细，长 12 ~ 18 厘米，无毛；托叶和叶柄基部合生成鞘状，宿存或与叶柄一起脱落；小叶片革质，倒卵状长圆形或长圆形。

【药用部分】七叶莲的根、茎、叶。

【性味归经】性温，味微苦、甘；归肝经。

【功效主治】活血止痛，祛风除湿；主治风湿痹痛、胃痛、跌打骨折、外伤出血等。

【用法用量】水煎服，25 ~ 50 克；外用捣敷。

【用药贴士】孕妇慎用。

实用小偏方

药方：鲜七叶莲适量。

用法：捣烂，外敷患处。

适应证：外伤出血。

乳香

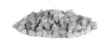

别名：滴乳香、熏陆香

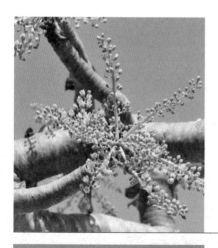

【植物形态】树干粗壮，树皮光滑，淡棕黄色，纸状，粗枝的树皮鳞片状，逐渐剥落。叶互生，密集或于上部疏生，单数羽状复叶；小叶对生，花小，排列成稀疏的总状花序。

【药用部分】乳香树的胶树脂。

【性味归经】性温，味辛、苦；归心、肝、脾经。

【功效主治】调气活血、定痛、追毒，主治气血凝滞、心腹疼痛、痈疮肿毒、跌打损伤、痛经等。

【用法用量】水煎服，25 ~ 50 克；外用捣敷。

【用药贴士】孕妇忌服。

实用小偏方

药方：乳香、没药各 7.5 克，红花 15 克。

用法：水煎服，1 日 1 剂。

适应证：跌扑折伤筋骨。

芸薹子

别名：油菜子

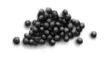

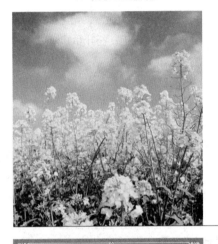

【植物形态】茎直立，粗壮。基生叶大头羽状分裂，下部茎生叶羽状半裂；上部茎生叶提琴形或长圆状披针形，抱茎。总状花序生枝顶，花期伞房状；花瓣鲜黄色。种子球形，红褐或黑色，近球形。

【药用部分】油菜的种子。

【性味归经】性平，味辛、甘；归肝、肾经。

【功效主治】活血化瘀、消肿散结、润肠通便；主治产后恶露不尽、瘀血腹痛、痛经、肠风下血等。

【用法用量】煎汤服，3 ~ 10克；入丸、散。

【用药贴士】阴血虚、大便溏者禁服。

实用小偏方

药方：芸薹子120克。

用法：研末糊丸，温酒下，1次10克，1日1次。

适应证：痔漏肠风。

紫薇根

别名：痒痒花、紫金花

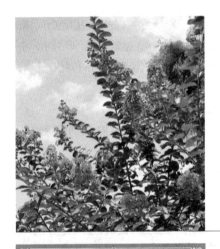

【植物形态】落叶灌木或小乔木，高可达7米。树皮平滑，灰色或灰褐色。枝干多扭曲，小枝纤细，叶互生或有时对生，纸质。

【药用部分】紫薇的根。

【性味归经】性微寒，味微苦。

【功效主治】活血止血、止痛、清热利湿；主治痢疾、水肿、烧烫伤、湿疹、痈肿疮毒、跌打损伤等。

【用法用量】煎汤内服，10 ~ 15克；外用适量，研末调敷，或煎水洗。

【用药贴士】孕妇忌服。

实用小偏方

药方：紫薇根或花适量。

用法：将其研末，醋调敷。

适应证：痈疽肿毒、头面疮疖、手脚生疮。

瓜子金

别名：辰砂草、金锁匙、瓜子草

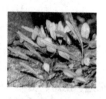

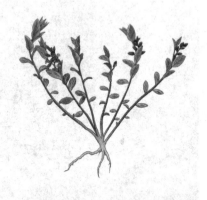

【植物形态】茎被灰褐色细柔毛，叶互生，卵形至卵状披针形，先端短尖，全缘；叶柄、叶脉、叶缘均具细柔毛。总状花序腋生，最上一花序低于茎的顶端；花瓣紫白色，下部愈合。

【药用部分】瓜子金的全草或根。

【性味归经】性平，味苦、微辛；归肺、胃、心经。

【功效主治】清肺止咳、凉血止血；主治支气管炎、肺炎、百日咳、咽炎、吐血、便血、子宫出血等。

【用法用量】煎汤服，15～25克；外用捣敷。

【用药贴士】体虚者慎用。

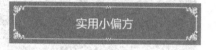

实用小偏方

药方： 瓜子金根100克。

用法： 水煎服，1日1剂。

适应证： 痰咳。

海州骨碎补

别名：毛姜、铜丝草

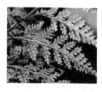

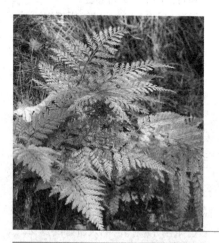

【植物形态】根状茎横生，呈匍匐状，密被棕黄或褐色的线状披针形鳞毛。叶疏生，叶片呈五角形，革质，表面光滑，三回羽状复叶，裂片细碎。孢子囊群椭圆形，着生在支脉上。

【药用部分】骨碎补的根茎。

【性味归经】性温，味苦；归肾经。

【功效主治】行血活络、祛风止痛、补肾坚骨；主治跌打损伤、风湿痹痛、肾虚牙痛、腰痛、久泻等。

【用法用量】煎汤服，9～15克。

【用药贴士】阴虚、无瘀血者慎用。

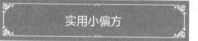

实用小偏方

药方： 海州骨碎补、枸杞根各25克。

用法： 水煎分2次服，1日1剂。

适应证： 牙痛。

郁金

别名：马蒁、帝足、黄郁、乌头

【植物形态】根粗壮，末端膨大，呈长卵形块根。块茎卵圆状，侧生，根茎圆柱状，断面黄色。叶基生，叶柄基部的叶柄短，或近于无柄，花葶单独由根茎抽出，与叶同时发出或先叶而出，穗状花序圆柱形，有花的苞片淡绿色，卵形。

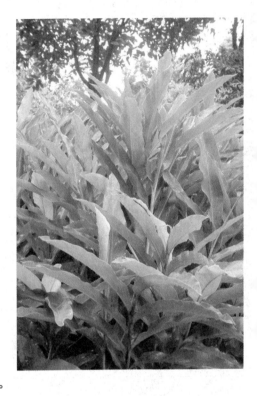

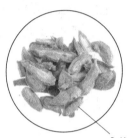

【药用部分】郁金的根茎。

【性味归经】性寒，味辛、苦；归肝、心、肺经。

【功效主治】活血止痛、行气解郁、清心凉血；主治胸腹胁肋诸痛、痛经、症瘕、热病神昏、癫狂、吐血、衄血、血淋、砂淋、黄疸等。

【用法用量】煎汤服，3～10克；入丸、散。

【用药贴士】阴虚失血者及无气滞血瘀者忌服；孕妇慎服。

实用小偏方

药方：郁金、木香等量。
用法：研末，1次10克，以老酒调下，1日2次。
适应证：气郁血瘀之胸痛。

药膳食疗方

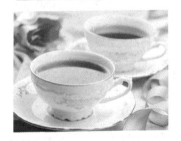

玫瑰郁金益母草饮
——疏肝理气、调经止痛

/材料/玫瑰花、益母草、郁金各5克，红糖8克

/做法/砂锅中注入适量清水烧热，倒入备好的药材，拌匀，盖上盖，用大火煮约5分钟至药材析出有效成分，揭盖，捞出药渣，加入红糖，拌匀，关火后盛出煮好的药茶，装入杯中，待稍微放凉后即可饮用。

桃枝

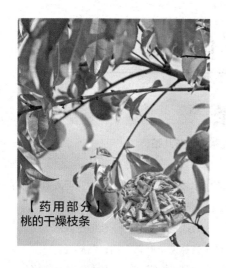

【药用部分】
桃的干燥枝条

【植物形态】小枝绿色或半边红褐色，无毛。叶互生，在短枝上呈簇生状；叶柄长1~2厘米，通常有1至数枚腺体；叶片椭圆状披针形至倒卵状披针形。

【性味归经】性平，味苦；归心、肝经。

【功效主治】活血通络、解毒杀虫；主治心腹刺痛、风湿痹痛、跌打损伤、疮癣等。

【用法用量】水煎服，9~15克；外用适量，煎汤洗浴。

【用药贴士】孕妇忌服。

藤三七

【植物形态】全株平滑，茎略呈肉质；在老茎的叶腋处，会长出瘤块状的珠芽。单叶互生，卵形或卵圆形；其叶片稍肉质而厚。总状花序具多花。

【性味归经】性平，味微苦；归肝、胃、大肠经。

【功效主治】健胃、整肠、通便；主治习惯性便秘、刀伤或创伤出血等。

【用法用量】炖鸡或炖猪肉服，50~100克；外用捣敷。

【用药贴士】孕妇忌服。有不良反应则应立即停用。

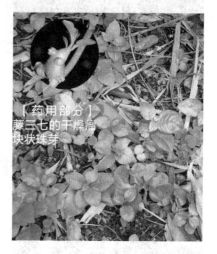

【药用部分】
藤三七的干燥瘤块状珠芽

鸭脚艾

【植物形态】茎直立，分枝多，茎基部丛种而异，全株无毛。叶互生，三角状羽状裂叶；小花雪白色，具芳香味，果实细小，为瘦果。

【性味归经】性平，味甘、微苦；归肝经。

【功效主治】活血散瘀、理气止痛、凉血止血、调经；主治慢性肝炎、肝硬化、感冒头疼、便血、尿血等。

【用法用量】水煎服，15~25克；煎蛋或煮汤吃；外用捣烂外敷。

【用药贴士】孕妇和虚寒者慎用。

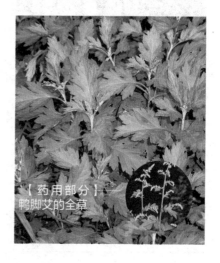

【药用部分】
鸭脚艾的全草

/活/血/疗/伤/药/

儿茶

别名： 儿茶膏、孩儿茶

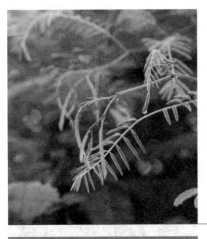

【植物形态】小枝细，有棘刺。叶为二回双数羽状复叶，互生；总状花序腋生，花黄色或白色。

【药用部分】儿茶的去皮枝、干枝的干燥煎膏。

【性味归经】性微寒，味苦、涩；归肺经。

【功效主治】生肌、敛疮；主治溃疡不敛、湿疹等。

【用法用量】水煎服，1～3克，包煎。

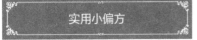

实用小偏方

药方： 儿茶 50 克，明矾 40 克。

用法： 研末，温水送服，1 次 0.2 克，1 日 3 次。

适应证： 肺结核咯血。

骨碎补

别名： 肉碎补、石岩姜、猴姜

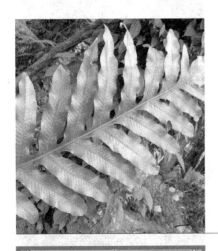

【植物形态】根状茎横生。叶卵形，无柄，背面有疏短毛，边缘有粗浅裂；孢子叶高大，绿色，边缘有不明显的疏钝齿。

【药用部分】树蕨的根茎。

【性味归经】性温，味苦；归肝、肾经。

【功效主治】补肾强骨、活血止痛；主治肾虚腰痛、足膝痿弱、耳聋、牙痛、跌打骨折及斑秃等。

【用法用量】煎汤内服，10～20克；或入丸、散；外用适量，捣烂敷或晒干研末敷；可浸酒搽。

【用药贴士】阴虚内热及无瘀血者慎服。

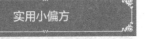

实用小偏方

药方： 骨碎补 50～100 克（去毛）。

用法： 打碎，加水蒸服，1 日 1 剂。

适应证： 牙痛。

红鸡屎藤

别名：斑鸠饭、主屎藤

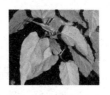

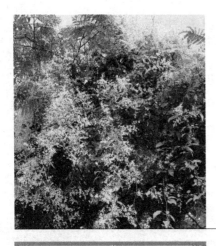

【植物形态】叶纸质，新鲜揉之有臭气。花紫色，内面红紫色，被粉状柔毛。浆果球形，直径 5 ~ 7 毫米，成熟时光亮，草黄色。

【药用部分】红鸡屎藤的全草及根。

【性味归经】性平，味甘、酸；归心、肝、脾经。

【功效主治】祛风除湿、消食化积、解毒消肿、活血止痛；主治风湿痹痛、食积腹胀、小儿疳积等。

【用法用量】煎汤服，10 ~ 15 克，大剂 30 ~ 60 克；或浸酒；外用捣敷，或煎水洗。

【用药贴士】孕妇忌服。

实用小偏方

药方：红鸡屎藤根、红小芭煎头各 200 克。

用法：炖鸡服。

适应证：妇女虚弱咳嗽、白带腹胀。

接骨木

别名：公道老、扦扦活、马尿骚

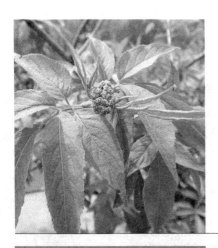

【植物形态】茎髓心淡黄棕色。叶对生，椭圆形或长圆状披针形，圆锥花序顶生；花小，白色至淡黄色。浆果状核果近球形。

【药用部分】接骨木的茎枝。

【性味归经】性平，味甘、苦；归肝经。

【功效主治】祛风利湿、活血止痛；主治风湿筋骨疼痛、水肿、产后血晕、跌打肿痛、骨折等。

【用法用量】煎汤内服，15 ~ 25 克；或入丸、散；外用捣敷或煎水熏洗。

【用药贴士】孕妇忌服。

实用小偏方

药方：接骨木碎块 1 把。

用法：水煎分 3 次服，1 日 1 剂。

适应证：产后血晕。

刘寄奴

别名：金寄奴、乌藤菜、六月雪

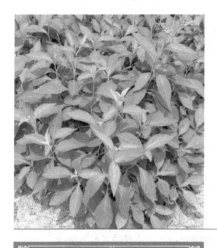

【植物形态】多年生直立草本，高60～100厘米。茎有明显纵肋，被细毛；叶互生；长椭圆形或披针形，长6～9厘米，宽2～4厘米，先端渐尖。

【药用部分】奇蒿的带花全草。

【性味归经】性温，味辛、微苦；归心、肝、脾经。

【功效主治】破血通经、敛疮消肿；主治经闭症瘕、胸腹胀痛、产后血瘀、跌打损伤、金疮出血等。

【用法用量】内服：煎汤，7.5～15克；或入散剂。外用：捣敷或研末撒。

【用药贴士】气血虚弱、脾虚作泻者忌服。

实用小偏方

药方：刘寄奴9克，乌梅3枚，白姜9克。

用法：水煎服，1日1剂。

适应证：赤白下痢。

鹿角

别名：马鹿角

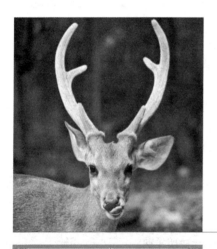

【动物形态】四肢细长，主蹄狭小。臀部有明显的白色臀斑，尾短。雄鹿有分叉的角，长全时有4～5叉。夏毛薄，红棕色，白斑显著，在脊背两旁及体侧下缘排列成纵行，有黑色的背中线。

【药用部分】梅花鹿已骨化的角。

【性味归经】性温，味咸；归肾、肝经。

【功效主治】行血、消肿、益肾；主治疮疡肿毒、瘀血作痛、虚劳内伤、腰脊疼痛等。

【用法用量】煎汤服，7.5～15克；或入丸、散。

【用药贴士】阴虚火旺者禁服。

实用小偏方

药方：鹿角、当归各50克。

用法：研末水煎服，1日1剂。

适应证：妊娠忽下血、腰痛不可忍。

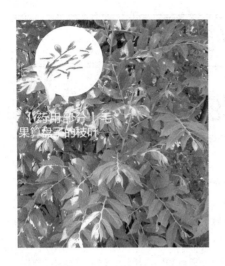

【药用部分】毛
果算盘子的枝叶

漆大姑

【植物形态】灌木，多分枝。叶互生，卵形或卵状
披针形，先端渐尖，基部楔形，两面均被粗毛，
叶脉上密被黄毛；叶柄短，密被黄毛；托叶锥尖。

【性味归经】性平，味苦、涩；归胃、脾、大肠经。

【功效主治】活血疗伤；主治急性胃肠炎、风湿性
关节炎、跌打损伤、皮炎等。

【用法用量】煎服内服，7.5～25克；外用煎水洗
或捣敷。

【用药贴士】孕妇慎用。

水茄

【植物形态】主根粗厚，细根伸长，扩展如细网状。
枝及叶柄散生短刺，全株密被灰色星状毛。叶单
一或成对，互生，被黄色星状毛。全年开花，总
状花序腋生，花瓣白色。

【性味归经】性微凉，味淡；归肺、心、肝经。

【功效主治】活血、散瘀、止痛；主治跌打瘀痛、
腰肌劳损、咯血、痧症、胃痛、疔疮等。

【用法用量】煎汤内服，7.5～15克；或入丸、散。

【用药贴士】用量不宜过大，青光眼患者勿内服。

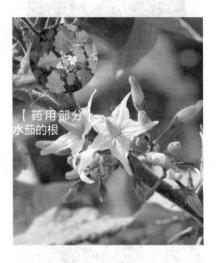

【药用部分】
水茄的根

苏木

【植物形态】常绿小乔木，高可达5～10米。树
干有小刺，小枝灰绿色，具圆形凸出的皮孔，新
枝被微柔毛，其后脱落。荚果长圆形，无刺，无
刚毛，顶端一侧有尖喙，成熟后暗红色，具短茸毛。

【性味归经】性平，味甘、咸；归心、肝经。

【功效主治】行血、破瘀、消肿、止痛；主治妇人
血气心腹痛、经闭、产后瘀血、胀痛喘急、痢疾等。

【用法用量】煎汤内服，5～15克；研末或熬膏。

【用药贴士】血虚无瘀者不宜用。

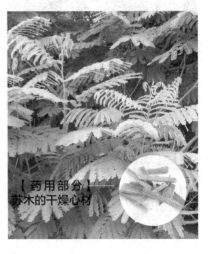

【药用部分】
苏木的干燥心材

/活/血/调/经/药/

白花益母草

别名：楼台草、錾草

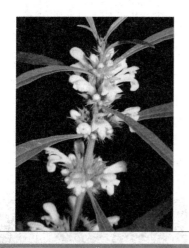

【植物形态】茎直立，有节，四棱形。叶对生，呈卵状心形；茎生叶具柄，柄长 1～3 厘米。

【药用部分】錾菜的全草。

【性味归经】性微寒，味辛、微苦；归心、肝、肾经。

【功效主治】活血调经；主治月经不调、痛经等。

【用法用量】煎服，25～100 克。

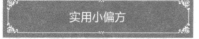

实用小偏方

药方：白花益母草 25 克，延胡索 10 克。

用法：水煎服，1 日 1 剂。

适应证：痛经。

白花虮母草

别名：虮母子、三脚破

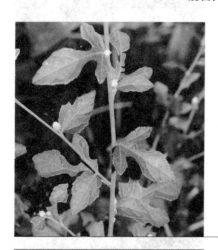

【植物形态】茎直立，全株密被白色柔或星状毛。单叶互生；托叶 2 枚，条形，被毛；叶片形状、大小差异较大，卵状三角形、卵形至圆形；花单生或簇生于叶腋，白色的花有椭圆形的花瓣 5 枚。

【药用部分】白花虮母草的全草。

【性味归经】性平，味甘、淡、微苦；归肝、肾经。

【功效主治】调经理带、消炎解毒、祛风活血、散瘀消肿；主治白带异常、痛经、肠炎、伤风感冒等。

【用法用量】水煎服，干品 25～200 克。

【用药贴士】孕妇、血虚无瘀者、阴虚血少者忌服。

实用小偏方

药方：白花虮母草 150 克，猪排骨 200 克。

用法：炖烂分 2 次服，1 日 1 剂。

适应证：胃溃疡、胃肠穿孔。

猩猩草

别名：老来娇、叶象花、一品红

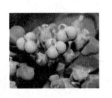

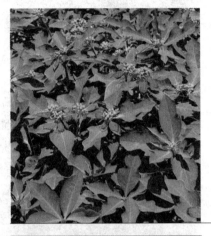

【植物形态】株高 50～100 厘米，全株含丰富的乳汁；植株茎基部木质化，且具多数分枝，光滑无毛；小枝细长，直立或斜上升，绿色。叶互生，卵状椭圆形或提琴形。

【药用部分】猩猩草的全草。

【性味归经】性寒，味苦、涩；归肝经。

【功效主治】调经、止血、接骨、消肿；主治妇女月经过多、骨折、跌打伤、疟疾、癣。

【用法用量】水煎服，干叶 7～12 克。

【用药贴士】皮肤过敏者勿接触本药。

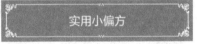
实用小偏方

药方：猩猩草 7～12 克。

用法：水煎服，1 日 1 剂。

适应证：跌打损伤。

益母子

别名：茺蔚子、冲玉子、益母草子

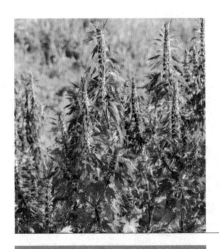

【植物形态】茎直立，有节。叶对生，形状不一，叶片卵状心形；叶片 3 全裂或深裂，裂片复为羽裂。

【药用部分】益母草的干燥成熟果实。

【性味归经】性微寒，味甘、辛；归肝经。

【功效主治】活血调经、清肝明目、降血压；主治月经不调、崩中、带下病、产后瘀血腹痛、高血压、目赤肿痛等。

【用法用量】煎汤内服，6～9 克；或入丸、散；或捣绞取汁。

【用药贴士】肝血不足者及孕妇忌服。

实用小偏方

药方：益母子、红花各 5 克，生山楂 10 克。

用法：水煎服，1 日 1 剂。

适应证：痰湿。

丹参

别名：红根、大红袍、血参根

【植物形态】全株密被黄白色柔毛及腺毛。根细长圆柱形，外皮朱红色。茎直立，方形，表面有浅槽。单数羽状复叶，对生，有柄；顶端小叶最大，叶片卵形、广披针形，先端急尖或渐尖，基部斜圆形、总状花序，顶生或腋生。

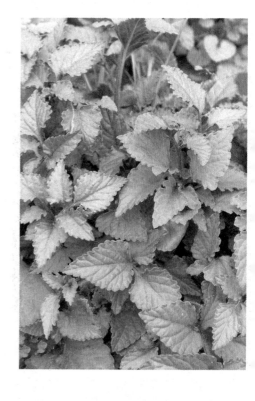

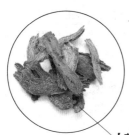

【药用部分】丹参的根。

【性味入经】性微温，味苦；归心、肝经。

【功效主治】活血祛瘀、安神宁心、排脓、止痛；主治心绞痛、月经不调、痛经、经闭、血崩带下、癥瘕、瘀血腹痛、惊悸不眠、恶疮肿毒等。

【用法用量】煎汤内服，7.5～15克；或入丸、散；外用熬膏涂，或煎水熏洗。

【用药贴士】月经过多及无瘀血者忌服；孕妇慎服。

实用小偏方

药方：丹参、三棱、莪术各15克，皂角刺5克。
用法：水煎服，1日1剂。
适应证：腹中包块。

药膳食疗方

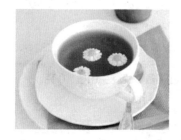

银花丹参饮
——清热解毒、凉血通络

/材料/ 金银花、丹参各5克

/做法/ 砂锅中注入适量清水烧开，倒入洗净的金银花、丹参。盖上盖，煮沸后用小火煮约15分钟，至其析出有效成分。揭盖，拌煮一会儿。盛出滤取茶汁，装入茶杯中即成。

番红花

别名：藏红花、撒法即、西红花

【植物形态】地下鳞茎呈球状，外被褐色膜质鳞叶。花顶生；花被倒卵圆形，淡紫色；雄蕊 3 枚；雌蕊 3 枚，心皮合生，子房下位，花柱细长，黄色，顶端三深裂，下垂，深红色，有一开口呈漏斗状。蒴果，长形。种子多数，圆球形，种皮革质。

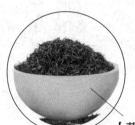

【药用部分】 藏红花花柱的上部及柱头。

【性味归经】性平，味甘；归心、肝经。

【功效主治】活血化瘀、散郁开结；主治忧思郁结、胸膈痞闷、吐血、伤寒发狂、惊怖恍惚、妇女经闭等。

【用法用量】煎汤内服，5～15克；捣烂榨汁冲温酒服；外用研成细末温酒送服；水煎熏洗患处；捣烂外敷。

【用药贴士】孕妇忌服。

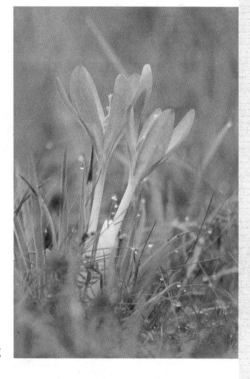

实用小偏方

药方：番红花 1 克，水 1 盏。
用法：浸一宿，服之，1 日 1 剂。
适应证：伤寒发狂、惊怖恍惚。

药膳食疗方

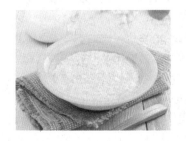

番红花奶粥
——活血化瘀、补虚健体

/材料/ 番红花 8 克，大米 60 克，牛奶适量

/做法/ 砂锅注水烧热，倒入番红花，煮 10 分钟后捞出，再倒入大米，搅拌均匀，盖上锅盖，烧开后用小火煮约 30 分钟至其熟软，揭开锅盖，加入牛奶，拌匀，稍煮片刻，关火盛出即可。

红花

别名：草红花、红蓝花、刺红花

【植物形态】茎直立，上部分枝。叶互生，无柄。中下部茎生叶披针形、卵状披针形或长椭圆形。头状花序多数，在茎枝顶端排成伞房花序，为苞叶所围绕；苞片椭圆形或卵状披针形，边缘有或无针刺。

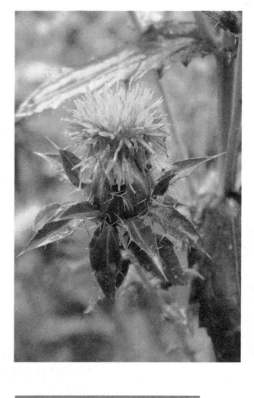

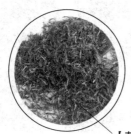

【药用部分】红花的花。

【性味归经】性温，味辛；归心、肝经。

【功效主治】活血通经、祛瘀止痛；主治血瘀经闭、痛经、产后瘀滞腹痛、胸痹心痛、症瘕积聚、跌打损伤、关节疼痛、脑卒中（中风）偏瘫等。

【用法用量】煎汤内服，3～10克。养血活血宜少用，活血祛瘀宜多用。

【用药贴士】孕妇及月经过多者忌服。

实用小偏方

药方：红花6克，鸡血藤24克，黄酒适量。

用法：红花、鸡血藤水煎，调黄酒适量服，1日1剂。

适应证：痛经。

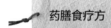

药膳食疗方

红花活血茶

——活血化瘀、降压降脂

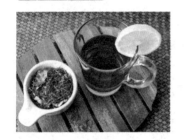

/材料/红花15克，冰糖20克

/做法/将红花清洗掉杂质，砂锅注水，倒入红花，盖上盖，煮沸后用小火煮约10分钟，至其析出有效成分。揭盖，放入冰糖，搅拌一会儿，煮至溶化，盛出滤取茶汁，装入茶杯中即成。

鸡血藤

别名：血风、血藤、大血藤

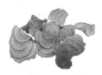

【植物形态】木质藤本，长达数十米。老茎砍断时可见数圈偏心环，鸡血状汁液从环处渗出。三出复叶互生；圆锥花序腋生，大型，花多而密。

【药用部分】密花豆的干燥藤茎。

【性味归经】性温，味甘、苦；归心、脾经。

【功效主治】活血舒筋、养血调经；主治手足麻木无力、肢体瘫痪、月经不调等。

【用法用量】煎汤内服，10～15克，大剂量可用至30克；或浸酒。

【用药贴士】阴虚火亢者慎用。

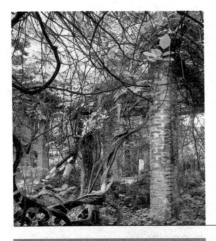

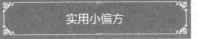
实用小偏方

药方：鸡血藤500克，蔗糖830克。

用法：制成糖浆，1次10毫升，1日3次。

适应证：风湿痹痛、月经不调。

卷柏

别名：一把抓、老虎爪、长生草

【植物形态】主茎短成长，直立，下着须根。叶小，异型，交互排列；孢子叶三角形，先端有长芒，边缘有宽的膜质；孢子囊肾形，大小孢子的排列不规则。

【药用部分】卷柏的干燥全草。

【性味归经】性平，味辛；归肝、心经。

【功效主治】生用破血，炒用止血；主治经闭、痛经、症瘕、跌打损伤、崩漏、便血、脱肛等。

【用法用量】煎汤服，1.5～15克；或入丸、散。

【用药贴士】孕妇慎用。

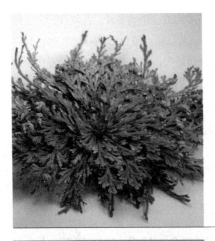

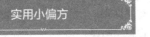
实用小偏方

药方：卷柏、冰糖各100克，淡竹叶50克。

用法：水煎服，1日1剂。

适应证：癫痫。

杜鹃花

别名：红踯躅、山石榴、映山红

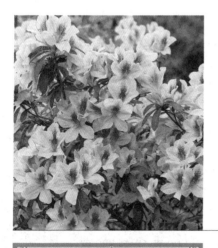

【植物形态】全株含丰富的乳汁；植株茎基部木质化，且具多数分枝，光滑无毛；小枝细长，直立或斜上升，绿色。叶互生，卵状椭圆形或提琴形。

【药用部分】杜鹃花的花。

【性味归经】性平，味甘、酸；归肝、脾、肾经。

【功效主治】和血调经、祛风湿、止血；主治月经不调、闭经、崩漏、吐血、衄血、痔血、跌打损伤、内伤咳嗽、风湿痛等。

【用法用量】煎汤内服，9～15克；外用捣敷。

【用药贴士】孕妇忌服。

实用小偏方

药方：杜鹃花子2.5克。

用法：研末，酒吞服，1日1剂。

适应证：跌打疼痛。

凤仙花

别名：金凤花、灯盏花、指甲花

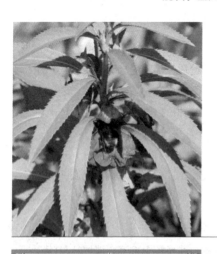

【植物形态】茎直立，肉质多汁，呈圆柱形，上部多分枝，常呈紫红色。披针形的叶子互生，长约10厘米，顶端渐尖，边缘有锐齿。夏季开白色、淡红、深红或紫红色花。

【药用部分】凤仙的花蕾。

【性味归经】性微温，味甘、苦；归肾、肝、肺经。

【功效主治】祛风、活血、消肿、止痛；主治风湿偏废、腰胁疼痛、妇女经闭腹痛、疔疮、鹅掌风等。

【用法用量】煎服，5～15克；捣烂榨汁冲温酒服。

【用药贴士】孕妇忌服。

实用小偏方

药方：鲜凤仙花6～15朵，冰糖25克。

用法：加水共炖服，1日1剂。

适应证：百日咳咯血。

王不留行

别名：留行子、奶米、王牡牛

【植物形态】一年生或二年生草本。叶对生，无柄，卵状披针形或线状披针形，先端渐尖，基部圆形或近心脏形，全缘。顶端聚伞花序疏生，花柄细长。蒴果广卵形。花期 4 ~ 5 月，果熟期 6 月。

【药用部分】麦蓝菜的种子。

【性味归经】性平，味苦 ；归肝、胃经。

【功效主治】行血通经、催生下乳、消肿敛疮；主治妇女经闭、乳汁不通、难产、血淋、金疮出血。

【用法用量】煎汤内服，7.5 ~ 15 克；或入丸、散。

【用药贴士】孕妇忌服。

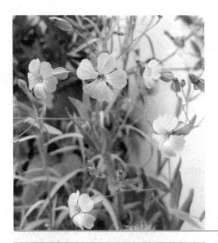

| 实用小偏方 | 药方：王不留行 50 克，猪前蹄 100 克。
用法：水煎服。
适应证：产后气血两虚。 |

三角梅

别名：九重葛、簕杜鹃

【植物形态】茎稍微呈直立状，常攀缘它物而上，粗壮。枝细长，常具有勾刺或针刺。叶互生，卵形、阔卵形至圆形，有时亦有卵状披针形。苞片似花，有紫、红白、橙黄或深红色等色。

【药用部分】三角梅的藤、花。

【性味归经】性温，味苦、涩；归肝经。

【功效主治】调和气血、消炎解毒；主治月经不调、白带异常、肝炎、脂肪肝等。

【用法用量】水煎服，干品 10 ~ 20 克。

【用药贴士】不宜久服，孕妇忌服。

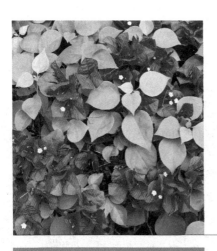

| 实用小偏方 | 药方：三角梅、益母草各 25 克，香附 15 克。
用法：水煎服，1 日 1 剂。
适应证：月经不调。 |

凌霄花

别名：五爪龙、红花倒水莲

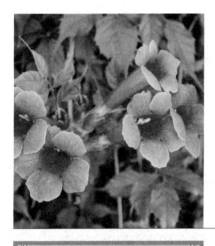

【植物形态】茎呈黄褐色，具棱状网裂。单数羽状复叶，对生；花成疏大顶生聚伞圆锥花序；花萼5裂，绿色，裂片披针形；花冠赤黄色，漏斗状钟形，先端5裂。蒴果细长，豆荚状。

【药用部分】凌霄的花。

【性味归经】性寒，味酸；归肝经。

【功效主治】凉血祛瘀；主治血滞经闭、症瘕、血热风痒、酒糟鼻等。

【用法用量】煎汤服，5～10克；或为散。

【用药贴士】气血虚弱者及孕妇忌服。

实用小偏方

药方：凌霄花末适量。

用法：温酒服，1次6克，1日3次。

适应证：崩漏下血。

怀牛膝

别名：怀牛髁膝、山苋菜

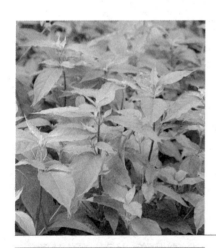

【植物形态】根细长，外皮土黄色。茎直立，四棱形。叶对生，叶片椭圆形或椭圆状披针形。穗状花序腋生兼顶生胞果长圆形，光滑。种子1枚，黄褐色。

【药用部分】牛膝的干燥根。

【性味归经】性平，味甘、苦、酸；归肝、肾经。

【功效主治】生用散瘀消肿，主治淋病、尿血、跌打损伤等；熟用补肝肾、强筋骨，主治腰膝骨痛、四肢拘挛等。

【用法用量】煎服，15～25克；或入丸、散。

【用药贴士】孕妇及月经过多者忌用。

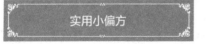

实用小偏方

药方：怀牛膝1000克。

用法：泡酒服，1次30毫升，1日2次。

适应证：暴症，腹中有物如石，痛如刺，昼夜啼呼。

山素英

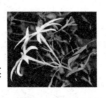

别名： 山秀英、素英花、山四英

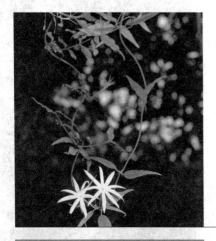

【植物形态】蔓性常绿灌木。全株光滑无毛，小枝柔软，幼时略被毛。叶对生，革质，具柄短，呈卵状长椭圆形或卵状披针形，先端渐锐尖，基部钝圆。

【药用部分】山素英全草。

【性味归经】性平，味微苦、甘；归肝、肾、脾经。

【功效主治】行血、补肾、明目；主治眼疾、白带异常、咽喉肿痛等。

【用法用量】水煎服，干品 18～75 克。

【用药贴士】暂无明显禁忌。

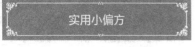

实用小偏方

药方： 山素英 37 克，白粗糠头 75 克。

用法： 水煎服，1 日 2 剂。

适应证： 排尿浮油。

铜锤玉带草

别名： 地钮子、地茄子

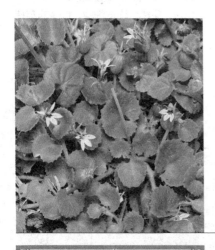

【植物形态】茎纤细，长 30～50 厘米。全草被毛，茎略呈四棱形，绿紫色，节处生根。叶互生，圆形至心状卵圆形，长 1～1.5 厘米，宽 1～1.2 厘米，先端钝，叶背淡绿或带紫色，有疏毛。

【药用部分】铜锤玉带草的全草。

【性味归经】性平，味甘、苦；归肝、肾、脾经。

【功效主治】祛风利湿、活血、解毒；主治乳痈、风湿疼痛、跌打损伤等。

【用法用量】水煎服，15～25 克；外用捣敷。

【用药贴士】孕妇忌服。

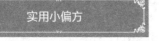

实用小偏方

药方： 铜锤玉带草、香兰各 50 克，绞股蓝 25 克。

用法： 水煎分 2 次服，1 日 1 剂。

适应证： 尿酸过高、痛风红肿。

桃仁

别名：核桃仁

【植物形态】落叶小乔木。核果近球形，表面有茸毛；果肉白色或黄色；离核或粘核。种子扁卵状心形。药材种仁多破碎成不规则的块状，完整者类球形，由二瓣种仁合成，皱缩多沟。质脆，子叶富油质。气微弱，子叶味淡，种皮味涩。以色黄、个大、饱满、油多者为佳。

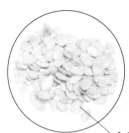

【药用部分】桃的种子。

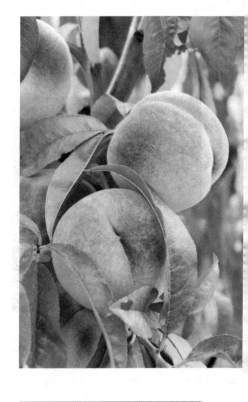

【性味归经】性平，味苦；归心、肝、肺、大肠经。

【功效主治】活血祛瘀、润肠通便；主治经闭、痛经、月经不调、乳腺增生、盆腔良性肿瘤、症瘕痞块、跌扑损伤等。

【用法用量】煎汤内服，7.5～15克；或入丸、散；外用捣敷。

【用药贴士】无瘀滞者及孕妇忌服。

实用小偏方

药方：生桃仁、生韭菜各适量。
用法：生桃仁连皮细嚼，以生韭菜捣汁送下，1日1剂。
适应证：食郁久、胃脘有瘀血作痛。

药膳食疗方

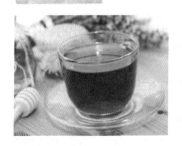

桑菊桃仁茶

——补肝养血、活血养颜

/材料/桑叶5克，菊花6克，桃仁4克，蜂蜜适量

/做法/砂锅注水烧热，倒入桃仁、桑叶、菊花，煮约15分钟，至其析出有效成分，揭开盖，搅拌几下，用中火略煮片刻，将煮好的药茶盛出，滤入杯中，淋入少许蜂蜜，搅拌均匀即可饮用。

益母草

别名： 益母蒿、益母艾、红花艾

【植物形态】茎直立，方形，单一或分枝，被微毛。叶对生；茎中部的叶有短柄，3全裂，裂片近披针形，中央裂片常3裂，两侧裂片常有1～2裂，最终裂片近线形。花多数，生于叶腋，呈轮伞状。小坚果褐色，三棱状。

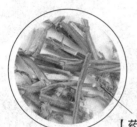

【药用部分】 益母草的全草。

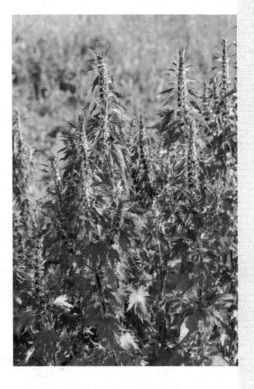

【性味归经】性微寒，味辛、苦；归心、肝、膀胱经。

【功效主治】活血、祛瘀、调经、消水；主治月经不调、胎漏难产、胞衣不下、产后血晕、瘀血腹痛、崩中漏下、尿血、泻血、痈肿疮疡等。

【用法用量】煎服，10～15克；熬膏或入丸、散；外用煎水洗。

【用药贴士】阴虚血少、月经过多者忌服。

实用小偏方

药方：益母草15克，酒适量。
用法：加水同煎，1日1剂。
适应证：折伤筋骨。

药膳食疗方

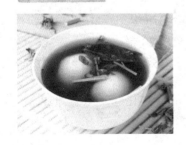

益母草鸡蛋汤
——补肝养血、活血养颜

/材料/益母草适量，红枣15克，枸杞10克，熟鸡蛋去壳2个，红糖25克

/做法/砂锅注水烧热，倒入益母草、红枣、枸杞、熟鸡蛋，煮35分钟，倒入红糖，续煮2分钟，至糖分溶化，关火后盛出煮好的鸡蛋汤，装在碗中即成。

月季花

别名：月月红

【植物形态】枝圆柱形，有三棱形钩状皮刺。单数羽状复叶互生；小叶有柄，柄上有腺毛及刺；小叶片阔卵形至卵状长椭圆形，先端渐尖或急尖，基部阔楔形或圆形，边缘有尖锯齿；总叶柄基部有托叶，边缘具腺毛。花通常数朵簇生，稀单生，红色或玫瑰色，重瓣。果实卵形或陀螺形。

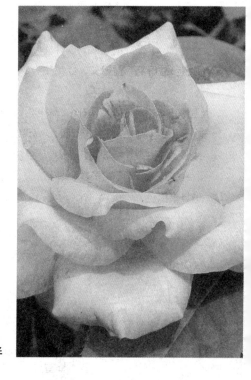

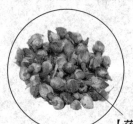

【药用部分】月季花的半开放花。

【性味归经】性温，味甘；归肝、肾经。

【功效主治】活血调经、消肿解毒；主治月经不调、经来腹痛、经闭不行、跌打损伤、血瘀肿痛、痈疽肿毒等。

【用法用量】煎汤内服，5～10克；或研末；外用捣敷。

【用药贴士】不宜久服；脾胃虚寒者及孕妇慎用。

实用小偏方

药方：月季花、白酒各适量。

用法：用月季花瓣干研末，酒冲服，1次5克，1日2次。

适应证：筋骨疼痛、跌打损伤。

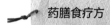
药膳食疗方

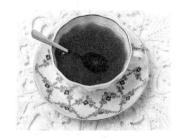

月季花清香茶

——活血调经、消肿、解毒

/材料/ 月季花 10 克，红糖 20 克

/做法/ 将月季花放入盛水的碗中，搅拌片刻，清洗掉杂质，把洗好的月季花捞出，待用，把以上材料放入炖盅内，加清水300毫升，炖煮15分钟后，冷却，过滤，除去药渣，加入红糖拌匀即成。

泽兰

别名：地瓜儿苗、地笋、甘露子

【植物形态】地下根茎横走，稍肥厚，白色。茎直立，方形，有四棱角，中空，表面绿色、紫红色或紫绿色，光滑无毛，仅在节处有毛丛。叶交互对生；披针形，狭披针形至广披针形，先端长锐尖或渐尖，基部楔形，边缘有粗锐锯齿，有时两齿之间尚有细锯齿；近革质。

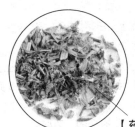

【药用部分】 地瓜儿苗的茎叶。

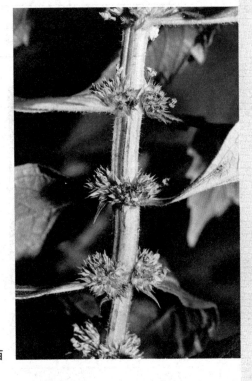

【性味归经】性微温，味苦、辛；归肝、脾经。

【功效主治】活血调经、行水消肿；主治经闭不行、月经不调、症瘕、产后瘀滞腹痛、身面浮肿、跌扑损伤、痈肿等。

【用法用量】煎汤内服，7.5 ~ 15 克；或入丸、散；外用捣敷或煎水熏洗。

【用药贴士】无血瘀或血虚者慎服。

实用小偏方

药方：泽兰、积雪草各 30 克，一点红 25 克
用法：水煎服，1 日 1 剂。
适应证：水肿。

药膳食疗方

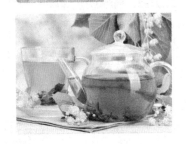

泽兰红枣茶
——活血化瘀、健脾理气

/材料/泽兰、绿茶叶各 10 克，红枣 20 克

/做法/把绿茶叶倒入茶壶中，砂锅注水烧开，放入泽兰、红枣，盖上盖，用小火煮5分钟，至其析出有效成分，揭开盖，将里面的药渣捞干净，将药汁倒入备好的茶壶中，冲泡绿茶，待稍微冷却后即可饮用。

/破/血/消/症/药/

莪术

别名： 温莪术、蓬莪术、山姜黄

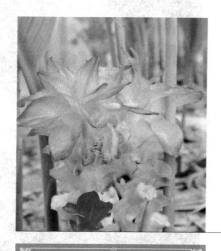

【植物形态】叶对生，无柄，卵状披针形或线状披针形，全缘。顶端聚伞花序疏生，花柄细长。

【药用部分】莪术的根茎。

【性味归经】性温，味苦、辛；归肝、脾经。

【功效主治】破血消积；主治血气心痛、痛经等。

【用法用量】煎服，7.5～15克；或入丸。

实用小偏方

药方：莪术、三棱、红花、牛膝、苏木各5克。

用法：水煎空腹服，1日1剂。

适应证：经来未尽、小腹疼痛、头痛。

假连翘

别名： 台湾连翘、如意草

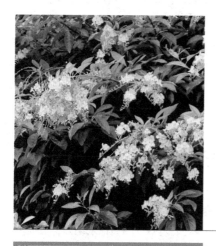

【植物形态】常绿小乔木或灌木，高可达5米。喜阳光充足温暖的环境，生性强健，生长快，耐旱。小枝呈四棱状。叶长椭圆形，对生。总状花序，淡紫或白色，成串下垂；成熟果色鲜黄，聚生成串。

【药用部分】假连翘的果实。

【性味归经】性温，味辛，小毒；归肝经。

【功效主治】散热透邪、行血祛瘀、止痛杀虫、消肿解毒；主治疟疾、跌打伤痛等。

【用法用量】煎汤内服，14～20粒；或研末。

【用药贴士】孕妇忌用。

实用小偏方

药方：假连翘15～20粒。

用法：开水送服，发作即服。

适应证：疟疾。

急性子

别名：凤仙花子、指甲花

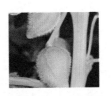

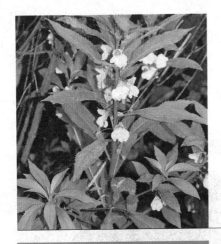

【植物形态】茎肉质，直立，粗壮。叶互生；花梗短，单生或数枚簇生叶腋，密生短柔毛；花大，通常粉红色或杂色，单瓣或重瓣；萼片，宽卵形，有疏短柔毛。种子多数，球形，黑色。

【药用部分】凤仙的种子。

【性味归经】性温，味辛、苦；归肾、肝、肺经。

【功效主治】活血通经、软坚消积、行瘀散结；主治闭经、积块、噎膈、骨鲠咽等。

【用法用量】煎服，10～20克；捣汁冲温酒服。

【用药贴士】内无瘀积者及孕妇忌服。

实用小偏方

药方：急性子适量。

用法：炒黄为末，黄酒温服5克，1日1次。

适应证：胎衣不下。

三棱

别名：草根、京三棱、红蒲根

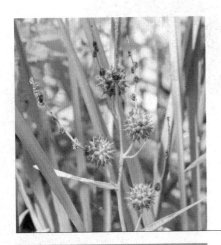

【植物形态】呈圆锥形，略扁，长2～6厘米，直径2～4厘米。表面黄白色或灰黄色，有刀削痕，须根痕小点状，略呈横向环状排列。体重，质坚实。无臭，味淡，嚼之微有麻辣感。

【药用部分】黑三棱或小黑三棱的块茎。

【性味归经】性平，味苦、辛；归肝、脾经。

【功效主治】破血行气、消积止痛；主治症瘕痞块、经闭、食积胀痛等。

【用法用量】煎汤内服，7.5～15克；或入丸、散。

【用药贴士】气虚体弱、血枯经闭者及孕妇忌服。

实用小偏方

药方：三棱、当归各15克，红花7.5克。

用法：水煎服，1日1剂。

适应证：血瘀经闭。

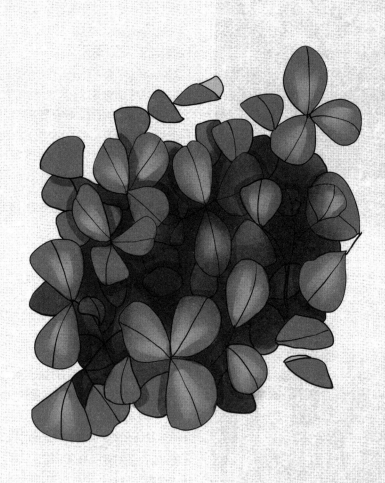

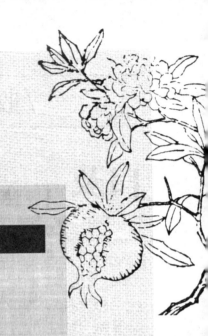

第十二章

止血药

凡出血之证，如不及时有效地制止，可致血液耗损，而造成机体衰弱，甚至危及生命，故止血药的应用具有重要的意义。止血药主要适用于各部位的出血病证，如咯血、衄血、吐血、尿血、便血、崩漏、紫癜及创伤出血等。

止血药的药性各有不同，如药性寒凉，功能凉血止血，适用于血热之出血；药性湿热，能温经止血，适用于虚寒出血；兼有化瘀作用，能化瘀止血等。

白及

别名：角七、甘根、白给

【植物形态】多年生草本，高15～70厘米。块茎肉质，肥厚，富黏性，三角状扁球形或不规则菱形，常数个相连。茎直立。叶片3～5枚，披针形或宽披针形，长8～30厘米，宽1.5～4厘米，先端渐尖，基部下延成长鞘状，全缘。

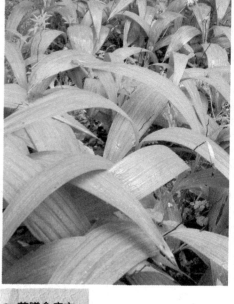

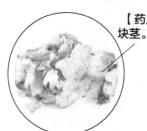

【药用部分】白及的干燥块茎。

【性味归经】性微寒，味苦、甘、涩；归肺、肝、胃经。

【功效主治】收敛止血、消肿生肌；主治咯血、吐血、便血、外伤出血、痈疮肿毒、烫灼伤等。

【用法用量】煎服，3～10克；研末，1.5～3克。

【用药贴士】白及恶理石，畏李核、杏仁，反乌头。紫石英肺痈初起、肺胃有实热者忌用。

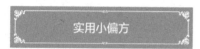
实用小偏方

药方：白及、地榆各等量。
用法：炒焦研末，温水送服，1次3克，1日3次。
适应证：肠胃出血。

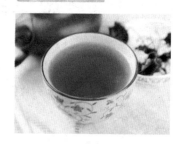
药膳食疗方

鹿衔草白及茶
——收敛止血、增强免疫力

/材料/鹿衔草10克，冰糖15克，白及少许
/做法/砂锅注水烧热，倒入鹿衔草、白及，煮约20分钟，撒上冰糖，搅拌几下，煮至溶化，关火后盛出煮好的药茶，滤入杯中即成。

藕节

别名：光藕节、藕节疤

【植物形态】多年生水生草本。根茎横生，内有纵行通气孔洞。叶柄多刺，叶片圆形。花生于花梗顶端；花后可结"莲蓬"，每孔内含果实1枚；坚果椭圆形或卵形。花期为6～8月，果期为8～10月。

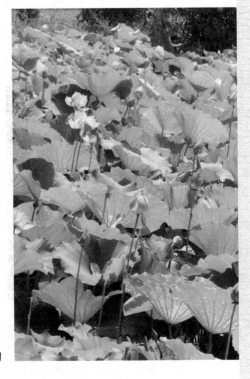

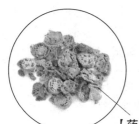

【药用部分】莲的根茎的节部。

【性味归经】性寒，味甘、涩；归肝、肺、胃经。

【功效主治】散瘀通络、收敛止血；主治吐血、咯血、尿血、便血、血痢、血崩、月经量过多、瘀血型痛经等。

【用法用量】煎汤内服，10～30克；鲜用捣汁，用60克左右取汁冲服；入散剂。

【用药贴士】中满痞胀及大便燥结者忌服。

实用小偏方

药方：干藕节7个，白蜜7茶匙。
用法：水煎服，1日1剂。
适应证：大便下血。

药膳食疗方

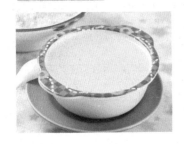

藕节糖水
——健脾益胃、止血化瘀

/材料/藕节、冰糖各适量

/做法/藕节清洗干净，黑色的淤泥要仔细清洗去除，加水煮，煮开了以后小火煮40分钟，最后再加入冰糖拌匀，盛出糖水，滤去材料，待稍凉即可饮用。

鸡冠花

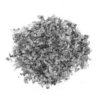

别名：鸡公花、鸡角枪、鸡冠头

【植物形态】穗状花序顶生，成扁平肉质鸡冠状、卷冠状或羽毛状；花被片淡红色至紫红色、黄白或黄色，呈鸡冠状。苞片、小苞片和花被片干膜质。

【药用部分】鸡冠花的花序。

【性味归经】性凉，味甘、涩；归肝、肾经。

【功效主治】凉血止血、止带、止泻，主治出血症、带下、泄泻、痢疾等。

【用法用量】煎汤内服，9～15克；入丸、散；外用煎汤熏洗或研末调敷。

【用药贴士】忌与鱼腥、猪肉同用。

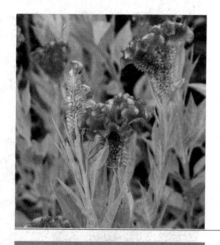

实用小偏方

药方：鸡冠花15克，石榴果皮9克。
用法：水煎服，1日1剂。
适应证：肠炎、痢疾等。

檵花

别名：檵木、铁树子、纸末花

【植物形态】落叶灌木或小乔木。树皮深灰色。叶互生，卵形或卵状椭圆形。花簇生枝端，花瓣淡黄白色或红色。蒴果球形，褐色；种子椭圆形白色。

【药用部分】檵花的花。

【性味归经】性平，味微甘、涩；归肺、脾、胃、大肠经。

【功效主治】清暑解热、止咳、止血；主治咳嗽、咯血、遗精、烦渴、鼻衄等。

【用法用量】煎汤内服，15～20克。

【用药贴士】暂无明显禁忌。

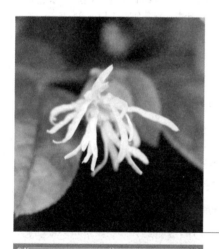

实用小偏方

药方：檵花20克。
用法：水煎服，1日1剂。
适应证：鼻衄。

火焰木

别名：火焰树、火烧花、佛焰树

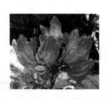

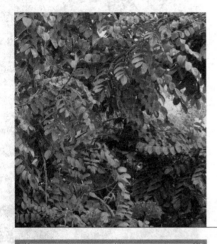

【植物形态】常绿乔木。树干通直，易分枝。奇数羽状复叶，全缘，卵状披针形或长椭圆形；圆锥或总状花序，顶生。蒴果长椭圆形状披针形。

【药用部分】火焰木的根及花。

【性味归经】根：性平，味苦、涩，有毒；花：性平，味甘、酸。

【功效主治】收敛止血、健胃；主治胃病、胃虚弱、消化不良、肠炎下痢等。

【用法用量】煎服，15～25克。

【用药贴士】大便秘结者少用。

实用小偏方

药方：火焰木根、忍冬藤叶各25克。
用法：水煎分2次服，1日1剂。
适应证：肠炎、痢疾。

花生衣

别名：花生皮

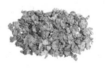

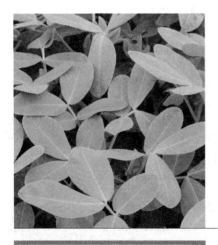

【植物形态】一年生草本。根部有多数根瘤。叶互生，为偶数羽状复叶，叶片长圆形或倒卵圆形，夜晚会闭合。

【药用部分】花生的种皮。

【性味归经】性平，味甘、苦；归肺、脾、肝经。

【功效主治】止血；主治前列腺肥大、血友病、衄血、血小板减少性紫癜等。

【用法用量】煎服，15～50克；泡醋服；外用煎水洗身体。

【用药贴士】体虚寒湿滞、肠滑便泄患者少用。

实用小偏方

药方：花生衣、糯米粉各500克。
用法：炒香研末，拌米粉服。
适应证：白细胞减少症和贫血。

仙鹤草

别名：狼牙草、龙牙草、瓜香草

【植物形态】多年生草本，高30~120厘米。根茎短，基部常有1个或数个地下芽。奇数羽状复叶互生；托叶镰形；小叶相间生于叶轴上，倒卵形至倒卵状披针形。总状花序单一或2~3个生于茎顶；瘦果倒卵圆锥形，先端有数层钩刺，幼时直立，成熟时向内靠合。

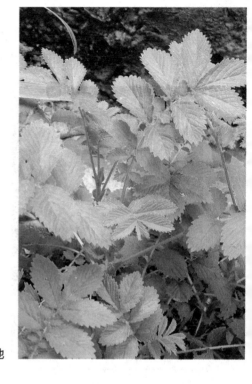

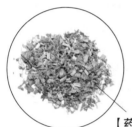

【药用部分】仙鹤草的地上部分

【性味归经】性平，味苦；归心、肝经。

【功效主治】收敛止血、消积止痢、解毒消肿；主治咯血、吐血、衄血、尿血、便血、崩漏及外伤出血、腹泻、痢疾、疔疮痈肿、滴虫性阴道炎。

【用法用量】内服：煎汤，10~15克，大剂量可用30~60克。外用：捣敷或熬膏涂敷。

【用药贴士】外感初起、泄泻发热者忌用。

实用小偏方

药方：仙鹤草、大蓟、木通各9克，茅根30克。
用法：水煎服，1日1剂。
适应证：尿血。

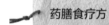

药膳食疗方

仙鹤草粥
—— 收敛止血、消积止痢

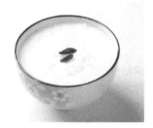

/材料/仙鹤草10克，粳米50克，枸杞子少许
/做法/将仙鹤草装入隔渣袋；砂锅中注入适量清水烧开，放入隔渣袋，煮约10分钟后捞出，再倒入粳米，煲煮至米粒熟透，盛出，点缀上枸杞子即可。

铁包金

别名： 乌金藤、黄鳝藤、老鼠屎

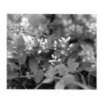

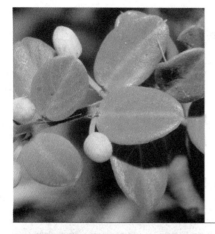

【植物形态】根长而弯曲，茎匍匐或近似匍匐状，具多数分枝，淡红色或红褐色。单叶互生，呈两列状排列，倒卵形至倒卵状长椭圆形。花多数，较小，白色。果实为核果，长椭圆形。

【药用部分】细叶勾儿茶的根、茎、叶。

【性味归经】性平，味微苦、涩；归心、肺经。

【功效主治】化瘀血、祛风湿、消肿毒；主治咳嗽、咯血、吐血、跌打损伤、风湿疼痛、痈肿等。

【用法用量】煎服，50 ~ 100 克。

【用药贴士】脾胃虚弱者及孕妇慎服。

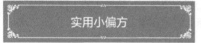
实用小偏方

药方： 铁包金 150 克，米酒半瓶。
用法： 将铁包金浸泡米酒，10 日后食用。
适应证： 跌打损伤。

胭脂树

别名： 胭脂木、红木、红色树

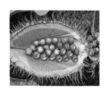

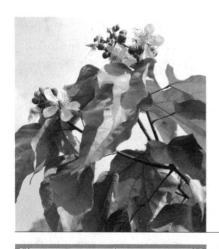

【植物形态】落叶小乔木或灌木，株高 3 ~ 6 米。树干直，树冠略呈半圆形。树皮呈灰白色，有白斑，叶具长柄，互生，心形。

【药用部分】胭脂树的根。

【性味归经】性平，味苦、微辛。

【功效主治】退热、截疟、解毒；主治发热、疟疾、咽痛、黄疸、痢疾、丹毒、毒蛇咬伤、疮疡等。

【用法用量】水煎服，5 ~ 15 克；外用捣烂，外敷患处。

【用药贴士】暂无明显禁忌。

实用小偏方

药方： 胭脂树皮、车前草、青蒿各 25 克。
用法： 水煎服，1 日 1 剂。
适应证： 热性病、黏膜炎。

棕榈皮

别名：拼榈木皮、棕树皮毛

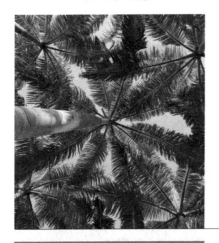

【植物形态】茎杆直立，粗壮，褐色纤维状老叶鞘包被于茎杆上，脱落后呈环状节。叶簇生于茎顶；叶柄坚硬；叶片近圆扇状，具多数皱褶，掌状分裂至中部，革质。肉穗花序，淡黄色。

【药用部分】棕榈的叶柄及叶鞘纤维。

【性味归经】性平，味苦；归肝、脾经。

【功效主治】收敛止血；主治吐血、衄血、便血、尿血、血崩、外伤出血等。

【用法用量】水煎服，5 ~ 15克；外用调水涂抹。

【用药贴士】出血诸证瘀滞未尽者不宜独用。

实用小偏方

药方：棕榈皮（烧灰）、柏叶（焙）各50克。

用法：研末，温酒送服，1次10克，1日2次。

适应证：经血不止。

棕榈炭

别名：陈棕炭、棕榈灰

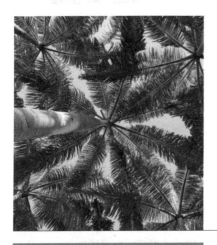

【植物形态】茎杆直立，粗壮，褐色纤维状老叶鞘包被于茎杆上，脱落后呈环状节。叶簇生于茎顶；叶柄坚硬；叶片近圆扇状，具多数皱褶，掌状分裂至中部，革质。肉穗花序，淡黄色。

【药用部分】棕榈的叶鞘纤维。

【性味归经】性平，味苦、涩；归肺、肝、大肠经。

【功效主治】收敛止血；主治吐血、咯血、便血、崩漏等。

【用法用量】煎汤内服，9 ~ 15克；或研末。

【用药贴士】有瘀滞、邪热者不宜用。

实用小偏方

药方：棕榈炭、原蚕沙各30克，阿胶1克。

用法：为散，温酒调下，1次6克，不拘时候。

适应证：妊娠胎动、下血不止、脐腹疼痛。

紫珠

别名：紫荆、紫珠

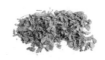

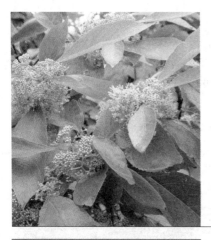

【植物形态】小枝光滑，略带紫红色。单叶对生，叶片倒卵形至椭圆形，先端渐尖，边缘疏生细锯齿。聚伞花序腋生，具总梗，花多数，花蕾紫色或粉红色，花朵有白、粉红、淡紫等色。

【药用部分】紫珠的茎、叶及根。

【性味归经】性凉，味苦、涩；归肝、脾、胃经。

【功效主治】收敛止血、清热解毒；主治牙龈出血、咯血、呕血、衄血、尿血、便血、崩漏等。

【用法用量】煎汤服，干品 10 ~ 15 克。

【用药贴士】孕妇慎用。

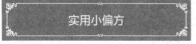

实用小偏方

药方：干紫珠叶 6 克，鸡蛋 1 个。
用法：以鸡蛋清调服，1 日 1 次。
适应证：衄血。

地菍根

别名：山地菍根、地茄根

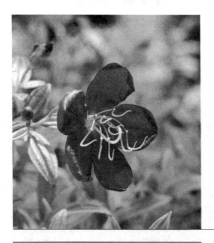

【植物形态】披散的匍匐状亚灌木。茎匍匐生长。叶卵形、倒卵形或椭圆形。花生于枝端。浆果圆球形，熟时紫黑色。

【药用部分】地菍的干燥根。

【性味归经】性平，味微酸、涩；归肺、脾、肝经。

【功效主治】活血、止血、利湿、解毒；主治痛经、产后腹痛、崩漏、白带等。

【用法用量】煎汤内服，9 ~ 15 克；或捣汁服；外用适量，煎洗或捣敷。

【用药贴士】一般人均可使用。

实用小偏方

药方：地菍根 25 ~ 30 克，猪瘦肉 100 克。
用法：炖汤，以汤煎服，1 日 1 剂。
适应证：妇人白带、经漏不止。

鸡子壳

别名：凤凰蜕、混沌皮、鸡蛋壳

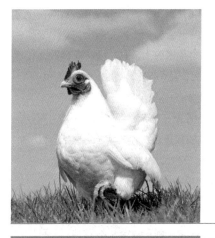

【动物形态】嘴短而坚，略呈圆锥状，上嘴稍弯曲。鼻孔裂状，被有鳞状瓣。眼有瞬膜。头上有肉冠，喉部两侧有肉垂，通常呈褐红色。足健壮，跗、跖及趾均被有鳞板；趾4，前3趾，后1趾。

【药用部分】家鸡的卵的硬外壳。

【性味归经】性平，味淡；归胃、肾经。

【功效主治】收敛制酸、壮骨、止血；主治胃脘痛、反胃、吐酸、小儿佝偻病、出血、目生翳膜等。

【用法用量】焙研内服，1～9克；外用油调敷。

【用药贴士】一般人均可使用。

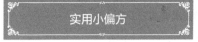

实用小偏方

药方：鸡子壳、海蛤、滑石各等份。

用法：为末，米汤下，1次2.5克，1日3次。

适应证：排尿不通。

野梧桐

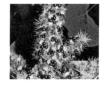

别名：竹桐、黄条子、野桐

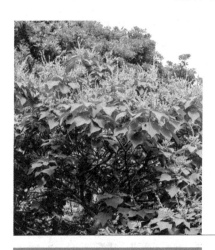

【植物形态】落叶乔木。树皮光滑，嫩枝密被褐色绒叶互生，叶片膜质，宽卵形或菱形。穗状花序顶生。

【药用部分】野梧桐的树皮、根和叶。

【性味归经】性平，味苦、涩；归胃经。

【功效主治】清热解毒、收敛止血；主治胃及十二指肠溃疡、肝炎、血尿带下、疮疡、外伤出血等。

【用法用量】煎汤内服，9～15克；外用捣敷；或熬膏涂；或煎水洗。

【用药贴士】一般人均可使用。

实用小偏方

药方：野梧桐叶50克，凡士林膏适量。

用法：晒干研末，每次适量，调凡士林外涂患处。

适应证：慢性皮肤病、头生疮疥。

血余

别名：发灰、血余炭、人发灰

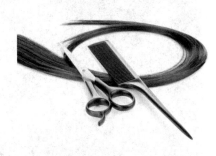

【药物来源】人的头发。收集人发，用碱水洗去油垢，清水漂净后晒干，加工成炭，称"血余炭"。

【药用部分】健康人之头发制成的灰。

【性味归经】性平，味苦；归心、肝、胃经。

【功效主治】消瘀、止血；主治吐血、鼻衄、齿龈出血、血淋、崩漏。

【用法用量】内服研末，5～10克；或入丸剂；外用研末或调敷。

【用药贴士】胃弱者慎服。

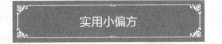

实用小偏方

药方：血余25克(烧灰)，鸡冠花根、柏叶各50克。

用法：为末，温酒调下10克，早晚各1次。

适应证：血脏毒。

大叶紫珠

别名：大风叶、白狗肠

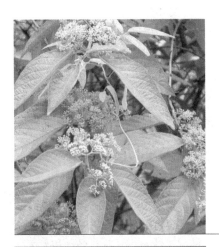

【植物形态】全株被灰白色长茸毛。叶对生，长椭圆形，边缘有锯齿。聚伞花序腋生，宽5～8厘米；花序柄长2～3.5厘米；花萼被星状柔毛，裂齿钝三角形；花冠紫色，略被细毛。

【药用部分】大叶紫珠的叶及根。

【性味归经】性平，味微辛、苦。归心、肺经。

【功效主治】止血消炎、散瘀消肿；主治胃及十二指肠溃疡出血、外伤出血、衄血、齿龈出血等。

【用法用量】煎汤内服，15～30克；外用捣敷。

【用药贴士】孕妇慎用。

实用小偏方

药方：大叶紫珠叶60～100克。

用法：水煎服，1日1剂。

适应证：消化道出血。

大蓟

别名：马蓟、虎蓟、刺蓟

【植物形态】多年生草本植物。块根纺锤状或萝卜状，直径达7毫米。茎直立，高30～80厘米，茎枝有条棱，被长毛。基生叶有柄，叶片倒披针形或倒卵状椭圆形，长8～20厘米，宽2.5～8厘米。

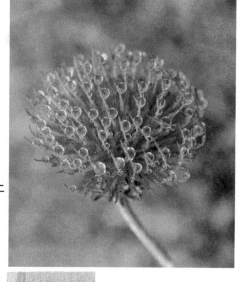

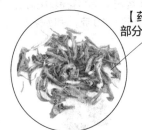

【药用部分】大蓟的地上部分或根。

【性味归经】性凉，味苦；归心、肝经。

【功效主治】凉血止血、行瘀消肿；主治吐血、咯血、衄血、便血、尿血等。

【用法用量】煎汤内服，干品5～10克，鲜品可用30～60克；外用捣敷。

【用药贴士】虚寒出血、脾胃虚寒者忌服。

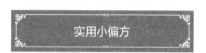

药方：大蓟根50克，相思子25克。
用法：粗捣筛，1次15克，水煎服，1日1剂。
适应证：鼻衄。

药膳食疗方

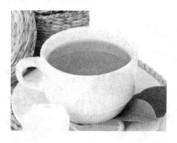

鲜大蓟茶
——活血化瘀、清热解毒

/材料/鲜大蓟草200克，黄酒适量
/做法/将鲜大蓟洗净，放入捣臼中，捣取药汁40～60毫升，和入黄酒少许，每次取20毫升，加开水冲泡，适量饮下。

苎麻根

别名： 红头麻、蝎子草、苘麻

【植物形态】茎直立，分枝，有柔毛。单叶互生，阔卵形或卵圆形，边缘有粗锯齿，上面绿色，粗糙，下面除叶脉外全部密被白色绵毛；叶柄有柔毛。花小成束，雄花黄白色，雌花淡绿色。瘦果细小，椭圆形，集合成小球状，上有毛，花柱突出。

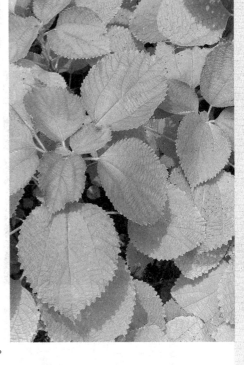

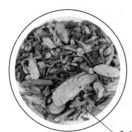

【药用部分】山苎麻的根。

【性味归经】性寒，味甘；归肝、脾经。

【功效主治】活血止血、平肝安胎、凉血、清热；主治肺炎、肝炎、肾脏炎、消渴症、感冒发热、哮喘、胎动不安等。

【用法用量】水煎服，7～15克；或捣汁；外用捣敷或煎水洗。

【用药贴士】虚寒胃弱泄泻者慎用。

实用小偏方

药方： 鲜苎麻根、猪瘦肉各100克。
用法： 共炖熟，分2次服。
适应证： 肝炎。

药膳食疗方

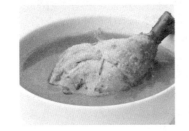

苎麻根鸡肉汤
——补益气血、调经安胎

/材料/ 大鸡腿1只（约500克），鲜苎麻根50克；盐2克

/做法/ 鸡腿洗净，鲜苎麻根洗净，与鸡腿一同放入炖盅内，加开水适量，炖盅加盖，置锅内用文火隔水炖2～3小时，调味食肉饮汤。

侧柏叶

别名：柏叶、扁柏叶、丛柏叶

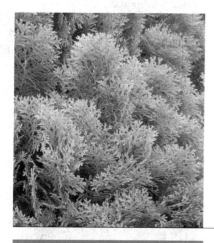

【植物形态】常绿乔木，高达 20 米。叶鳞形，交互对生，长 1～3 毫米，先端微钝，位于小枝上下两面之叶的露出部分倒卵状菱形或斜方形。

【药用部分】侧柏的枝梢及叶。

【性味归经】性寒，味苦、涩；归肺、肝、大肠经。

【功效主治】凉血止血、祛痰止咳、祛风解毒；主治吐血、衄血、尿血、血痢、肠风、崩漏、咳嗽等。

【用法用量】煎服，6～15 克；入丸、散；外用煎水洗，捣敷或研末调敷。

【用药贴士】久服、多服易致胃脘不适及食欲减退。

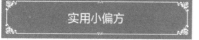

实用小偏方

药方：侧柏叶 100 克，地榆（锉）50 克。

用法：捣散，1 次 15 克，水煎服，1 日 1 剂。

适应证：血痢、小肠结痛不可忍。

地榆

别名：白地榆、鼠尾地榆

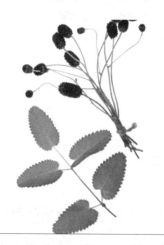

【植物形态】多年生草本。根茎粗壮，着生肥厚的根。茎直立，有细棱。单数羽状复叶，小叶片卵圆形或长圆状卵形。瘦果暗棕色。

【药用部分】地榆或长叶地榆的根。

【性味归经】性微寒，味苦、酸；归肝、大肠经。

【功效主治】凉血止血、解毒敛疮；主治便血、痔血、血痢、崩漏等。

【用法用量】煎汤，干品 6～15 克；入丸、散；亦可绞汁内服；外用煎水或捣汁外涂。

【用药贴士】脾胃虚寒、冷痢泄泻有瘀者应慎服。

实用小偏方

药方：地榆 100 克，甘草（炙，锉）25 克。

用法：粗捣筛，1 次 25 克，水煎服，1 日 3 次。

适应证：血痢不止。

白刺杏

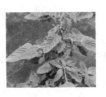

别名： 白刺苋、刺苋、刺苋菜

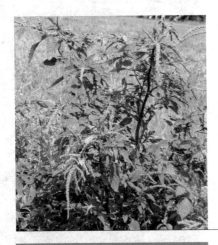

【植物形态】一年生直立草本植物。茎细长，暗紫色或绿色；叶卵状披针形、菱状卵形或长椭圆形；花绿白色；种子黑色。

【药用部分】白刺杏的全草和根。

【性味归经】性凉，味甘、淡；归肺、肝、肾、心经。

【功效主治】清热解毒、凉血、止血、益肾；主治急性肠炎、细菌性痢疾、下消、白带异常、淋浊、眼疾、尿道炎、便秘等。

【用法用量】水煎服，干品 50 ~ 100 克。

【用药贴士】孕妇、虚寒痢疾、胃或肺出血者勿服。

实用小偏方

药方：白刺杏、白龙船根各 50 克，益母草 20 克。
用法：水煎分 2 次服，1 日 1 剂。
适应证：妇女月经不调。

伽蓝菜

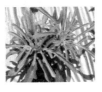

别名： 爪三七、鸡爪癀

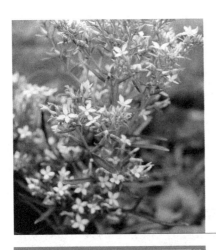

【植物形态】茎粗壮，少分枝，全株蓝绿色，老枝变红，无毛。叶对生，叶片三角状卵形或长圆状倒卵形。

【药用部分】伽蓝菜的全草。

【性味归经】性寒，味甘、微苦、涩；归肝、肺、肾经。

【功效主治】凉血、止血、平肝利胆；主治咽喉炎、肝炎、黄疸等。

【用法用量】煎服，鲜品 25 ~ 100 克。

【用药贴士】忌与八角同食。

实用小偏方

药方：鲜伽蓝菜 50 克。
用法：捣烂，外敷伤口周围。
适应证：疮疡肿毒、毒蛇咬伤。

槐花

别名：槐蕊

【植物形态】落叶乔木，高8~20米。树皮灰棕色，具不规则纵裂，内皮鲜黄色，具臭味；嫩枝暗绿褐色，近光滑或有短细毛，皮孔明显。小叶片卵状长圆形；圆锥花序顶生，花冠蝶形，乳白色，脉微紫。

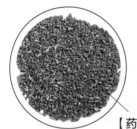

【药用部分】槐树的花及花蕾

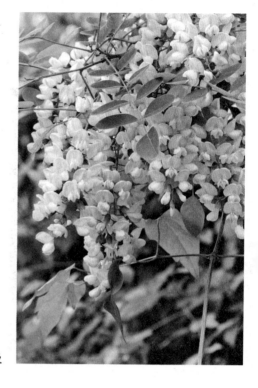

【性味归经】性微寒，味苦；归肝、大肠经。

【功效主治】凉血止血、清肝明目；主治肠风便血、痔疮下血、赤白痢、血淋、崩漏、吐血、衄血、疮疡肿毒等。

【用法用量】煎汤内服，5~10克；入丸、散；外用煎水熏洗或研末撒。

【用药贴士】脾胃虚寒及阴虚发热无实火者慎服。

实用小偏方

药方：槐花、荆芥穗各等份。
用法：以上材料共同研为末，温酒调服，1次2克，1日2次。
适应证：大肠下血。

药膳食疗方

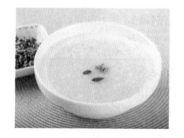

槐花粥
——凉血止血、清热平肝

/材料/ 槐花10克，粳米30克，枸杞3克，冰糖适量
/做法/ 砂锅注水烧开，倒入槐花，煮约10分钟后捞出，再倒入大米，煲煮至米粒熟透，加入冰糖，煮至糖分溶于米粥中，盛出槐花粥，撒入枸杞即可。

槐角

别名：槐实、槐米

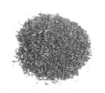

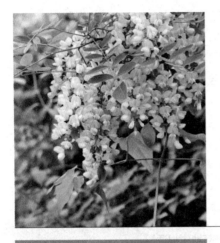

【植物形态】树皮灰棕色，具不规则纵裂，内皮鲜黄色，具臭味。小叶密生白色短柔毛；小叶片卵状长圆形。荚果肉质，串珠状，黄绿色，无毛，不开裂。种子1～6颗，肾形，深棕色。

【药用部分】槐的成熟果实。

【性味归经】性寒，味苦；归肝、大肠经。

【功效主治】清热泻火、凉血止血；主治肠热便血、痔肿出血、肝热头痛、眩晕目赤等。

【用法用量】煎汤内服，6～12克，或入丸、散。

【用药贴士】脾胃虚寒及孕妇忌服。

实用小偏方

药方：**槐角** 15 克，车前子、茯苓、木通各 10 克。
用法：水煎服，1 日 1 剂。
适应证：排尿尿血。

鳢肠

别名：田乌草、旱莲草

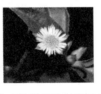

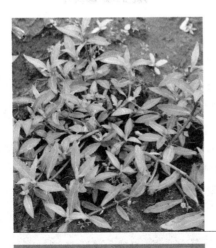

【植物形态】一年生半伏地草本植物。株内乳汁墨色。叶片线状矩圆形至长披针形。头状花序白色，腋生或顶生。

【药用部分】鳢肠的全草。

【性味归经】性凉，味甘；归肝、肾经。

【功效主治】滋补肝肾、凉血止血；主治各种吐血、肠出血等症。

【用法用量】水煎服，15～25克；煎汁洗患处；晒干研末撒伤口；捣烂外敷。

【用药贴士】脾肾虚寒者忌服。

实用小偏方

药方：**鳢肠**、白茅根各 50 克，仙鹤草 25 克。
用法：水煎 2 次，早、晚各服 1 次。
适应证：月经过多或尿血。

落地生根

别名：灯笼花、倒吊莲

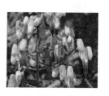

【植物形态】茎紫红色。叶片椭圆形或长椭圆形，缘有圆齿，底部易生芽，落地即成一新植株。

【药用部分】落地生根的根。

【性味归经】性凉，味淡、苦、酸，有小毒；归肺、肾经。

【功效主治】凉血、止血、消肿、解毒；主治吐血、刀伤出血、胃痛、关节痛等。

【用法用量】水煎服，鲜品50～100克；外用捣汁涂患处；捣烂外敷。

【用药贴士】脾胃虚寒者勿服。

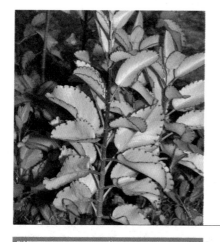

实用小偏方

药方：鲜落地生根适量。

用法：鲜叶烤热，外敷患处。

适应证：跌打损伤、头痛。

龙牙草

别名：仙鹤草、龙芽草、黄龙尾

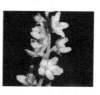

【植物形态】多年生草本，奇数羽状复叶互生；托叶镰形；先端急尖至圆钝，稀渐尖，基部楔形，边缘有急尖到圆钝锯齿，上面绿色被疏柔毛。

【药用部分】龙牙草的全草及种子。

【性味归经】性平、微凉，味苦、涩；归肺、肝、脾经。

【功效主治】止血凉血、消炎止痢、杀虫；主治咯血、吐血、衄血、齿龈出血、尿血、便血、崩漏带下等。

【用法用量】水煎服，干品15～25克。

【用药贴士】高血压患者勿用。

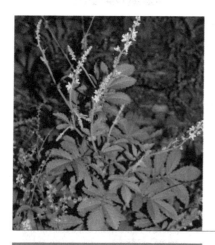

实用小偏方

药方：龙牙草100克，红枣20粒。

用法：水煎服，1日1剂。

适应证：盗汗、上消化道出血。

马兰

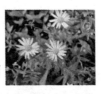

别名：马兰菊、马兰红、山菊

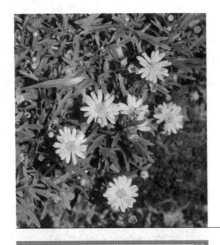

【植物形态】茎直立，具匍匐茎，茎斜升。初生叶丛生基部。头状花序，单生枝顶或排成疏伞房状；总苞2～3层；舌状花1层，雌性，舌片淡紫色。

【药用部分】马兰的根或全草。

【性味归经】性凉，味辛、微苦、甘；归肝、脾、胃、肺经。

【功效主治】清热解毒、散结、利尿、消积杀虫；主治诸疟寒热、跌伤出血、丹毒、水肿等。

【用法用量】煎服，10～30克；捣烂绞汁服。

【用药贴士】萎缩性胃炎患者不宜服用。

实用小偏方

药方：鲜马兰根75克，茵陈50克。

用法：水煎分2次服，1日1剂。

适应证：急性肝炎。

木槿花

别名：喇叭花、白槿花

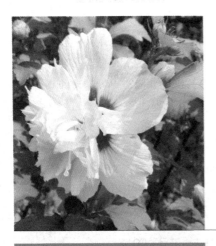

【植物形态】树皮灰褐色，无毛，嫩枝上有茸毛。叶互生；菱状卵形或卵形，具有深浅不同的3裂或不裂，叶基楔形，边缘具圆钝或尖锐的齿，后变光滑。

【药用部分】木槿的花。

【性味归经】性凉，味甘、苦，无毒；归脾、肺经。

【功效主治】清热凉血、解毒消肿；主治痢疾、痔疮出血、白带、疮疖痈肿、烫伤等。

【用法用量】煎汤，3～9克；外用适量研末。

【用药贴士】孕妇慎用。

实用小偏方

药方：木槿花30克。

用法：水煎，兑蜜或糖适量服，1日1剂。

适应证：赤白痢疾。

奶叶藤

别名：糯米藤、抽筋草、叶藤

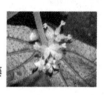

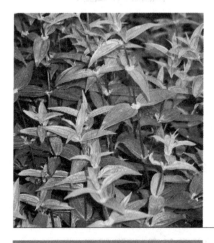

【植物形态】主根肥厚，圆锥形；茎斜上长，多分枝。叶对生，具短柄或无柄，叶片披针形、长椭圆形或椭圆状披针状。基部圆形至心形，先端短尖或渐尖，全缘托叶阔卵形。

【药用部分】奶叶藤的全草。

【性味归经】性平，味甘、苦；归胃、心经。

【功效主治】凉血止血、消炎止泻、利水消肿；主治消化不良、妇女白带、乳腺炎、痛经等。

【用法用量】水煎服，鲜品15～100克；外用捣敷。

【用药贴士】单味勿久服。

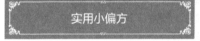

实用小偏方

药方：鲜奶叶藤25克，鲜尤加利叶25克。

用法：以上材料共捣烂，外敷患处。

适应证：下肢溃疡、对口疮。

山茶花

别名：山茶、茶花、红茶花

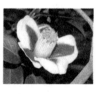

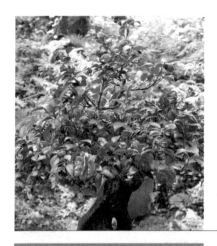

【植物形态】嫩枝无毛。叶革质，椭圆形，先端略尖，或急短尖而有钝尖头，上面深绿色，干后发亮，下面浅绿色，无毛，侧脉7～8对，在上下两面均能见，边缘有相隔2～3.5厘米的细锯齿。

【药用部分】山茶的根、花。

【性味归经】性温，味苦，无毒；归肝、肺经。

【功效主治】凉血、止血、散瘀、消肿；主治吐血、衄血、血崩、肠风、血痢、血淋、跌扑损伤等。

【用法用量】煎汤，7.5～15克；外用麻油调敷。

【用药贴士】孕妇慎用。

实用小偏方

药方：山茶花（干品）50克。

用法：将山茶花研细末，每次用适量撒于受伤处。

适应证：外伤出血。

小蓟

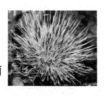

别名：猫蓟、青刺蓟、千针草、刺蓟

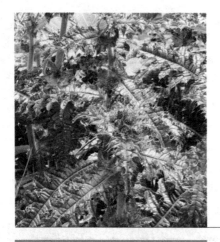

【植物形态】根状茎长。茎直立，茎无毛或被蛛丝状毛。基生叶花期枯萎；下部叶和中部叶椭圆形或椭圆状披针形，先端钝或圆形，基部楔形，通常无叶柄，上部茎叶渐小。

【药用部分】刺儿菜的地上部分或根。

【性味归经】性凉，味甘、苦；归心、肝经。

【功效主治】凉血止血、解毒消肿；主治尿血、血淋、咯血、吐血、衄血、便血、血痢、崩中漏下等。

【用法用量】煎汤服，5～10克；外用捣敷。

【用药贴士】虚寒出血及脾胃虚寒者禁服。

| 实用小偏方 | 药方：小蓟根汁、生藕汁、生牛蒡汁各300毫升。
用法：和匀，不计时候饮用。
适应证：心热、吐血、口干。 |

羊蹄

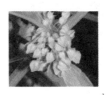

别名：牛舌头、土大黄、野大黄

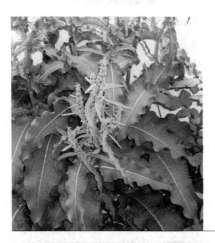

【植物形态】多年生草本。茎直立，具沟槽。基生叶长圆形或披针状长圆形，顶端急尖，基部圆形或心形，边缘微波状。

【药用部分】羊蹄的根。

【性味归经】性寒，味苦、酸，有小毒；归肝、脾、胃、心经。

【功效主治】清热解毒、止血、通便、杀虫；主治鼻出血、慢性肝炎等。

【用法用量】煎服，15～25克，鲜品50～100克。

【用药贴士】脾胃虚寒、泄泻不食者切勿入口。

| 实用小偏方 | 药方：羊蹄根40～50克，较肥的猪肉200克。
用法：同煮至肉极烂，去药饮汤，1日1剂。
适应证：内痔便血。 |

白茅根

别名：茅根、兰根、白花茅根

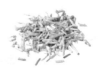

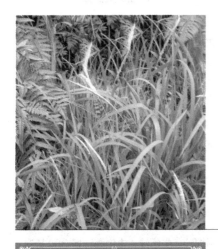

【植物形态】多年生草本。根茎白色，密被鳞片。秆丛生，直立，光滑无毛。叶线形或线状披针形。圆锥花序紧缩呈穗状，顶生。颖果椭圆形，暗褐色。

【药用部分】白茅的根茎。

【性味归经】性寒，味甘；归肺、胃、膀胱经。

【功效主治】清热利尿、凉血止血；主治热病烦渴、吐血、衄血、肺热喘急、胃热哕逆、淋证等。

【用法用量】煎服，15～25克，鲜品50～100克；外用捣汁或研末。

【用药贴士】虚寒出血、呕吐、溲多不渴者禁服。

实用小偏方

药方：白茅根、车前子各50克，白糖25克。
用法：水煎服，1日1剂。
适应证：血尿。

白茅花

别名：茅针花、茅花、茅盔花

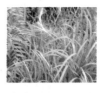

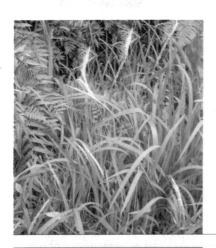

【植物形态】多年生草本植物，具粗壮的长根状茎。叶鞘聚集于秆基，甚长于其节间，质地较厚，老后破碎呈纤维状；圆锥花序稠密，花柱细长，基部多少连合，柱头2，紫黑色，羽状。

【药用部分】白茅的花穗。

【性味归经】性凉，味甘；归肺、胃、膀胱经。

【功效主治】凉血止血；主治咯血、吐血、尿血、便血等。

【用法用量】水煎服，10～25克。

【用药贴士】孕妇慎服。

实用小偏方

药方：干白茅花适量。
用法：研末，藕汁调服，1次15克，1日1次。
适应证：经行吐衄、血色深红、口干心烦。

景天三七

别名：费菜、土三七

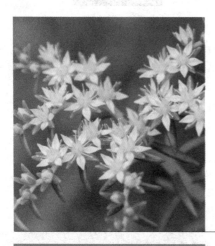

【植物形态】根状茎粗厚，近木质化，地上茎直立，不分枝。叶互生，广卵形至倒披针形，先端钝或稍尖，边缘具细齿，或近全缘，基部渐狭。伞房状聚伞花序顶生。

【药用部分】景天三七的根或全草。

【性味归经】性平，味甘、微酸；归肝、肾二经。

【功效主治】止血、化瘀；主治吐血、衄血、便血、尿血、崩漏、跌打损伤等。

【用法用量】煎汤内服，15～25克；外用捣敷。

【用药贴士】脾胃虚寒者忌服。

实用小偏方

药方：景天三七60～90克。

用法：水煎或捣汁服，1日1剂。

适应证：吐血、咯血、牙龈出血。

蓍草

别名：一支蒿、锯齿草

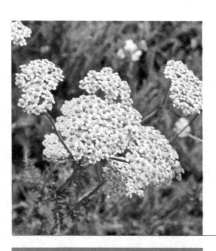

【植物形态】具短根状茎。茎直立，有棱条，上部有分枝。叶互生，叶片长线状披针形，栉齿状羽状深裂或浅裂。头状花序多数，集生成伞房状，白色，花冠长圆形，白色，伸出花冠外面。

【药用部分】蓍的干燥地上部分。

【性味归经】性平，味苦、酸；归肺、脾经。

【功效主治】解毒利湿、活血止痛；主治乳蛾咽痛、泄泻痢疾、肠痈腹痛、热淋涩痛、湿热带下等。

【用法用量】水煎服，5～15克；外用捣敷。

【用药贴士】孕妇慎服。

实用小偏方

药方：蓍草30～60克。

用法：煎水后熏洗，1日1次。

适应证：风湿疼痛。

睡莲

别名：睡莲菜、瑞莲、子午莲

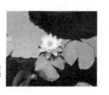

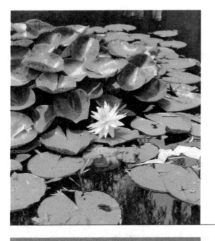

【植物形态】根茎具线状黑毛。叶丛生浮于水面；圆心脏形或肾圆形；上面绿色，幼时有红褐色斑，下面带红色或暗紫色；花浮于水面，白色，午刻开花，午后五时收敛；花萼的基部呈四方形。

【药用部分】睡莲的花。

【性味归经】性凉，味甘、淡；归肺、肝、肾经。

【功效主治】消暑、解酒、定惊；主治中暑、醉酒烦渴、小儿惊风等。

【用法用量】煎汤内服，6克。

【用药贴士】孕妇慎用。

实用小偏方

药方：睡莲花7朵或14朵。

用法：煎汤服，1日1剂。

适应证：小儿急慢惊风。

问荆

别名：接续草、公母草、搂接草

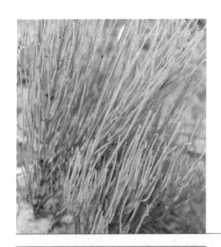

【植物形态】根茎匍匐生根，黑色或暗褐色。地上茎直立。营养茎在孢子茎枯萎后生出。叶退化，下部联合成鞘，鞘齿披针形，黑色，边缘灰白色，膜质。孢子茎早春先发，常为紫褐色。

【药用部分】问荆的全草。

【性味归经】性平，味苦，无毒；归肺、胃、肝经。

【功效主治】止血、止咳、利尿、明目；主治吐血、咯血、便血、外伤出血、咳嗽气喘等。

【用法用量】煎汤内服，3～15克；外用捣敷。

【用药贴士】暂无明显禁忌。

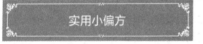

实用小偏方

药方：问荆、大石韦、海金沙藤各12克。

用法：水煎服，1日1剂。

适应证：热淋、排尿不利。

山苎麻

别名：红头麻、蝎子草、苟麻

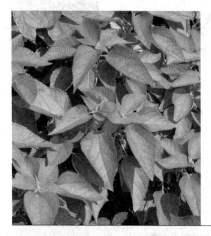

【植物形态】茎直立；茎与叶柄密被灰褐色短伏毛，嫩枝灰白色，有纵浅沟纹。叶片卵形或椭圆状卵形至卵状披针形，表面粗糙，有痂癣。聚伞花序腋生。秋冬为果期，瘦果扁椭圆形，被毛。

【药用部分】山苎麻的根。

【性味归经】性寒，味甘、苦；归肝、脾经。

【功效主治】活血止血、平肝安胎、凉血、清热；主治感冒发热、哮喘、尿道炎、尿血、月经多等。

【用法用量】煎服，25～100克。

【用药贴士】虚寒、胃弱、泄泻者慎用。

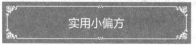

实用小偏方

药方：鲜山苎麻根、猪瘦肉各100克。

用法：共炖熟，分2次服，1日1剂。

适应证：肝炎。

朱蕉

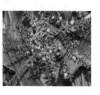

别名：红竹、朱竹、红叶铁树

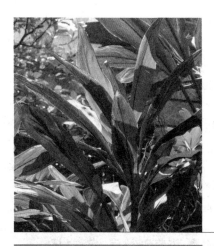

【植物形态】茎有时稍分枝。叶聚生于茎或枝的上端，矩圆形至矩圆状披针形，绿色或带紫红色，叶柄有槽。圆锥花序长30～60厘米，侧枝基部有大的苞片，每朵花有3枚苞片。

【药用部分】朱蕉的叶、根、花，以叶为主。

【性味归经】性凉，味甘、淡；归肝、肺经。

【功效主治】清热、止血、散瘀止痛、止咳；主治咳嗽、紫癜、肝病等。

【用法用量】煎服，干叶3片，鲜叶50～100克。

【用药贴士】月经过多者用量不宜过大。

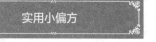

实用小偏方

药方：朱蕉叶10片。

用法：煮水，当茶饮，1日1剂。

适应证：腹痛。

/化/瘀/止/血/药/

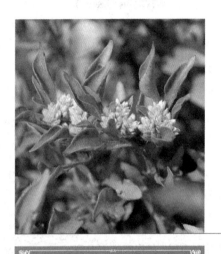

肾菜

别名：腰子草、肾草、豆瓣草

【植物形态】树皮褐色，小枝有白色小皮孔。叶卵形或椭圆形，圆锥花序腋生，花冠淡黄色或乳白色。

【药用部分】肾菜的全草。

【性味归经】性平，味甘；归肺、大肠、胃、肾经。

【功效主治】化瘀止血；主治尿酸过多、痛风等。

【用法用量】水煎服，50～100克。

实用小偏方

药方：鲜肾菜200克。

用法：绞汁服，早晚各1次。

适应证：糖尿病。

降香

别名：降真香、紫藤香、花梨母

【植物形态】树皮褐色，小枝有密集白色的小皮孔。叶互生，单数羽状复叶，卵形或椭圆形；小叶柄长4～5毫米，圆锥花序腋生，由多数聚伞花序组成，花冠淡黄色或乳白色。

【药用部分】印度黄檀的树干或根部心材。

【性味归经】性温，味微辛；归肝、脾、肺、心经。

【功效主治】活血散瘀、止血定痛、降气辟秽；主治胸胁疼痛、跌打损伤、创伤出血等。

【用法用量】煎汤服，3～6克；外用研末敷。

【用药贴士】血热妄行、色紫浓厚、便秘者禁用。

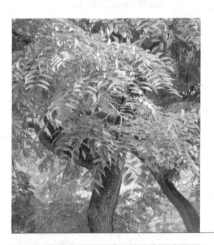

实用小偏方

药方：紫降香、花蕊石各3克，黄酒1杯。

用法：研末，黄酒送服，1次0.3克，1日2次。

适应证：外伤性吐血。

蒲黄

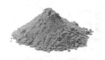

别名：蒲花、蒲棒花粉

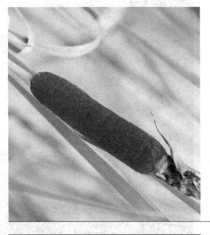

【植物形态】穗状花序圆柱形，雌雄花序间隔
1～15厘米；雄花序在上，雄花有早落的佛焰状
苞片，花被鳞片状或茸毛状。

【药用部分】狭叶香蒲或其同属植物的花粉。

【性味归经】性平，味甘、微辛；归肝、心包经。

【功效主治】止血、祛瘀、利尿；主治吐血、咯血、
外伤出血、心腹疼痛、痛经、跌扑肿痛、带下等。

【用法用量】煎汤内服，5～10克，须包煎；入丸、
散；外用研末撒或调敷。

【用药贴士】孕妇慎服。

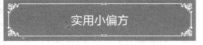

实用小偏方

药方： 蒲黄、黄芩各50克，荷叶灰25克。
用法： 研末，以酒调下，1次15克，1日3次。
适应证： 血崩。

茜草

别名：茹卢本、茅蒐、茜根

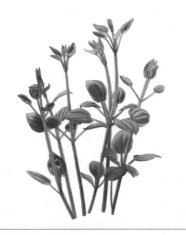

【植物形态】根数条至数十条，外皮紫红色或橙红
色。叶形状变化较大，先端急尖，基部心形。花
黄白色。浆果球形，红色，后转为黑色。

【药用部分】茜草的根及根茎。

【性味归经】性寒，味苦；归肝经。

【功效主治】凉血止血、活血化瘀；主治血热咯血、
尿血、便血、崩漏、产后瘀阻腹痛、跌打损伤、
风湿痹痛、黄疸、疮痈、痔肿等。

【用法用量】煎汤内服，10～15克；入丸、散。

【用药贴士】脾胃虚寒及无瘀滞者慎服。

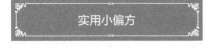

实用小偏方

药方： 茜草50克。
用法： 捣散，水煎服，1次10克，1日1剂。
适应证： 吐血不定。

莲花

别名：莲花、荷花、水芙蓉

【植物形态】地下茎横走水底泥沼中；根茎称为莲鞭，花芽分化后开始肥大。叶直立而伸出水面，叶片扁圆形或盾状。夏季开花，先端开红色、淡红色、白色等大形秀丽的花朵；花药黄色；花柱短；果期花托逐渐增大，呈海绵状。

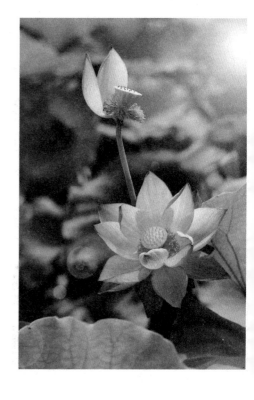

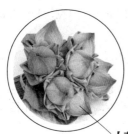

【药用部分】莲的花蕾

【性味归经】性温，味苦、甘；归心、肝经。

【功效主治】清心、凉血止血、养颜、消风去湿；主治暑热烦渴、疮疥、尿血、吐血、便血、青春痘、面部油腻等。

【用法用量】研末服，1～1.5克；煎汤，6～9克；外用适量，贴敷患处。

【用药贴士】无特殊宜忌。

实用小偏方

药方：莲花花瓣5.5克。
用法：花瓣洗净，水煎服，1日1剂。
适应证：咯血。

药膳食疗方

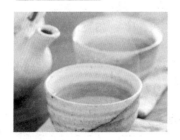

莲花茶
——清心去火、护肤养颜

/材料/莲花（干品）1朵
/做法/取一个干净的茶杯，放入备好的药材，注入适量开水，至八九分满，盖上盖，泡约5分钟，至其析出有效成分，即可饮用。

三七

别名：金不换、血参、人参三七

【植物形态】多年生草本植物。主根粗壮，肉质，纺锤形、倒圆锥形。掌状复叶。伞形花序单个顶生，花小，为黄绿色。核果为浆果状，熟时呈鲜红色。种子为扁球形，白色。花期为 6 ~ 8 月，果期为 8 ~ 10 月。

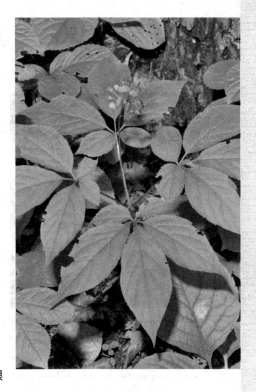

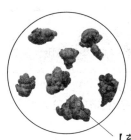

【药用部分】三七干燥根

【性味归经】性温，味甘、苦；归肝、肾经。

【功效主治】止血散瘀、消肿定痛；主治吐血、产后出血、外伤出血、痛经、心肌梗死、动脉粥样硬化、疮痈肿痛等。

【用法用量】煎汤内服，3 ~ 9 克；研末，1 ~ 3 克；入丸、散。外用：磨汁涂或研末撒。

【用药贴士】孕妇慎服。

实用小偏方

药方：三七粉末适量。
用法：开水送服，1 次 3 克，1 日 2 次。
适应证：心绞痛。

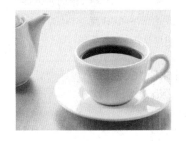

药膳食疗方

西洋参三七茶
——滋阴补气、生津止渴

/材料/ 三七粉 10 克，西洋参 8 克

/做法/ 取一个干净的茶杯，放入备好的药材，注入适量开水，至八九分满，盖上盖，泡约 5 分钟，至其析出有效成分，滤出茶渣，即可饮用。

韩信草

别名：大力草、大叶半枝莲

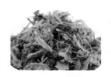

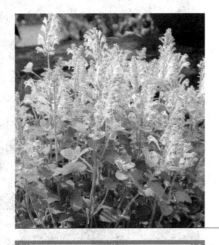

【植物形态】根须状。茎直立，四棱形。叶对生，卵形至披针形；茎下部的叶有短柄。花集成顶生和腋生的偏侧总状花序；花冠浅蓝紫色，管状。

【药用部分】韩信草的带根全草。

【性味归经】性寒，味辛、苦；归肺、肝、肾经。

【功效主治】清热解毒、化瘀利尿；主治疔疮肿毒、咽喉肿痛、跌扑伤痛、水肿、黄疸等。

【用法用量】水煎服，15 ~ 30 克，鲜品 30 ~ 60 克；外用鲜品适量，捣敷患处。

【用药贴士】血虚者不宜，孕妇慎服。

实用小偏方

药方：鲜韩信草 50 克。

用法：捣汁调蜜，炖热温服，1 日 2 次。

适应证：吐血、咯血。

笔筒树

别名：木羊齿、蛇木、山棕蕨

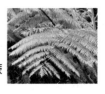

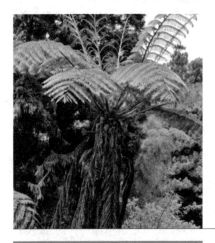

【植物形态】树形蕨类植物，茎外皮布满叶柄斑痕。大型展开的叶片和拳卷状的嫩叶构成大型蕨类植物的特有景观。

【药用部分】笔筒树的茎干。

【性味归经】性凉、寒，味苦、涩；归肝、肾、胆、膀胱经。

【功效主治】清热散瘀、收敛止血、解毒消肿；主治温热疾病、瘀血、凝滞、血气胀痛、筋骨疼痛等。

【用法用量】水煎服，15 ~ 100 克。

【用药贴士】暂无明显禁忌。

实用小偏方

药方：笔筒树树干末梢 15 克。

用法：烧存性，水煎服，1 日 1 次。

适应证：妇女血症。

大叶藜

别名：血见愁、八角灰菜

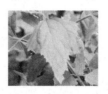

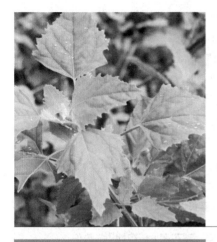

【植物形态】一年生草本，单叶互生。疏散大圆锥花序顶生或腋生。种子扁圆形。花期7～8月，果期8～9月。

【药用部分】大叶藜的全草。

【性味归经】性平，味甘；归肝、胆经。

【功效主治】调经止血、解毒消肿；主治月经不调、咯血、便血、疮疡肿毒等。

【用法用量】煎服，3～9克；或熬膏；外用适量，捣敷。

【用药贴士】暂无明显禁忌。

实用小偏方

药方：大叶藜、蒲黄炭各9克，藕节15克。
用法：水煎服，1日1剂。
适应证：崩漏。

地菍

别名：山地菍、地茄、铺地锦

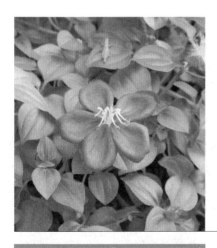

【植物形态】矮小灌木，茎匍匐上升，叶对生，聚伞花序顶生，蒴果坛状球形，花期5～7月，果期7～9月。

【药用部分】地菍的全草。

【性味归经】性凉，味甘、涩；归心、肝、脾、肺经。

【功效主治】清热解毒、活血止血；主治高热、黄疸、痛经、痔疮、毒蛇咬伤等。

【用法用量】煎汤内服，15～30克；或鲜品捣汁；外用适量，捣敷或煎汤洗。

【用药贴士】暂无明显禁忌。

实用小偏方

药方：地菍叶适量。
用法：捣烂外敷。
适应证：外伤出血。

莲房

别名：莲蓬壳、莲壳、莲蓬

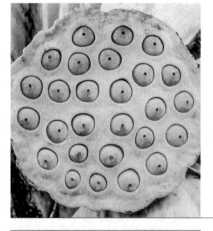

【植物形态】根茎横生。节上生叶，露出水面；叶片圆形，上面粉绿色。花单生于花梗顶端，红色、粉红色或白色；花瓣椭圆形或倒卵形。花后结"莲蓬"，有小孔 20 ~ 30 个，每孔内含果实 1 枚。

【药用部分】莲的干燥花托。

【性味归经】性平，味苦、涩；归肝、脾经。

【功效主治】消瘀止血；主治崩漏、月经过多。

【用法用量】煎汤内服，5 ~ 10 克；或研末；外用适量，研末掺患处或煎汤熏洗。

【用药贴士】暂无明显禁忌。

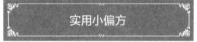

实用小偏方

药方：莲房、荆芥穗（烧存性）各等份。

用法：研末，米汤下，1 次 10 克，1 日 3 次。

适应证：血崩不止。

薯莨

别名：鸡血莲、朱砂莲、雄黄七

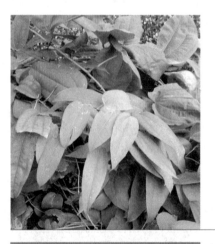

【植物形态】块茎肉质肥大，长圆形或不规则圆形，表面棕黑色，鲜时割伤有红色黏液，多须根。茎圆柱形，通常分枝，平滑无毛。单叶，叶片长圆形、卵状长圆形或宽卵形。花小，雄花序圆锥状。

【药用部分】薯莨的块茎。

【性味归经】性平，味苦，有小毒；归肝、大肠经。

【功效主治】活血止血、理气止痛；主治产后腹痛、月经不调、内伤吐血、风湿关节痛、痢疾、疮疖等。

【用法用量】煎汤内服，5 ~ 15 克；研末或磨汁。

【用药贴士】孕妇慎服。

实用小偏方

药方：薯莨 15 克。

用法：煮甜酒服，1 日 1 剂。

适应证：产后腹痛。

五灵脂

别名：药本、寒号虫粪、寒雀粪

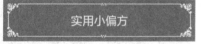

【动物形态】形如松鼠，但较松鼠略大。头宽，眼圆而大。前后肢间有皮腊相连。尾呈扁平状，全身背毛为灰黄褐色。四足色较深，为棕黄色。尾为灰黄色，尾尖有黑褐色长毛。

【药用部分】复齿鼯鼠的干燥粪。

【性味归经】性温，味苦、甘；归肝经。

【功效主治】活血止痛、化瘀止血、消积解毒；主治心腹血气诸痛、闭经、崩漏下血、小儿疳积等。

【用法用量】煎汤内服，5 ~ 10 克；入丸、散。

【用药贴士】血虚无瘀者慎用；禁与人参同服。

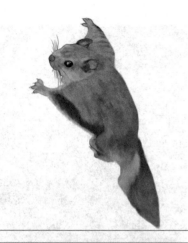

实用小偏方

药方：五灵脂、白及各 50 克，乳香 15 克。
用法：研末，热水同香油调涂患处。
适应证：骨折肿痛。

柘木

别名：黄金桂、丁大黄

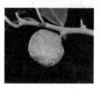

【植物形态】树皮淡灰色，呈不规则的薄片状剥落；幼枝有细毛，后脱落，有硬刺。单叶互生，叶椭圆形、卵形或倒卵形。花排列成头状花序，单生或成对腋生。聚花果近球形，熟时橙黄或红色。

【药用部分】柘树的根干。

【性味归经】性凉，味微苦。归肾、肝、肺经。

【功效主治】活血通络、凉血解毒；主治风湿关节痛、腰痛、跌打损伤、劳伤咯血、脾虚泄泻等。

【用法用量】煎汤服，50 ~ 100 克；外用煎水洗。

【用药贴士】孕妇忌服。

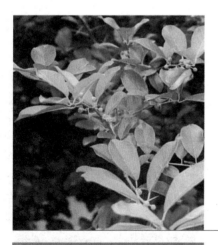

实用小偏方

药方：柘木、楦梧根各 50 克，一条根 30 克。
用法：水煎分 2 次服，1 日 1 剂。
适应证：肾虚腰痛。

/温/经/止/血/药/

艾叶

别名：艾草、蕲艾、艾蒿

【植物形态】全株密被白色茸毛；叶互生，下部叶在花期枯萎；中部叶卵状三角形或椭圆形；叶片羽状或浅裂，裂片边缘有齿，上面被蛛丝状毛，有白色密或疏腺点，下面被白色或灰色密茸毛。头状花序多数，排列成复总状，花后下倾。瘦果长卵形或长圆形，无毛。

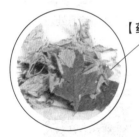

【药用部分】艾的叶

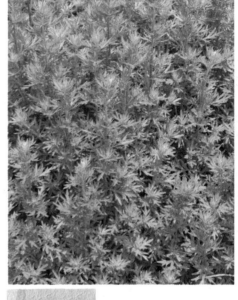

药膳食疗方

【性味归经】性温，味苦、辛；归肝、脾、肾经。
【功效主治】温经止血、安胎、逐寒湿、理气血；主治吐衄、月经不调、痛经、胎动不安、心腹冷痛等。
【用法用量】煎汤内服，3～10克；入丸、散；捣汁服用；外用捣茸制作或灸或艾条熏灸；捣敷；煎水熏洗；炒热温熨。
【用药贴士】阴虚血热者慎服。

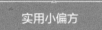

实用小偏方

药方： 熟艾叶200克，香附300克，姜汁、神曲、砂仁汤各适量。
用法： 制成丸，以砂仁汤调服，1次10克，1日2次。
适应证： 妇人经行后余血未尽、腹痛。

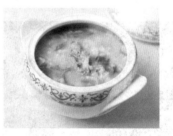

艾叶排骨粥
——散寒止痛、温经止血

/材料/ 排骨300克，水发大米150克，艾叶40克；盐适量
/做法/ 艾叶洗净，排骨氽水，砂锅中注水烧开，倒入大米、排骨，煮至食材熟透，放入艾叶、盐，拌匀调味，关火后盛出煮好的的粥即可。

炮姜

别名：黑姜

【植物形态】根茎肉质，具芳香和辛辣气味。叶互生，叶片线状披针形。花茎自根茎抽出，穗状花序椭圆形，绿白色，背面边缘黄色；花冠绿黄色，唇瓣长圆状倒卵形，较花冠裂片短，稍为紫色，有黄白色斑点。蒴果3瓣裂，种子黑色。

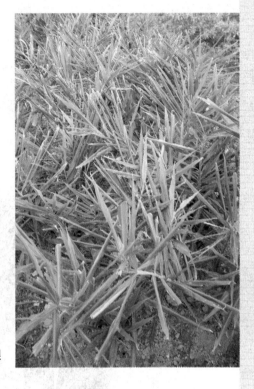

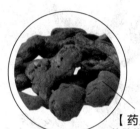

【药用部分】 姜干燥根茎的炮制品

【性味归经】性温，味苦、辛；归脾、胃、肾经。

【功效主治】温中止泻、温经止血；主治虚寒性脘腹疼痛、呕吐、泻痢、吐血、便血、崩漏、痛经、月经不调等。

【用法用量】煎汤内服，3～6克；入丸、散；外用研末调敷。

【用药贴士】孕妇及阴虚有热者禁服。

实用小偏方

药方：炮姜、附子、肉豆蔻各等份。
用法：研末，加米糊和成如梧桐子大的丸，空腹时以米汤调下，1次50丸，1日3次。
适应证：肠胃虚寒、心腹冷痛。

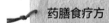

药膳食疗方

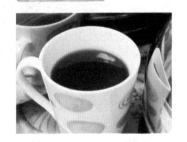

生化汤
——温中健脾、活血止血

/材料/当归25克，川芎10克，桃仁6克，炮姜、炙甘草各3克，米酒600毫升

/做法/将药材放入砂锅，倒入约600毫升米酒，静置约1小时，砂锅上火，搅拌几下，使药材散开，煮约1小时，使药汁剩约200毫升，关火滤取药汁即可。

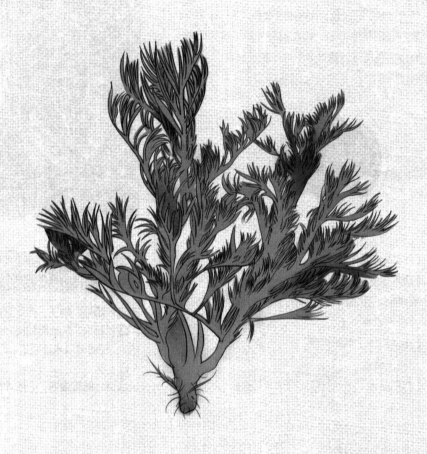

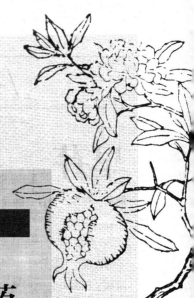

第十三章

平肝息风开窍药

凡具有平降肝阳、止息肝风作用的药物，称为平肝息风药，适用于肝阳上亢、头目眩晕，以及肝风内动、惊痫抽搐等症。

凡具有通关开窍回苏作用的药物，称为开窍药。开窍药善于走窜，能通窍开闭，苏醒神识，主要适用于热病神昏，以及惊风、癫痫、中风等病出现卒然昏厥的症候，临床常用此类药作为急救之品。

旱芹

别名：芹菜、香芹、蒲芹、药芹

【植物形态】旱芹一年或两年生草本，有强烈香气。茎圆柱形，上部分枝，有纵棱及节。根出叶丛生，单数羽状复叶，倒卵形至矩圆形，边缘有粗齿。复伞形花序侧生或顶生；无总苞及小总苞。双悬果近圆形至椭圆形。

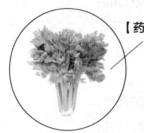

【药用部分】旱芹全草。

【性味归经】性凉，味甘、苦；归肺、胃、肝经。

【功效主治】平肝清热、祛风利湿；主治高血压、眩晕头痛、面红目赤、水肿、排尿赤热、眼睛肿痛、痤疮等。

【用法用量】煎汤内服，15~25克（鲜者50~100克）；捣汁或入丸剂；外用捣敷。

【用药贴士】：疔癫患者勿服。

实用小偏方

药方： 鲜旱芹200克，马兜铃150克。
用法： 将以上材料制成流浸膏，1次10克，1日3次。
适应证： 早期原发性高血压。

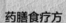
药膳食疗方

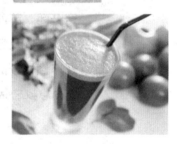

芹菜汁
——健胃、利尿、降血压

/材料/ 鲜芹菜50克，白糖适量
/做法/ 芹菜切丁，放入榨汁机，倒入适量凉开水，盖上盖，调转旋钮至1档，榨取蔬果汁，打开盖，将榨好的蔬果汁倒入杯中，放入适量的白糖，即可饮用。

罗布麻

别名：吉麻、泽漆麻、缸花草

【植物形态】全株含有乳汁。茎直立。叶对生，椭圆形或长圆状披针形，基部圆形或楔形。具由中脉延长的刺尖。边缘平滑无毛。聚伞花序生于茎端或分枝上。果实长角状，熟时黄褐色，带紫晕，成熟后沿粗脉开裂，散出种子。种子多数，黄褐色，近似枣核形，顶端簇生白色细长毛。

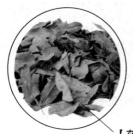

【药用部分】罗布麻全草。

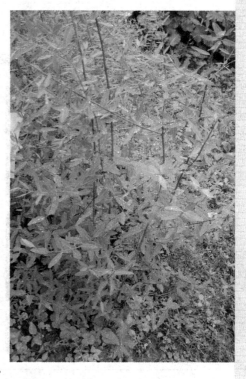

【性味归经】性凉，味甘、微苦；归肝经。

【功效主治】清热平肝、利水消肿；主治高血压、眩晕、头痛、心悸、失眠、水肿、尿少、神经衰弱、脑梗死等。

【用法用量】水煎内服，干品 10～15 克；或泡成茶饮用。

【用药贴士】脾虚慢惊者慎用。

实用小偏方

药方：罗布麻、延胡索各 10 克，甜瓜蒂 7.5 克，木香 15 克。

用法：研末，开水送服，1 次 2.5 克，1 日 2 次。

适应证：肝炎腹胀。

药膳食疗方

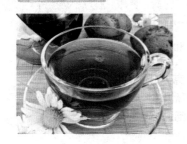

罗布麻降压茶
——平肝息风、清热、解郁

/材料/罗布麻叶 6 克，山楂、五味子各 5 克，冰糖 20 克

/做法/砂锅注水烧开，倒入罗布麻、山楂、五味子，煮约 15 分钟，至其析出有效成分，放入冰糖，煮至完全溶化，关火后滤取茶汁即可。

蒺藜

别名：硬蒺藜、蒺骨子、刺蒺藜

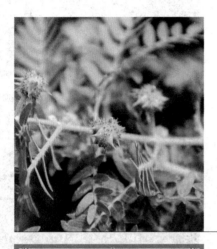

【植物形态】一年生匍匐草本，多分枝，全株有柔毛。羽状复叶互生或对生；小叶5～7对，长椭圆形，基部常偏斜，有托叶。果实由5个小分果聚合而成，呈放射状五棱形。

【药用部分】用蒺藜的干燥成熟果实。

【性味归经】性温，味辛、苦；归肝经。

【功效主治】平肝解郁、活血祛风、明目止痒；主治头痛眩晕、胸胁胀痛、乳闭乳痈、目赤翳障等。

【用法用量】煎汤内服，6～15克。

【用药贴士】孕妇慎用。

实用小偏方

药方：蒺藜适量。
用法：用蒺藜每日煎汤洗。
适应证：通身水肿。

代赭石

别名：须丸、赤土、代赭

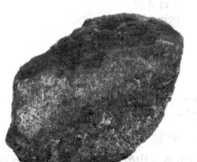

【植物形态】晶体常呈薄片状、板状。一般以致密块状、肾状、葡萄状、豆状、鱼子状、土状等集合体最为常见。结晶者呈铁黑色或钢灰色，土状或粉末状者呈鲜红色，但条痕都呈樱桃红色。

【药用部分】赤铁矿的矿石。

【性味归经】性平，味苦、甘；归肝、胃、心包经。

【功效主治】平肝镇逆、凉血止血；主治噫气呕逆、噎膈反胃、哮喘、吐血、鼻衄、肠风、痔瘘等。

【用法用量】煎汤内服，15～50克；或入丸、散。

【用药贴士】孕妇慎服。

实用小偏方

药方：代赭石1克，石膏0.5克。
用法：研末，以新汲水调敷眼头尾及太阳穴。
适应证：赤眼肿闭。

牡蛎

别名：蛎蛤、左顾牡蛎、牡蛤

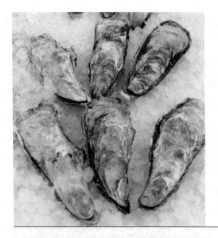

【动物形态】贝壳坚厚，呈长条形，背腹几乎平行，一般壳长比壳高大3倍。左壳附着，右壳较平如盖，鳞片环生，呈波纹状，面淡紫色、灰白色或黄褐色。壳内面瓷白色。闭壳肌痕马蹄形。

【药用部分】长牡蛎、大连湾牡蛎等的贝壳。

【性味归经】性微寒，味咸；归肝、胆、肾经。

【功效主治】敛阴潜阳、止汗涩精、化痰软坚；主治惊痫、眩晕、自汗、盗汗、遗精、淋浊等。

【用法用量】煎汤服，15～50克；或入丸、散。

【用药贴士】凡病虚而多热者宜用，虚而有寒者忌。

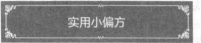
实用小偏方

药方：牡蛎、龙骨各30克，菊花15克。

用法：水煎服，1日1剂。

适应证：眩晕。

石决明

别名：珠母、鳆鱼甲、九孔螺

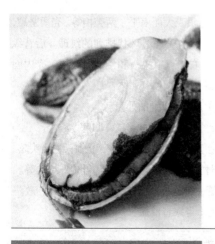

【动物形态】贝壳坚硬，螺旋部小，体螺层极大。壳面的左侧有一列凸起，约20个，前面的7～9个有开口，其余皆闭塞。壳表面绿褐色，生长纹细密，生长纹与放射肋交错使壳面呈布纹状。

【药用部分】杂色鲍的贝壳。

【性味归经】性微寒，味咸；归肝经。

【功效主治】平肝潜阳、除热明目；主治风阳上扰、头痛眩晕、惊搐、白内障等。

【用法用量】煎汤服，15～50克；或入丸、散。

【用药贴士】脾胃虚寒者慎服。

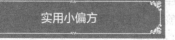
实用小偏方

药方：石决明40克，菊花、枸杞各20克。

用法：水煎服，1日1剂。

适应证：眩晕。

铁落

别名：生铁落、铁落花、铁屑

【植物形态】晶体为八面体、菱形十二面体等，或为粗至细粒的粒块状集合体。铁黑色，表面或氧化、水化为红黑、褐黑色调；风化严重者，附有水赤铁矿、褐铁矿被膜。条痕黑色。不透明。

【药用部分】打铁时因外层氧化而打落的细铁屑。

【性味归经】性凉，味辛；归肝、心经。

【功效主治】平肝镇惊、解毒敛疮；主治癫狂、热病谵妄、心悸易惊、风湿痹痛、贫血、疮疡肿毒等。

【用法用量】煎服，30～60克；或入丸、散用。

【用药贴士】肝虚及中气虚寒者忌服。

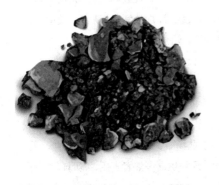

| 实用小偏方 | 药方：生铁落30克，山茱萸9克，远志肉6克。
用法：水煎服，1日1剂。
适应证：严重神经衰弱。 |

珍珠母

别名：真珠母、明珠母

【动物形态】贝壳大而扁平，两壳相等。壳质坚硬，壳面部平滑，有呈同心环状排列的纹理。后背缘向上凸起。右壳有拟主齿和侧齿各2枚。壳内面平滑，珍珠层乳白色。

【药用部分】三角帆蚌的外壳。

【性味归经】性寒，味甘、咸；归肝、心经。

【功效主治】平肝、潜阳、定惊、止血；主治头眩、耳鸣、心悸、失眠、癫狂、惊痫、吐血、衄血等。

【用法用量】煎汤服，15～50克；或入丸、散。

【用药贴士】胃寒者慎服。

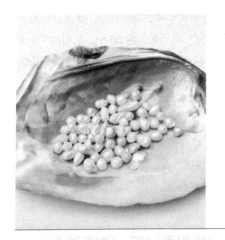

| 实用小偏方 | 药方：珍珠母50克，远志5克，酸枣仁15克。
用法：水煎服，1日1剂。
适应证：心悸失眠。 |

赛山蓝

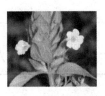

别名：土夏枯草、假夏枯草

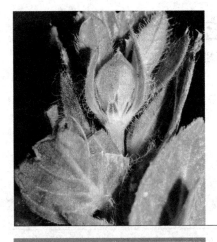

【植物形态】多年生草本植物。茎伏地生长，直立或斜上。叶对生，卵形，表面长有疏毛，背面近于光滑。穗状花序顶生，无梗；被贴生微毛。

【药用部分】赛山蓝的全草。

【性味归经】性凉，味微苦；归肝、胆经。

【功效主治】清肝火、散郁结；主治肝病、肾脏病、糖尿病、目赤肿痛等。

【用法用量】水煎服，干草 25 ~ 100 克；研细末，开水送服。

【用药贴士】赛山蓝与夏枯草很相似，不可用混。

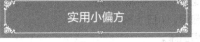

实用小偏方

药方： 赛山蓝 50 克，蛇莓 35 克，黄药子 25 克。
用法： 水煎分 2 次服，1 日 1 剂。
适应证： 甲状腺肿瘤。

紫贝

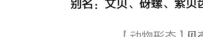

别名：文贝、砑螺、紫贝齿

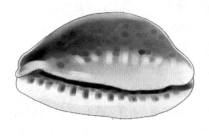

【动物形态】贝壳长卵圆形，壳质坚固。背部膨圆，褐色或浅褐色。两侧缘灰褐色。

【药用部分】阿文绶贝的贝壳。

【性味归经】性平，味咸；归肝、心经。

【功效主治】镇惊安神、平肝；主治小儿高热抽搐、头晕目眩、惊悸心烦、失眠多梦、目赤肿痛、热毒目翳等。

【用法用量】煎汤内服，10 ~ 25 克；或研末；外用水飞点眼。

【用药贴士】消化不良、胃酸缺乏者禁服。

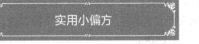

实用小偏方

药方： 紫贝 1 个。
用法： 为末，1 次 10 克，水飞点眼。
适应证： 目赤肿痛。

/息/风/止/痉/药/

地龙

别名： 蚯蚓

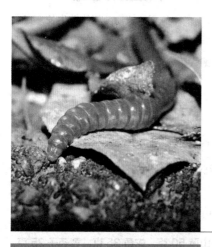

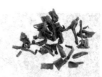

【动物形态】体背部灰紫色，前端较尖，后端较圆，长圆柱形。头部退化，口位在体前端。

【药用部分】参环毛蚓的干燥体。

【性味归经】性寒，味咸；归肝、脾、膀胱经。

【功效主治】止痉息风；主治发热狂燥、惊痫等。

【用法用量】煎服，5 ~ 10克；或入丸、散。

实用小偏方

药方：地龙30克，牛膝15克。

用法：水煎服，1日1剂。

适应证：高血压。

钩藤

别名： 钓藤、吊藤、钩藤钩子

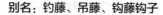

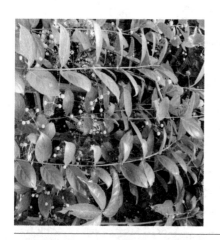

【植物形态】多年生草本植物。茎伏地生长，直立或斜上。叶对生，卵形，表面长有疏毛，背面近于光滑。穗状花序顶生，无梗；被贴生微毛。

【药用部分】钩藤的干燥带钩茎枝。

【性味归经】性凉，味甘；归心、心包经。

【功效主治】清热平肝、息风定惊；主治小儿惊痫、大人血压偏高、头晕目眩、妇人子痫等。

【用法用量】煎汤内服（不宜久煎），7.5 ~ 15克；或入散剂。

【用药贴士】虚者勿用；无火者勿服。

实用小偏方

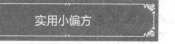

药方：钩藤、蝉壳各25克，黄连、甘草各50克。

用法：捣末，温水送服，1次5克，1日3次。

适应证：诸痫啼叫。

僵蚕

别名：白僵蚕、僵虫、天虫家蚕

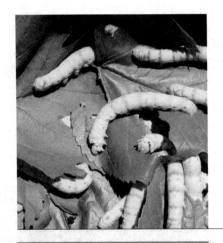

【动物形态】家蚕幼虫呈圆柱形，头部单眼12个，分别于头两侧，头下方有吐丝孔。胸部3节，各节腹面生有胸足1对，足端有尖爪1枚。腹面10节，在第3～6腹节的腹面各有腹足1对。

【药用部分】家蚕幼虫感染白僵菌而死的虫体。

【性味归经】性平，味辛、咸；归肝、肺、胃经。

【功效主治】祛风定惊、化痰散结；主治惊风抽搐、咽喉肿痛、皮肤瘙痒、面神经麻痹等。

【用法用量】水煎服，5～9克。

【用药贴士】阴虚火旺者禁服。

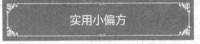

实用小偏方

药方： 白僵蚕（去丝、嘴）、良姜各等份。
用法： 研末，白梅茶清调下，1次2.5克，临发时服。
适应证： 头风。

白蒺藜

别名：硬蒺藜、三角蒺藜

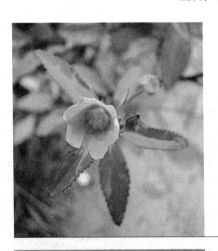

【植物形态】一年生草本植物。茎平卧，无毛，被长柔毛或长硬毛，枝长20～60厘米，偶数羽状复叶；小叶对生，3～8对，为矩圆形或斜短圆形，先端锐尖或钝，基部稍扁，被柔毛，全缘。

【药用部分】蒺藜的果实。

【性味归经】性平，味苦、辛；归肝、肺经。

【功效主治】祛风、平肝、明目；主治头痛眩晕、乳闭不通、目赤肿痛等。

【用法用量】煎汤内服（煎服），6～9克。

【用药贴士】服用期间不宜食用辛辣刺激的食物。

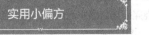

实用小偏方

药方： 白蒺藜（炒，去角）、贝母（去心）各50克。
用法： 捣末，温水送服。
适应证： 腹痛。

盐蛇干

别名：壁虎、天龙、守宫

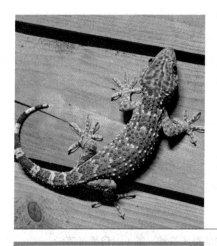

【动物形态】全长约 12 厘米，体尾几等长。头、体背面覆以细鳞。背面灰棕色，四肢及尾部亦有深色横纹。

【药用部分】壁虎的干燥全体。

【性味归经】性寒，味咸；归肝经。

【功效主治】祛风定惊、解毒散结；主治中风惊痫、历节风痛、破伤风、痈疮等。

【用法用量】煎服，2 ～ 5 克，或每次 1 ～ 2 克研末服；亦可浸酒或入丸、散。

【用药贴士】有小毒。

实用小偏方

药方：盐蛇 3 条，白花蛇 10 克，白菊花 15 克。
用法：水煎服，1 日 1 剂。
适应证：慢性风湿关节变形疼痛。

山羊角

别名：青羊

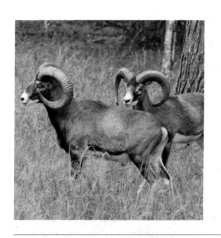

【动物形态】体长 0.9 ～ 1.1 米，尾长 13 ～ 17 厘米，重约 30 千克。四肢短，蹄狭窄。雌雄皆有角，角细，很长，向两侧开张。

【药用部分】北山羊或盘羊的角。

【性味归经】性寒，味咸；归心、肝经。

【功效主治】清热、镇惊、散瘀止痛；主治小儿发热惊痫、产后腹痛、痛经等。

【用法用量】煎汤内服，30 ～ 50 克；或磨粉；外用 0.6 ～ 0.9 克，研末吹耳中。

【用药贴士】肝经无热者不宜。

实用小偏方

药方：山羊角适量。
用法：烧焦研末，温水送服，1 次 2 克，1 日 2 次。
适应证：小儿惊痫。

蜈蚣

别名：蝍蛆、吴公、天龙

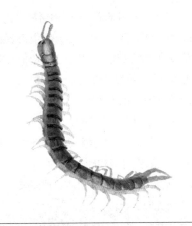

【动物形态】呈扁平长条形，全体由 22 个环节组成。头部两节暗红色，有触角及毒钩各 1 对；背部棕绿色或墨绿色；腹部淡黄色或棕黄色；自第二节起每体节有脚 1 对，生于两侧，黄色或红褐色。

【药用部分】少棘蜈蚣的干燥体。

【性味归经】性温，味辛，有毒；归肝经。

【功效主治】息风镇痉、攻毒散结、通络止痛；主治小儿惊风、抽搐痉挛、半身不遂、风湿顽痹等。

【用法用量】煎汤内服，0.25 ~ 0.75 克；入丸、散。

【用药贴士】孕妇忌服。

实用小偏方	药方：蜈蚣 1 只。 用法：焙干研末，猪胆汁调敷患处。 适应证：中风口眼歪斜。

蛇蜕

别名：蛇皮、蛇退、长虫皮

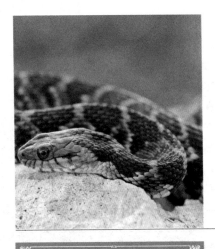

【动物形态】头部比颈部稍大。吻鳞宽大于高。鼻间鳞长宽略相等。颅顶鳞宽大。鼻孔大。体背面及头部的鳞片四周黑色，体之前半部有较明显的黄色横斜斑纹。腹面黄色，有黑色斑纹。

【药用部分】锦蛇、乌梢蛇等蜕下的皮膜。

【性味归经】性平，味甘、咸，有毒；归肝、脾经。

【功效主治】祛风、定惊、解毒、退翳；主治小儿惊风、抽搐痉挛、翳障、喉痹、疔肿等。

【用法用量】煎汤内服，2.5 ~ 5 克；或研末为散。

【用药贴士】孕妇忌服。

实用小偏方	药方：蛇蜕适量。 用法：烧末，乳汁送服，1 次 5 克，1 日 1 次。 适应证：小儿喉痹肿痛。

蜜环菌

别名：糖蕈、榛蘑、蜜色环菌

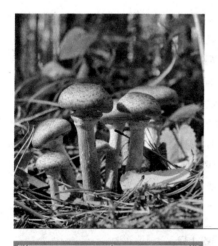

【植物形态】菌盖肉质扁半球形；盖面通常干、温时黏，浅土黄色、蜜黄色或浅黄褐色，老后棕褐色，中部有平伏或直立小鳞片；菌褶白色，菌柄长圆柱形，与盖面同色，有纵条纹或毛状小鳞片。

【药用部分】菌蜜环菌的子实体。

【性味归经】性平，味甘；归肝经。

【功效主治】息风平肝、祛风通络、强筋壮骨；主治头晕、头痛、失眠、四肢麻木、腰腿疼痛等。

【用法用量】煎汤内服，30~60克；或研末。

【用药贴士】暂无明显禁忌。

实用小偏方	药方：蜜环菌200克，白糖150克。 用法：水煮蜜环菌，滤汁加糖，随便饮，1日5次。 适应证：癫痫。

全蝎

别名：全虫、蝎子

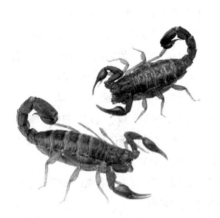

【动物形态】钳蝎体分为头胸部及腹部2部。头胸部较短，背面覆有头胸甲。头部有附肢2对。胸部有步足4对。腹部甚长，分前腹及后腹两部。后腹部细长。尾刺呈钩状，上屈，内有毒腺。

【药用部分】东亚钳蝎的干燥全体。

【性味归经】性平，味咸、辛，有毒；归肝经。

【功效主治】息风镇痉、攻毒散结；主治小儿惊风、抽搐痉挛、半身不遂、破伤风症、风湿顽痹等。

【用法用量】煎汤服，全蝎4~7.5克；入丸、散。

【用药贴士】本品有毒，用量不宜过大；孕妇慎用。

实用小偏方	药方：全蝎、蜈蚣、天麻各50克。 用法：研末，温水送服，1次2.5克，1日1次。 适应证：乙型脑炎导致的抽搐。

天麻

别名：天麻、赤箭根、定风草

【植物形态】多年生寄生植物，其寄主为蜜环菌，以蜜环菌的菌丝或菌丝的分泌物为营养来源，借以生长发育。块茎椭圆形或卵圆形，横生，肉质。茎单一，圆柱形，黄褐色。总状花序顶生，花淡黄绿色或黄色。蒴果长圆形，有短梗。种子多数而细小，粉尘状。

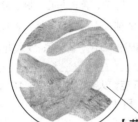

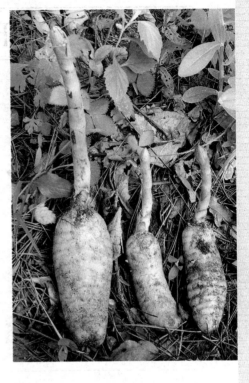

【药用部分】天麻的干燥块茎。

【性味归经】性平，味甘；归肝经。

【功效主治】平肝、息风、止痉、定惊；主治头痛眩晕、肢体麻木、中风、小儿惊风、癫痫抽搐、破伤风等。

【用法用量】煎汤内服，干品 7.5 ~ 15 克；或研末，入丸、散。

【用药贴士】不可与御风草根同用。

实用小偏方

药方：天麻 5 克，杜仲、野菊花各 10 克，川芎 9 克。

用法：水煎服，1 日 1 剂。

适应证：高血压。

药膳食疗方

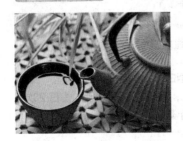

天麻川芎茶
——平肝息风、活血止痛

/材料/天麻、白芷、春茶各 3 克，川芎 10 克

/做法/砂锅注水烧开，将备好的川芎、天麻倒入锅中，搅拌均匀，盖上盖，用小火煮 20 分钟，至药材析出有效成分，揭开盖，搅拌片刻，将煮好的药茶盛出，滤去茶叶，装入杯中，待稍微放凉即可饮用。

/开/窍/药/

安息香

别名：白花榔

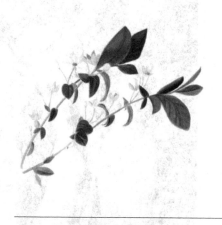

【植物形态】白花树为乔木，高达20米。树枝棕色，幼时被棕黄色星状毛。叶卵形。花多，白色。

【药用部分】白花树的干燥树脂。

【性味归经】性温，味辛、苦；归心、肝、脾经。

【功效主治】开窍清神；主治中风昏迷、惊风等。

【用法用量】研末内服，0.5～2.5克；或入丸、散。

实用小偏方

药方：安息香末5克，人参、制附子各10克。

用法：水煎服，1日1剂。

适应证：昏迷四肢冷逆。

冰片

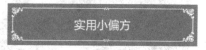

别名：合成龙脑、梅片、结片

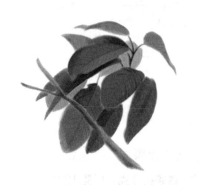

【植物形态】常绿乔木，光滑无毛，树皮有凹入的裂缝，外有坚硬的龙脑结晶。叶互生，叶片卵圆形。圆锥状花序，着生于枝上部的叶腋间，花两性，整齐。种子1～2枚，具胚乳。

【药用部分】龙脑香树脂的加工品。

【性味归经】性凉，味辛、苦；归心、肺经。

【功效主治】通诸窍、散郁火、消肿止痛；主治中风口噤、热病神昏等。

【用法用量】内服，入丸、散，0.25～1克。

【用药贴士】气血虚者忌服，孕妇慎服。

实用小偏方

药方：冰片、黄柏各150克。

用法：炼蜜为丸，麦门冬汤下10克，1日2次。

适应证：口疮咽燥。

麝香

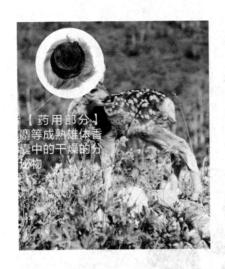

【药用部分】麝等成熟雄体香囊中的干燥的分泌物

【动物形态】头部较小，吻端裸露。后肢比前肢长。成熟雄麝腹部在脐和阴茎之间有麝香腺，呈囊状，外部略呈隆起，香囊外面被稀疏的细短毛。皮肤外露。全身呈橄榄色并染有橘红色光泽，体后部褐黑色。

【性味归经】性温，味辛；归心、脾、肝经。

【功效主治】开窍醒神、活血通经；主治热病神昏、中风痰厥等。

【用法用量】内服，入丸、散，0.15～0.25克。

【用药贴士】孕妇忌服。

石菖蒲

【植物形态】株具有香气，根茎匍匐状。叶根生，叶片深绿或油绿，无柄，全缘、先端渐尖，呈剑状或线形。春季开花，为佛焰花序。浆果肉质，倒卵形，成熟时呈黄绿色或淡黄色。

【性味归经】性温，味辛；归心、肝经。

【功效主治】化湿开胃、开窍豁痰、醒神益智；主治脘痞不饥、噤口下痢、神昏癫痫等。

【用法用量】水煎服，5～15克，鲜品加倍使用。

【用药贴士】咳嗽、吐血、精滑、失眠者慎用。

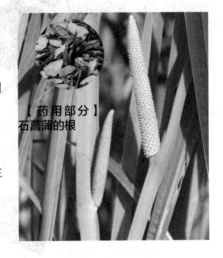

【药用部分】石菖蒲的根

苏合香

【植物形态】乔木，叶互生。托叶小，早落；叶片掌状5裂，偶为3或7裂，裂片卵形或长方卵形，基部心形，边缘有锯齿。花小，黄绿色。果序圆球状，聚生多数蒴果，有宿存刺状花柱。

【性味归经】性温，味辛；归肺、肝经。

【功效主治】通窍辟秽、开郁豁痰；主治卒然昏倒、痰壅气厥、惊痫等。

【用法用量】内服，入丸剂，0.3～0.9克。

【用药贴士】阴虚多火者禁用。

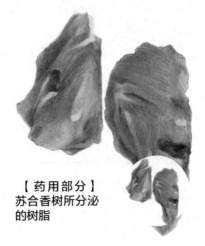

【药用部分】苏合香树所分泌的树脂

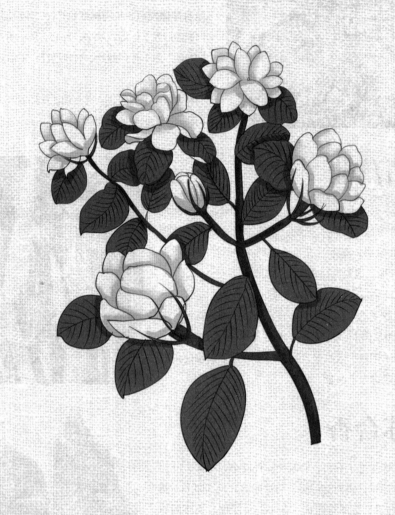

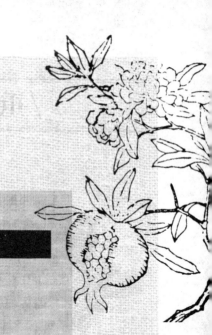

第十四章

安神药

凡以镇静安神为其主要功效的药物，称为安神药。

安神药分为两类：属于质重的矿石药及介类药，取重则能镇、重可去怯的作用，为重镇安神药，多用于实证；属于植物药而取其养心滋肝的作用，为养心安神药，适用于虚证。

本章所介绍的药物适用于阳气躁动、心悸、失眠、惊痫、狂妄、烦燥易怒等症。

/重/镇/安/神/药/

磁石

别名：玄石、磁君、慈石

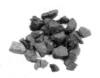

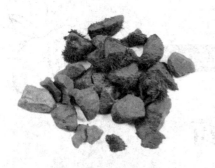

【植物形态】晶体往往为八面体，常成粒状或致密块状体出现，铁黑色，有时带有浅蓝靛色。

【药用部分】磁铁矿的矿石。

【性味归经】性寒，味咸；归肝、心、肾经。

【功效主治】镇惊安神；主治头晕目眩、眼花等。

【用法用量】煎汤内服，15～50克；入丸、散。

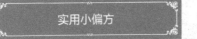
实用小偏方

药方：磁石100克，神曲200克，光明砂50克。

用法：研末为丸，1次30克，1日3次。

适应证：肾藏风虚、眼生黑花。

琥珀

别名：育沛、虎珀、虎魄

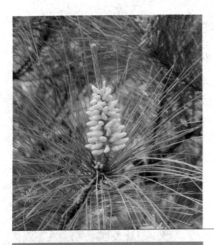

【植物形态】多呈不规则的粒状、块状、钟乳状及散粒状。有时内部包含着植物或昆虫的化石。颜色为黄色、棕黄色及红黄色。条痕白色或淡黄色。

【药用部分】松的树脂，埋地下年久转化而成。

【性味归经】性平，味甘；归心、肝、小肠经。

【功效主治】安神镇惊、活血利尿；主治心悸失眠、惊风抽搐、癫痫、排尿不利、尿血、尿痛等。

【用法用量】内服入丸、散，1.5～3克；外用研细末点、撒。

【用药贴士】阴虚内热及无瘀滞者忌服。

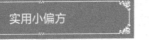
实用小偏方

药方：琥珀、朱砂各少许，全蝎1只。

用法：研末，麦门冬汤调1.5克服，1日2次。

适应证：小儿胎痫。

龙齿

别名：青龙齿、白龙齿

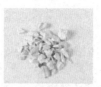

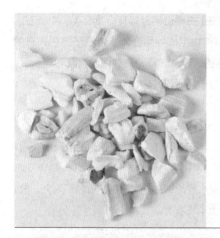

【药物形态】表面白色、青灰色。粗糙白垩质或稍显珐琅质光泽，或有灰白、灰、黄褐环带，似油脂状、珐琅状光泽。

【药用部分】三趾马等的牙齿化石。

【性味归经】性凉，味甘、涩；归心、肝经。

【功效主治】镇惊安神、清热除烦；主治惊痫、心悸怔忡、失眠多梦等。

【用法用量】煎汤内服，10～15克，打碎先煎；或入丸、散；外用适量，研末撒或调敷。

【用药贴士】中寒痰湿者忌用。

实用小偏方

药方：龙齿、凝水石各50克，茯神75克。
用法：研末为丸，1次20克，1日2次。
适应证：因惊成痫、狂言妄语。

马宝

别名：马粪石、黄药

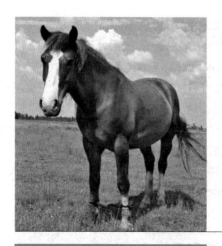

【动物形态】马，体格高大，骨骼肌发达，四肢强劲有力。雌雄差异很大。马头面部狭长，耳小而尖，直立。鼻宽，眼大。从头顶起沿颈背至肩胛，具有长毛即鬃毛。两耳间垂向额部的长毛称门鬃。

【药用部分】马胃肠中的结石。

【性味归经】性凉，味甘、咸、微苦；归心、肝经。

【功效主治】镇惊化痰、清热解毒；主治惊痫癫狂、痰热神昏、吐血衄血、痰热咳嗽、恶疮肿毒等。

【用法用量】研末内服，0.3～3克。

【用药贴士】中寒痰湿者忌用。

实用小偏方

药方：马宝、百部各10克，白及20克。
用法：研末服，1次2.5克，1日3次。
适应证：肺结核。

青礞石

别名：礞石

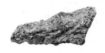

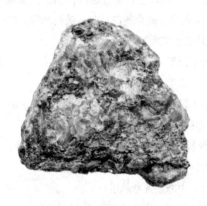

【植物形态】主要由黑云母及少量石英、中长石、绿帘石等矿物组成的集合体。岩石呈黑色，有的带暗绿色调，珍珠光泽，质软而脆，易剥碎。

【药用部分】黑云母片岩。

【性味归经】性平，味甘、咸，无毒；归肺、心、肝、胃、大肠经。

【功效主治】坠痰下气、平肝定惊；主治顽痰咳喘、癫痫发狂、烦躁等。

【用法用量】煎汤，10～15克，布包；入丸、散。

【用药贴士】畏石膏。

实用小偏方	**药方：** 青礞石、大黄各60克，生石膏150克。 **用法：** 水煎服、1日1剂。 **适应证：** 目红、面赤、苔黄、便秘。

云母

别名：云珠、云华、云英

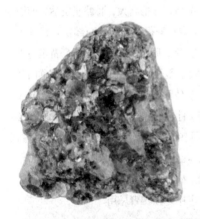

【植物形态】单斜晶系。晶体通常呈板状或块状，外观上作六方形或菱形。一般为无色，但往往带轻微的浅黄、浅绿、浅灰等色彩，条痕白色。

【药用部分】硅酸盐类矿物白云母。

【性味归经】性温，味甘；归心、肝、肺、脾、膀胱经。

【功效主治】安神镇惊、敛疮；主治心悸、失眠、眩晕、癫痫、久泻、带下、外伤出血、湿疹等。

【用法用量】煎汤，15～25克；或入丸、散。

【用药贴士】阴虚火炎者慎服用。

实用小偏方	**药方：** 云母50克。 **用法：** 云母研粉，煮白粥调，空腹食，1日1次。 **适应证：** 小儿赤白痢及水痢。

珍珠

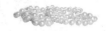

别名：真朱、真珠、蚌珠

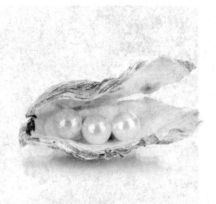

【植物形态】贝壳2片，大而坚厚，略呈圆形。左右两壳不等，左壳较大于右壳。左壳稍凸，右壳较平，壳顶光滑，绿色。壳内面珍珠层厚，有虹光色彩，边缘黄褐色。

【药用部分】珍珠贝受刺激形成的珍珠。

【性味归经】性寒，味甘、咸；归心、肝经。

【功效主治】镇心安神、养阴息风、清热坠痰；主治惊悸、怔忡、癫痫、惊风搐搦、烦热消渴等。

【用法用量】入丸、散，1～1.5克；外用研末干撒。

【用药贴士】病不由火热者勿用。

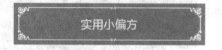

实用小偏方

药方：珍珠末、伏龙肝、丹砂各0.5克。

用法：研粉，炼蜜丸如绿豆大，温水下1丸。

适应证：小儿惊啼及夜啼不止。

朱砂

别名：丹粟、丹砂、赤丹

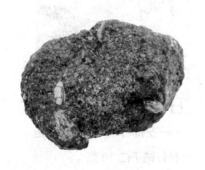

【植物形态】结构为三方晶系。晶体呈厚板状或菱面体，在自然界中单体少见。颜色为朱红色至黑红色，有时带铅灰色。条痕为红色。金刚光泽，半透明。有平行的完全解理。

【药用部分】硫化物类天然的辰砂矿石。

【性味归经】性寒，味甘，有毒；归心经。

【功效主治】安神定惊、明目；主治癫狂、惊悸、心烦、失眠、目昏、肿毒、疮疡、疥癣等。

【用法用量】研末服，0.5～1.5克；入丸、散。

【用药贴士】不宜久服、多服。

实用小偏方

药方：朱砂末、白矾末、郁金末各适量。

用法：为丸，薄荷汤送服，1次10克，1日2次。

适应证：产后癫狂、败血及邪气入心。

柏子仁

别名：梅实、梅干

【植物形态】长绿小乔木，树皮薄，淡红褐色，常易条状剥落。树枝向上伸展，小枝扁平，排成一平面，直展。正面的一对通常扁平。球花单生于短枝顶端；雄球花黄色，卵圆形种子褐色、卵形、无翅或有棱脊。

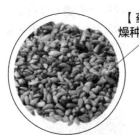

【药用部分】侧柏的干燥种仁。

【性味归经】性平，味甘；归心、肾经。

【功效主治】养心安神、润肠通便；主治惊悸、头痛、心慌、心烦、心神不宁、思虑过度、失眠、遗精、盗汗、便秘等。

【用法用量】煎服，5～15克；或入丸、散；外用炒研取油涂。

【用药贴士】便溏及痰多者忌服。

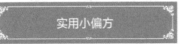

实用小偏方

药方：柏子仁20克，酸枣仁30克，大米适量。
用法：共煮成粥，分2次食用，常服。
适应证：失眠。

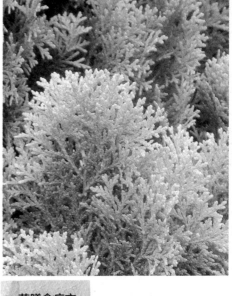

药膳食疗方

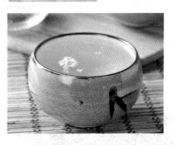

柏子仁养心茶
——安神养心、润肠通便

/材料/柏子仁15克

/做法/砂锅注水烧开，倒入洗好的药材，揭盖，搅拌匀，用中火续煮片刻，关火后盛出煮好的养心茶，滤取茶汁，装入碗中，趁热饮用即可。

合欢花

别名：夜合花、乌绒

【植物形态】落叶乔木，高达10米以上。树干灰黑色；小枝无毛，有棱角。2回双数羽状复叶，互生；先端短尖，基部截形，不对称，全缘；托叶线状披针形。头状花序生于枝端，总花梗被柔毛；花淡红色。荚果扁平，黄褐色，嫩时有柔毛，后渐脱落，通常不开裂。种子椭圆形而扁，褐色。

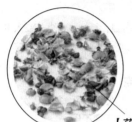

【药用部分】合欢的花或花蕾。

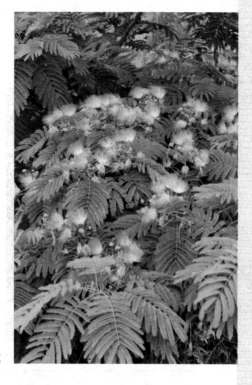

【性味归经】性平，味甘；归心、肝经。

【功效主治】舒郁、理气、安神、活络；主治郁结胸闷、失眠、健忘、风火眼疾、视物不清、咽痛、痈肿、跌打损伤疼痛等。

【用法用量】煎汤服下，干品 5 ~ 15 克；或研末入丸、散。

【用药贴士】阴虚津伤者慎用。

实用小偏方

药方：合欢花（干品）10 克，猪肝150 克。
用法：搭配蒸服，1 日 1 次。
适应证：风火眼疾。

药膳食疗方

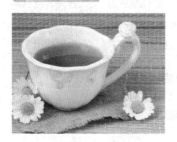

合欢花茶
——安神清暑

/材料/干合欢花 6 克
/做法/取一个杯子，倒入备好的合欢花，倒入开水，盖上盖，泡约 10 分钟至其析出有效成分，揭盖，捞出材料，待稍微放凉后即可饮用。

茯神

别名：伏神

【植物形态】菌核球形、卵形、椭圆形至不规则形，重量也不等。外面吸厚而多皱褶的皮壳，深褐色，新鲜时软，干后变硬；内部白色或淡粉红色，粉粒状。子实体生于菌核表面，全平伏白色，肉质。

【药用部分】茯苓菌核中间带有松根部分。

【性味归经】性平，味甘、淡；归心、脾经。

【功效主治】宁心、安神、利水；主治心虚惊悸、健忘、失眠、惊痫、排尿不利等。

【用法用量】煎汤内服，15～25克；或入丸、散。

【用药贴士】暂无明显禁忌。

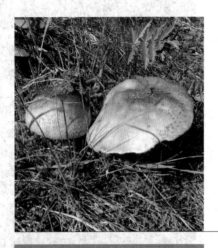

实用小偏方

药方：茯神100克，沉香25克。
用法：研末炼丸，1次15克，1天3次。
适应证：心神不定、恍惚不乐。

含羞草

别名：见笑草、怕羞草、知羞

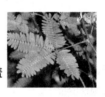

【植物形态】多年生草本植物。茎直立或斜状，全株密生逆毛与疏被锐刺。叶对生，二回羽状复叶，具长柄，柄长1.5～4厘米；掌状羽叶2～4枚。

【药用部分】含羞草的根、全草。

【性味归经】性平，味甘、苦、涩，有小毒；归肝、肾、脾经。

【功效主治】清热利尿、化痰止咳、安神止痛；主治感冒、小儿高热、急性结膜炎、支气管炎、胃炎等。

【用法用量】煎汤服，15～30克，外用适量捣敷。

【用药贴士】多服或久服易伤胃，有麻醉作用。

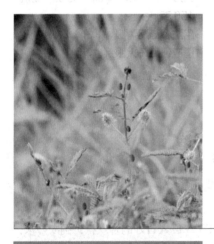

实用小偏方

药方：含羞草9克。
用法：水煎服，1日1剂。
适应证：小儿高热。

合欢皮

别名：合昏皮、夜合皮、合欢木皮

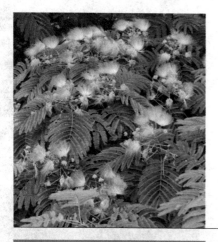

【植物形态】常绿直立大灌木，高达5米，枝条灰绿色，嫩枝条具棱，被微毛，老时毛脱落。叶3~4枚轮生，叶面深绿，叶背浅绿色，中脉在叶面陷入，叶柄扁平，聚伞花序顶生，花冠深红色或粉红色。

【药用部分】合欢的树皮。

【性味归经】性平，味甘；归心、肝经。

【功效主治】强心利尿、杀虫祛痰、定喘、镇痛；主治心力衰竭、哮喘、癫痫等。

【用法用量】煎服，7.5~15克；研末调敷。

【用药贴士】孕妇慎用。

实用小偏方

药方：合欢皮、白蔹各15克。
用法：水煎服，1日1剂。
适应证：肺痈久不敛口。

夹竹桃

别名：红花夹竹桃、柳叶桃

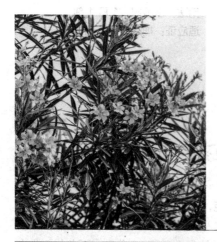

【植物形态】落叶乔木，高达10米以上。树干灰黑色；小枝无毛，有棱角。二回双数羽状复叶，互生；先端短尖，基部截形，不对称，全缘，有缘毛。

【药用部分】夹竹桃的叶。

【性味归经】性寒，味苦，有毒；归心经。

【功效主治】解郁、和血、宁心、消痈肿；主治心神不安、失眠、肺痈、痈肿、瘰疬、筋骨折伤等。

【用法用量】煎汤内服，7.5~15克；或入散剂。

【用药贴士】有大毒，必须在医师指导下使用；孕妇忌服。

实用小偏方

药方：夹竹桃干树皮及叶15~25克。
用法：加水400毫升，煎至一半，外洗患处。
适应证：跌打损伤。

灵芝

别名：赤芝、红芝、木灵芝

【植物形态】菌盖木栓质，肾形，红褐、红紫或暗紫色，具漆样光泽，有环状棱纹和辐射状皱纹，大小及形态变化很大，下面有无数小孔，管口呈白色或淡褐色，管口圆形，内壁为子实层，孢子产生于担子顶端。菌柄侧生，极少偏生，长于菌盖直径，紫褐色至黑色，有漆样光泽。

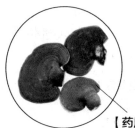

【药用部分】真菌灵芝的子实体。

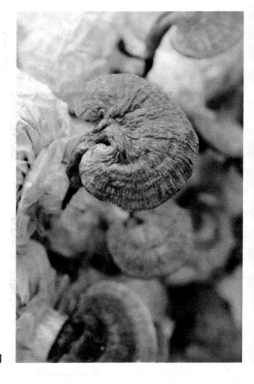

【性味归经】性平，味甘；归心、肺、肝、肾经。
【功效主治】益精，补肾，祛风；主治心神不宁、失眠、惊悸、虚劳、咳喘痰多、气喘、消化不良、手足逆冷等。
【用法用量】研末内服，2.5～5克；或浸酒服；煲汤食用。
【用药贴士】畏扁青、茵陈蒿。

实用小偏方

药方：灵芝6～9克。
用法：水煎服，1日1剂。
适应证：神经衰弱、高血压。

药膳食疗方

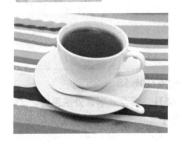

灵芝甘草茶
——补益肝气、保肝强身

/材料/ 灵芝6克，甘草5克

/做法/ 砂锅中注入清水烧热，倒入洗净的灵芝和甘草，盖上盖，烧开后转小火煮约60分钟，至药材析出有效成分，揭盖，搅拌几下，关火后盛出煮好的甘草茶，滤渣装在茶杯中，趁热饮用即可。

小麦

别名：麦子

【植物形态】一年生或二年生草本。叶鞘光滑，先端渐尖，基部方圆形。穗状花序直立，在穗轴上平行排列或近于平行。颖短，革质，两者背面均具有锐利的脊，有时延伸成芒，内稃与外稃等长或略短，脊上具鳞毛状的窄翼，翼缘被细毛。颖果矩圆形或近卵形，浅褐色。

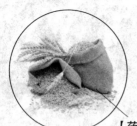

【药用部分】小麦的种子或面粉。

【性味归经】性凉，味甘；归心、脾、肾经。

【功效主治】养心、益肾、除热、止渴；主治脏躁、烦热、泄利、痈肿、外伤出血、烫伤等。

【用法用量】煎汤服，50～100克；或煮粥；小麦面冷水调服或炒黄温水调服；外用小麦炒黑研末调敷；小麦面干撒或炒黄调敷。

【用药贴士】暂无明显禁忌。

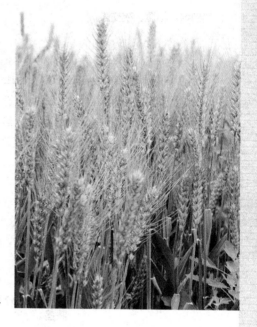

实用小偏方

药方：小麦30克，大枣10枚，甘草9克。
用法：水煎服，1日1剂。
适应证：神经衰弱。

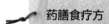

药膳食疗方

小麦豆浆
——益气和血、除热止渴

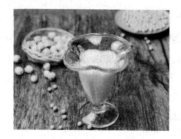

/材料/小麦40克，水发黄豆60克；白糖适量
/做法/把玉米、小麦、黄豆倒入豆浆机中，注入适量清水，开始打浆，待豆浆机运转约15分钟，即成豆浆，将豆浆盛入碗中，加入少许白糖，搅拌片刻至白糖溶化即可。

首乌藤

别名：棋藤、夜交藤

【植物形态】多年生缠绕草本。根细长，末端成肥大的块根，外表红褐色至暗褐色。叶互生，具长柄，叶片狭卵形或心形。托叶膜质，鞘状。花小多数，密聚成大形圆锥花序。瘦果椭圆形，黑色光亮，外包宿存花被，花被成明显的3翅，成熟时褐色。

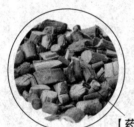

【药用部分】何首乌的燥藤茎。

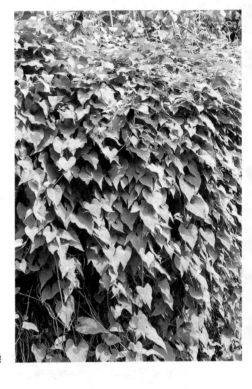

【性味归经】性平，味甘；归心、肝经。

【功效主治】养血安神、祛风通络；主治失眠多梦、血虚身痛、心神不宁、风湿痹痛、皮肤瘙痒、风疮疥癣等。

【用法用量】煎汤内服，9～15克；外用煎水熏洗患处。

【用药贴士】躁狂属实火者慎服。

实用小偏方

药方：首乌藤30克，远志10克，石菖蒲15克，葛根20克。

用法：煎汤取汁沐足，持续20～30分钟，1日1次。

适应证：失眠、头痛。

药膳食疗方

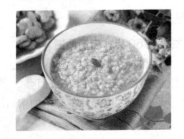

首乌藤粥
——养血安神、祛风通络

/材料/首乌藤60克，粳米50克，枸杞、红糖各适量

/做法/取首乌藤用温水浸泡片刻，加清水500毫升，煎取药汁约300毫升，与粳米、红糖，再加水200毫升煎至粥稠，放入枸杞，盖紧焖5分钟即可，每晚睡前1小时，趁热食，连服10天为1疗程。

酸枣仁

别名：枣仁、酸枣核

【植物形态】落叶灌木或小乔木。老枝褐色，幼枝绿色；枝上有两种刺，一为针形刺，一为反曲刺。叶互生；托叶细长，针状；叶片椭圆形至卵状披针形。花 2 ~ 3 朵簇生叶腋，小形，黄绿色。核果近球形，熟时暗红色，有酸味。

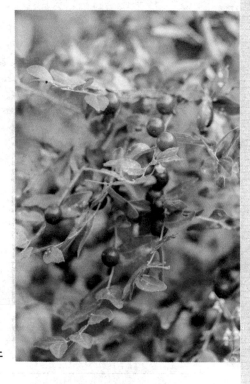

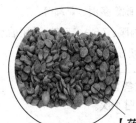

【药用部分】酸枣的干燥成熟种子。

【性味归经】性平，味酸、甘；归肝、胆、心经。

【功效主治】补肝、宁心助眠、敛汗、生津；主治虚烦不眠、惊悸多梦、体虚自汗、盗汗、津伤口渴、口干等。

【用法用量】水煎内服，10 ~ 25 克；或研细末入丸、散。

【用药贴士】凡有实邪郁火及滑泄者慎服。

实用小偏方

药方：酸枣仁、粳米、地黄汁各 100 克。
用法：酸枣仁加水研滤汁，以粳米煮作粥，临熟入地黄汁微煮，1 日 1 次。
适应证：骨蒸、心烦不得眠卧。

药膳食疗方

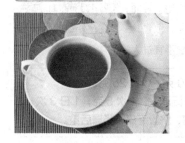

人参茯神枣仁汤
——安神益智、补脾益肺

/材料/ 人参 50 克，茯神 10 克，酸枣仁 17 克，白糖少许

/做法/ 砂锅注水烧热，倒入人参、茯神、酸枣仁，煮约 30 分钟，至药材析出有效成分，加入白糖，煮至溶化，关火后盛出煮好的汤汁，滤入碗中即成。

蕤仁

别名：蕤核、蕤子、白桜仁

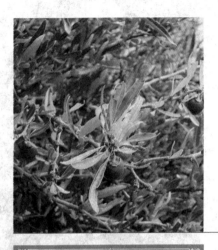

【植物形态】茎多分枝，外皮棕褐色；叶腋有短刺。单叶互生或丛生；叶片线状长圆形，狭倒卵形或卵状披针形，全缘或具疏锯齿。花瓣5，近圆形，花药卵圆形，花丝短。

【药用部分】单花扁核木的干燥成熟果核。

【性味归经】性微寒，味甘；归肝、心经。

【功效主治】祛风、散热、养肝、明目；主治目赤肿痛、昏暗羞明、眦烂多泪、鼻衄等。

【用法用量】煎汤内服，7.5～15克；外用煎水洗。

【用药贴士】暂无明显禁忌。

实用小偏方

药方：蕤仁、杏仁各20克。
用法：煎汤洗，1日1次。
适应证：赤烂眼。

天仙子

别名：莨菪子、山烟、熏牙子

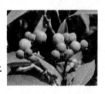

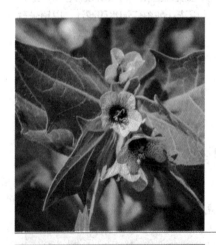

【植物形态】有特殊臭味。根肉质、粗大，多分枝。基生叶大，叶片长卵形；茎生叶互生，排列较密，卵状披针形。花冠漏斗状，浅黄色。

【药用部分】莨菪的干燥成熟种子。

【性味归经】性温，味苦、辛，有毒；归心、胃、肝经。

【功效主治】定痫、止痛；主治癫狂、风痫、风痹厥痛、神经痛、喘咳、胃痛、久痢、牙痛、痈肿等。

【用法用量】入丸、散，1～2克；外用煎水洗。

【用药贴士】用量不宜过大。

实用小偏方

药方：天仙子50克，大黄25克。
用法：捣散，米汤调下，1次5克，1日3次。
适应证：赤白痢、脐腹疼痛、肠滑后重。

缬草

别名：拔地麻、鹿子草、臭草

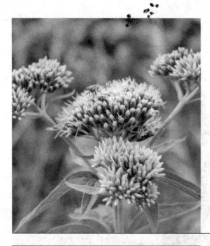

【植物形态】茎直立，有纵条纹，具纺锤状根茎或多数细长须根。基生叶丛出，长卵形，小叶片顶端裂片较大，全缘或具少数锯齿。伞房花序顶生，排列整齐；花小，白色或紫红色。

【药用部分】缬草的块茎及根。

【性味归经】性温，味辛、苦，有微毒；归心、肝经。

【功效主治】安神、理气、止痛；主治神经衰弱、失眠、癔病、胃腹胀痛、腰腿痛、跌打损伤等。

【用法用量】煎汤服，5～7.5克；研末或浸酒。

【用药贴士】体弱阴虚者慎用。

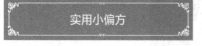
实用小偏方

药方： 缬草50克，合欢皮15克。

用法： 泡酒7天，1次10毫升，1日3次。

适应证： 神经官能症。

远志

别名：棘菀、棘菀、苦远志

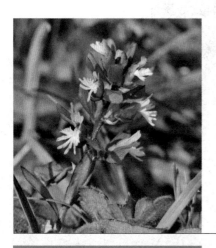

【植物形态】根圆柱形。茎丛生，上部绿色。叶互生，线形或狭线形，先端渐尖，基部渐狭，全缘。总状花序偏侧状；花淡蓝色。蒴果扁平，圆状倒心形，种子卵形，微扁，棕黑色，密被白色茸毛。

【药用部分】远志或卵叶远志的干燥根。

【性味归经】性温，味辛、苦；归心、肾、肺经。

【功效主治】安神益智、祛痰、解郁；主治惊悸、健忘、梦遗、失眠、咳嗽多痰、疽疮肿等。

【用法用量】煎汤服，5～15克；浸酒或入丸、散。

【用药贴士】心肾有火、阴虚阳亢者忌服。

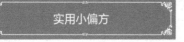
实用小偏方

药方： 远志（去心）、菖蒲（细切）各50克。

用法： 粗捣筛，水煎服，1次15克，1日1次。

适应证： 久心痛。

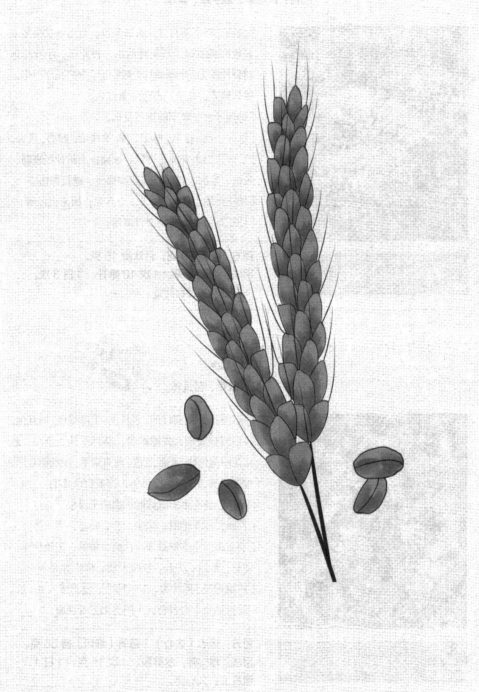

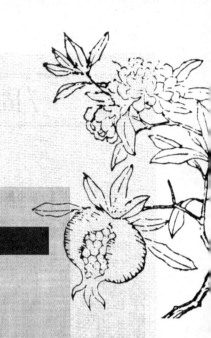

第十五章

收敛药

凡具有收敛固涩作用，可以治疗各种滑脱症候的药物，称为收敛药，又叫收涩药。

滑脱的病症，主要有自汗、盗汗、久泻久痢、久咳虚喘、遗精滑精、溲多遗尿、白带日久、失血崩漏等。因为滑脱诸症，如不及时收招，可引起元气日衰，或变生他症，所以《本草纲目》说："脱则散而不收，故用酸涩之药，以敛其耗散。"

/固/表/止/汗/药/

浮小麦

别名：浮水麦、浮麦

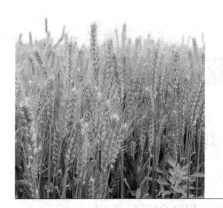

【植物形态】杆直立，叶片扁平，长披针形，先端渐尖，基部方圆形。花丝细长；子房卵形。

【药用部分】小麦干瘪轻浮的颖果。

【性味归经】性凉，味甘；归心经。

【功效主治】除蒸止汗；主治潮热、自汗、盗汗等。

【用法用量】煎服，15～25克；或炒焦研末。

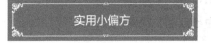
实用小偏方

药方：浮小麦各适量。

用法：浮小麦炒焦研末，1次10克，1日3次。

适应证：盗汗及虚汗不止。

红芪

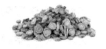

别名：晋芪、独根、黑芪

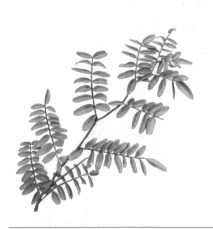

【植物形态】根为直根系，粗状，深长。茎直立，小叶片卵状披针形或卵状长圆形。总状花序腋生，花冠淡黄色。荚果被短柔毛，节荚近圆形或宽卵形。

【药用部分】多序岩黄芪的根。

【性味归经】性温，味甘；归肺、脾经。

【功效主治】固表止汗、补气利尿、托毒敛疮；主治气虚乏力、食少便溏、久泻脱肛、便血、崩漏、表虚自汗、气虚浮肿、血虚萎黄等。

【用法用量】煎汤内服，9～30克。

【用药贴士】暂无明显禁忌。

实用小偏方

药方：红芪50克，当归25克，王不留行10克。

用法：水煎服，1日1剂。

适应证：乳汁缺乏。

麻黄根

别名：苦椿菜

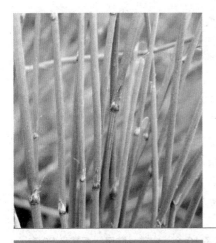

【植物形态】小灌木，常呈草本状。分枝少，匍匐状；小枝圆，对生或轮生，叶膜质鞘状。雌雄异株。种子通常 2 粒。

【药用部分】麻黄的根及根茎。

【性味归经】性平，味甘；归心、肺经。

【功效主治】收敛止汗；主治体虚汗多、自汗、盗汗等。

【用法用量】煎服，15 ~ 25 克；或入丸、散；外用研细做扑粉。

【用药贴士】有表邪者忌服。

实用小偏方

药方：麻黄根、黄芪各 15 克。

用法：水煎服，1 日 2 剂。

适应证：虚汗无度。

糯稻根须

别名：稻根须、糯稻根

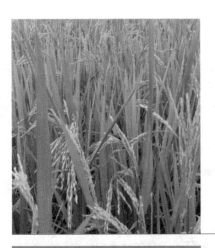

【植物形态】秆直立，中空，有节。叶片线形，叶脉明显。圆锥花序疏松，成熟时向下弯垂；颖果矩圆形，淡黄色、白色。种子具明显的线状种脐。

【药用部分】糯稻的根茎及须根。

【性味归经】性平，味甘；归肝、肺、肾经。

【功效主治】养阴除热、止汗；主治阴虚发热、自汗盗汗、口渴咽干、肝炎等。

【用法用量】煎服，25 ~ 50 克，大剂量可用60 ~ 120 克，鲜品为佳。

【用药贴士】孕妇慎用。

实用小偏方

药方：糯稻根适量。

用法：烧灰浸水饮。

适应证：止渴、止虚汗。

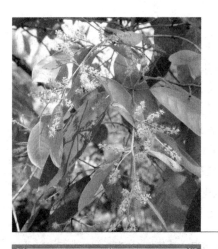

诃子

别名：诃黎勒、诃黎、随风子

【植物形态】叶互生或近对生，穗状花序，黄色。核果呈倒卵形或椭圆形，幼时绿色，熟时黄褐色。
【药用部分】诃子的干燥成熟果实。
【性味归经】性平，味苦；归肺、大肠经。
【功效主治】敛肺涩肠；主治久咳失音、久泻等。
【用法用量】煎汤，5 ~ 15 克；或入丸、散。

实用小偏方

药方：诃子 10 个，白芷、防风、秦艽各 50 克。
用法：研末为丸，1 次 15 克，1 日 2 次。
适应证：肠风泻血。

金凤花

别名：黄蝴蝶、洋金凤

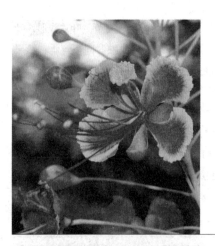

【植物形态】枝光滑，绿色或粉绿色，散生疏刺。2 回羽状复叶长12~26厘米。总状花序顶生，花色金黄或红色而边缘呈黄色；花瓣5枚，鲜红色。
【药用部分】金凤花的根、叶、花蕾等。
【性味归经】性寒，味苦、微辛；归大肠、肺、膀胱经。
【功效主治】清热、活血散瘀、止痛、止咳；主治哮喘、气管炎、跌打损伤、月经不调、疟疾等。
【用法用量】煎服，6 ~ 15 克；外用捣烂外敷患处。
【用药贴士】无劳伤者少用。

实用小偏方

药方：鲜金凤花、文殊兰叶各适量。
用法：捣烂，加甜酒和匀，外敷患处，1 日 1 次。
适应证：跌打损伤。

油胡桃

别名：羌桃

【植物形态】落叶乔木，树皮灰白色。奇数羽状复叶，互生，椭圆状卵形至长椭圆形。花单性，花小而密集，花柱短，呈羽毛状，鲜红色。果实近球形。

【药用部分】胡桃种仁返油而变黑者。

【性味归经】性热，味辛，有毒；归肺、肾、肝经。

【功效主治】消痈肿、解毒、杀虫；主治痈肿、疬风、白秃疮、须发早白等。

【用法用量】外用适量，研末调敷。

【用药贴士】本品有毒，禁内服。

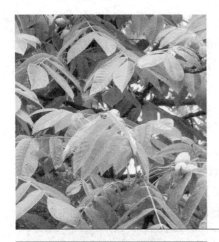

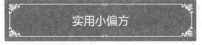
实用小偏方

药方：油胡桃1个，雄黄5克，艾叶5克。

用法：捣匀绵包，夜卧裹阴囊。

适应证：疥疮瘙痒。

肉豆蔻

别名：迦拘勒、豆蔻、肉果

【植物形态】叶互生；椭圆状披针形或长圆状披针形，长5～15厘米，革质，先端尾状，基部急尖，全缘，上面淡黄棕色，下面色较深，并有红棕色的叶脉。

【药用部分】肉豆蔻的干燥种仁。

【性味归经】性温，味辛；归脾、大肠经。

【功效主治】温中、下气、消食、固肠；主治心腹胀痛、虚泻冷痢、呕吐等。

【用法用量】煎服，2.5～10克；或入丸、散。

【用药贴士】阴虚血少、津液不足者忌服。

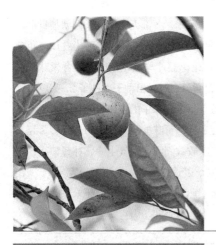

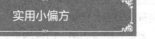
实用小偏方

药方：肉豆蔻10～12克。

用法：水煎服，1日1剂。

适应证：醉酒后脘腹饱胀、呕吐。

石榴皮

别名：石榴壳、酸石榴皮、酸榴皮

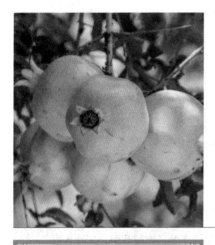

【植物形态】枝桠分枝多，小枝方形，末梢常呈刺棘状，平滑无毛。种子外种皮为肉质，具汁液，富含清香与酸甜味。

【药用部分】石榴的干燥果皮。

【性味归经】性温，味酸、涩，有小毒；归胃、大肠、肾经。

【功效主治】杀虫、止泻、生津止渴；主治久泻、滑精、白带异常等。

【用法用量】煎汤，4～7.5克；或入散剂。

【用药贴士】泻痢初期不宜用；空腹时亦不宜应用。

实用小偏方

药方：陈石榴皮若干。

用法：焙干研末，米汤调下15克，1日2次。

适应证：久痢不瘥。

南五味子

别名：红木香、紫金藤

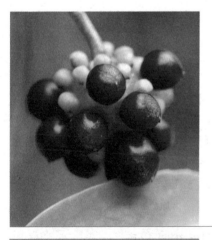

【植物形态】藤本，各部无毛。叶长圆状披针形、倒卵状披针形或卵状长圆形；雄花花被片白色或淡黄色，雌花花被片与雄花相似。聚合果球形，小浆果倒卵圆形，时显出种子。种子2～3粒。

【药用部分】华中五味子的干燥成熟果实。

【性味归经】性温，味酸、甘；归肺、心、肾经。

【功效主治】收敛固涩、益气生津、补肾宁心；主治久嗽虚喘、梦遗、尿频、久泻不止等。

【用法用量】煎汤内服，3～6克；研末，1～3克。

【用药贴士】外有表邪、内有实热者忌服。

实用小偏方

药方：南五味子5克，西洋参2克。

用法：用开水浸泡，代茶饮。

适应证：老年人阴虚内热、口燥咽干。

五倍子

别名：棓子、百虫仓、木附子

【植物形态】小枝棕褐色，被锈色柔毛，具圆形小皮孔。奇数羽状复叶互生，先端急尖，基部圆形，边缘具粗锯齿或圆锯。圆锥花序宽大，多分枝。核果球形，被具节柔毛和腺毛，成熟时红色。

【药用部分】盐肤木等叶上的虫瘿。

【性味归经】性平，味酸；归肺、胃、大肠经。

【功效主治】敛肺、涩肠、止血、解毒；主治肺虚久咳、久痢、久泻、脱肛等。

【用法用量】研末服，2.5～10克；或入丸、散。

【用药贴士】外感风寒或肺有实热之咳嗽者忌服。

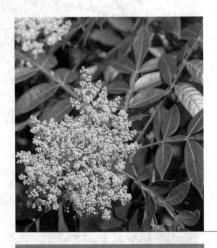

实用小偏方

药方：五倍子适量。

用法：研末，水调填脐中。

适应证：自汗、盗汗。

罂粟壳

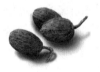

别名：御米壳、粟壳、烟斗斗

【植物形态】茎高30~80厘米，有伸展的糙毛。叶互生，羽状深裂，裂片披针形或条状披针形，两面有糙毛。花蕾卵球形，有长梗，未开放时下垂；萼片绿色，花开后即脱落。

【药用部分】罂粟的干燥成熟果壳。

【性味归经】性平，味酸、涩；归肺、大肠、肾经。

【功效主治】杀虫、止泻、生津止渴；主治久泻、滑精、白带异常等。

【用法用量】煎汤，4～10克；或入丸、散。

【用药贴士】初起痢疾或咳嗽者忌用。

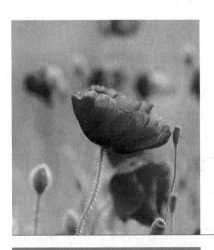

实用小偏方

药方：罂粟壳、蜂蜜各适量。

用法：罂粟壳蜜炙为末，1次2.5克，1日2次。

适应证：久嗽不止。

五味子

别名：五梅子、北五味子

【植物形态】茎皮灰褐色，皮孔明显，小枝褐色。叶互生，柄细长；叶片薄而带膜质；卵形、阔倒卵形以至阔椭圆形，先端尖，基部楔形、阔楔形至圆形，边缘有小齿牙，有芳香。花单性，雌雄异株。浆果球形，熟时呈深红色，含种子1~2枚。

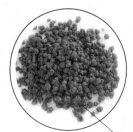

【药用部分】干燥成熟果实。

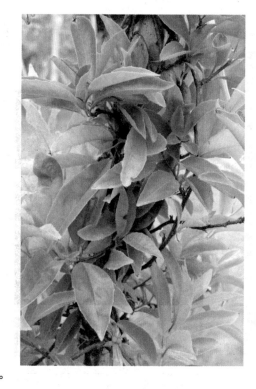

【药用部分】五味子的干燥成熟果实。

【性味归经】性温，味酸；归肺、肾、心经。

【功效主治】收敛固涩、益气生津、补肾宁心；主治肺虚喘嗽、自汗、盗汗、慢性腹泻、遗精等。

【用法用量】煎服，3 ~ 6克；研末服；泡茶服。

【用药贴士】外有表邪、内有实热、咳嗽初起者均应忌服。

实用小偏方

药方：五味子、白矾等量。

用法：五味子、白矾研为末，1次15克，白汤下，1日3次。

适应证：痰嗽并喘。

药膳食疗方

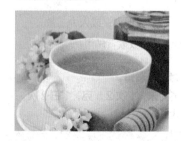

五味子蜂蜜绿茶
——收敛固涩、补中益气

/材料/ 五味子（炒焦）、**绿茶**各5克，蜂蜜10克

/做法/ 取一个茶杯，倒入备好的绿茶叶、五味子，注入少许开水，冲洗一下，滤出水分，再次注入适量开水，至八九分满，盖上盖，泡约5分钟至药材析出有效成分，揭开盖，关火后滤取茶汁，稍凉加入少许蜂蜜即可。

乌梅

别名：梅实、梅干

【植物形态】树皮淡灰色，小枝细长，先端刺状。单叶互生，叶片椭圆状宽卵形，花簇生于二年生侧枝叶腋，花萼通常红褐色，但有些品种花萼为绿色或绿紫色；花瓣5，白色或淡红色。果实近球形，直径2～3厘米，黄色或绿白色，被柔毛；核椭圆形。

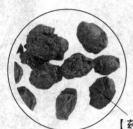

【药用部分】梅的干燥近成熟果实。

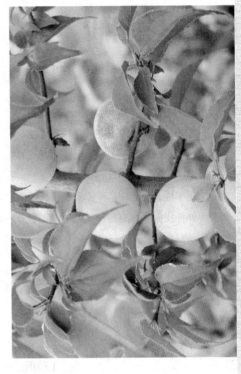

【性味归经】性平，味酸；归肝、脾、肺、大肠经。

【功效主治】敛肺、涩肠、生津、安蛔、退热；主治肺虚久咳、久痢、虚热消渴、胆道蛔虫症等。

【用法用量】煎汤，4～7.5克；或入丸、散；外用煅研干撒或调敷。

【用药贴士】外有表邪或内有实热积滞者不宜服。

药膳食疗方

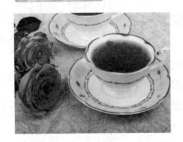

乌梅红枣茶
——补肺健脾、缩尿止遗

/材料/乌梅7个，红枣5个

/做法/将红枣去核，果肉切小块，砂锅注水烧热，倒入红枣、乌梅，盖上盖，烧开后用小火煮30分钟至其析出有效成分，揭盖，倒入冰糖，拌匀，煮至溶化，关火后盛出煮好的红枣茶，滤入碗中即可。

银杏叶

别名：飞蛾叶、鸭脚子、白果叶

【植物形态】落叶乔木，高可达 40 米。枝有长枝
与短枝，幼树树皮淡灰褐色，浅纵裂，老则灰褐
色，深纵裂。叶在长枝上螺旋状散生，在短枝上
3～5 簇生；叶片扇形，淡绿色，无毛。雌雄异株，
花单性，稀同株。种子核果状，椭圆形至近球形；
外种皮肉质，有白粉，熟时淡黄色或橙黄色。

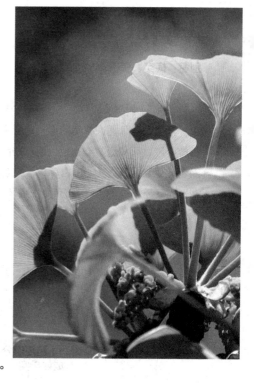

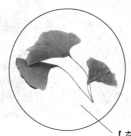

【药用部分】银杏干燥叶。

【性味归经】性平，味苦、甘、涩，有小毒；归心、
肺、脾经。

【功效主治】敛肺、平喘、活血化瘀、止痛；主治
肺虚咳喘、冠心病、心绞痛、高脂血症等。

【用法用量】煎汤，3～9 克；或入丸、散；外用
适量，捣敷或搽；或煎水洗。

【用药贴士】有实邪者忌用。

实用小偏方

药方：鲜银杏叶。
用法：鲜银杏叶，捣烂，搽患处。
适应证：雀斑。

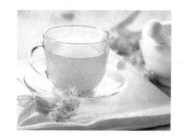

药膳食疗方

银杏叶茶
——预防中风、改善脑供血

/材料/银杏叶 5 克
/做法/砂锅中注入适量清水烧开，放入洗净的银杏叶，
搅拌匀，盖上盖，煮沸后用小火煮约 5 分钟，至其析
出有效成分，揭盖，搅拌一会儿，关火后盛出煮好的
茶水，滤取茶汁，装入杯中，趁热饮用即可。

榼藤子

别名：假象豆、合子、榼子

【植物形态】茎扭旋，枝无毛。二回羽状复叶，长椭圆形。穗状花序单生或排列成圆锥状；花淡黄色。种子近圆形，扁平，暗褐色，具网纹。

【药用部分】榼藤的种子。

【性味归经】性平，味涩、甘，无毒；归胃、肝、大肠经。

【功效主治】行气止痛、利湿消肿；主治脘腹胀痛、黄疸、脚气水肿、痢疾、痔疮、脱肛、喉痹等。

【用法用量】烧存性研末，1~3克；或煎服。

【用药贴士】暂无明显禁忌。

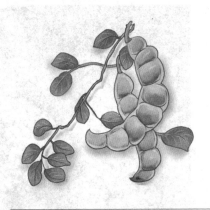

实用小偏方

药方：榼藤子粉5~15克。

用法：开水冲服，1日1剂。

适应证：黄疸、营养性水肿。

响铃草

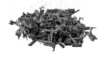

别名：假地蓝、马响铃

【植物形态】根长达60厘米以上。茎、枝直立或略上升，通常分枝甚多，被棕黄色伸展的长柔毛。单叶互生，矩形，长卵形或长椭圆形。总状花序，顶生或同时腋生，黄色，翼瓣倒卵状长圆形。

【药用部分】假地蓝的带根全草。

【性味归经】性寒，味苦、微酸。

【功效主治】敛肺补脾肾、利排尿、消肿毒；主治久咳痰血、耳鸣、梦遗、慢性肾炎、膀胱炎等。

【用法用量】煎汤内服，25~50克；或炖肉。

【用药贴士】暂无明显禁忌。

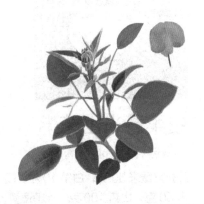

实用小偏方

药方：响铃草50克，猪耳朵1对。

用法：加食盐炖服，1日1剂。

适应证：气虚耳鸣。

白果

别名：灵眼、佛指甲、佛指柑

【植物形态】落叶乔木，高可达 40 米。枝有长枝与短枝，幼树树皮淡灰褐色，浅纵裂，老则灰褐色，深纵裂。叶在长枝上螺旋状散生，在短枝上 3 ~ 5 簇生；叶片扇形，淡绿色，无毛。雌雄异株，花单性，稀同株。种子核果状，椭圆形至近球形；外种皮肉质，有白粉，熟时淡黄色或橙黄色。

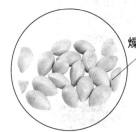

【药用部分】银杏的干燥的成熟种子。

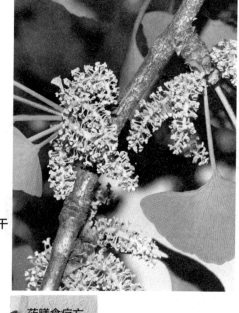

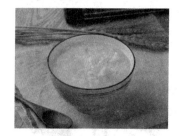
药膳食疗方

【性味归经】性平，味甘；归肺经。

【功效主治】敛肺定喘、止带浊、缩排尿；主治痰多、哮喘、咳嗽、带下白浊、胸闷、遗精、淋病、排尿频数等。

【用法用量】煎汤内服，15 ~ 30 克；或者研细末入丸、散。

【用药贴士】本品有毒，不可多用。

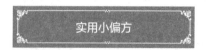
实用小偏方

药方： 白扁豆 40 克，黄豆 120 克，红豆 80 克。
用法： 酒煮食，1 日 1 次。
适应证： 梦遗。

白果薏米山药粥
——健脾、利湿、清热

/材料/ 薏米 30 克，白果 10 粒，粳米 50 克，山药 100 克，冰糖适量
/做法/ 白果去壳浸泡撕皮，锅中加水，下薏米、粳米、山药，煮约 20 分钟，下白果续煮 20 分钟，放入冰糖，煮约 2 分钟盛出即成。

芡实

别名：卵菱、鸡头果、鸡头米

【植物形态】具白色须根及不明显的茎。初生叶沉水，箭形；后生叶浮于水面，叶片椭圆状肾形或圆状盾形，表面深绿色，有蜡被，具多数隆起，叶脉分歧点有尖刺，背面深紫色。花单生；花梗粗长，多刺，伸出水面；花瓣多数，带紫色。种子球形，黑色，坚硬，具假种皮。

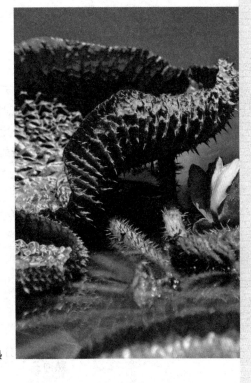

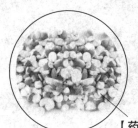

【药用部分】芡实的成熟种仁。

【性味归经】性平，味甘、涩；归脾、肾经。
【功效主治】益肾固精、健脾止泻、除湿止带；主治遗精、滑精、带下病、腹痛、腹泻、脾虚痰多、腰膝酸软等。
【用法用量】煎汤内服，15～25克；或研细末入丸、散。
【用药贴士】食不运化者皆忌食。

实用小偏方

药方：芡实、金樱子各15克，莲须10克。
用法：水煎服，1日1剂。
适应证：遗精。

药膳食疗方

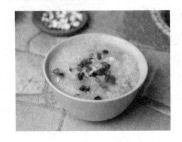

芡实海参粥
——安神宁心、固精益肾

/材料/ 海参80克，大米200克，芡实粉10克，葱花、枸杞各少许，盐、鸡粉各1克，芝麻油5毫升
/做法/ 海参切丁，砂锅注水，倒入大米煮熟软，倒入海参、枸杞，续煮至食材熟软，倒入芡实粉，稍煮5分钟，加入盐、鸡粉、芝麻油拌匀，盛出撒上葱花即可。

莲子

别名： 藕实、水芝丹、莲实

【植物形态】多年生水生草本。根茎肥厚横走，外皮黄白色，节部缢缩，生有鳞叶与不定根，节间膨大，内白色，中空而有许多条纵行的管。叶片圆盾形，高出水面，直径 30 ~ 90 厘米，全缘，稍呈波状，坚果椭圆形或卵形，长 1.5 ~ 2.5 厘米，果皮坚硬、革质；内有种子 1 枚，俗称"莲子"。

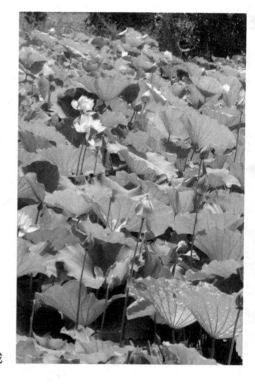

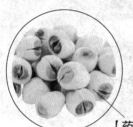

【药用部分】莲的干燥成熟种子。

【性味归经】性平，味甘、涩；归心、脾、肾经。

【功效主治】养心、益肾、补脾；主治夜寐多梦、心烦失眠、遗精、淋浊、久痢、虚泻、崩漏、带下病等。

【用法用量】煎汤服，10 ~ 20 克；或入丸、散；或炖食。

【用药贴士】中满痞胀及大便燥结者忌服。

实用小偏方

药方： 鲜莲肉 100 克，黄连、人参各 25 克。

用法： 水煎服，1 日 1 剂。

适应证： 下痢、饮食不入。

药膳食疗方

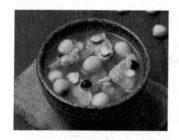

莲子芡实瘦肉汤
——益气补血、养心安神

/材料/ 瘦肉250 克，芡实10 克，莲子15 克，姜片少许，盐3 克，料酒10 毫升，鸡粉适量

/做法/ 莲子去芯，瘦肉切块余水，取砂锅，放入莲子、芡实、姜片、瘦肉，倒水烧开，淋入料酒，炖 1 小时，加入盐、鸡粉，拌匀，将瘦肉汤盛入碗中即成。

莲心

别名：苦薏、莲薏、莲心胚芽

【植物形态】根状茎横生，长而肥厚。叶圆形，全缘或稍呈波状，下面叶脉从中央射出。花单生于花梗顶端，花梗与叶柄等长或稍长；花瓣多数红色、粉红色或白色。花后结莲蓬，倒锥形，有小孔 20 ~ 30 个；花托一果期膨大。坚果椭圆形或卵形；种子卵形或椭圆形，种皮红色或白色。

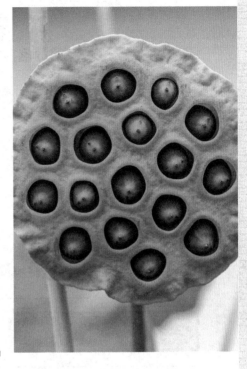

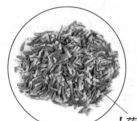

【药用部分】莲的成熟种子绿色胚芽。

【性味归经】性平，味甘、涩；归心、脾、肾经。

【功效主治】静心安神、交通心肾、涩精止血；主治热入心包、神昏谵语、心肾不交、失眠遗精、血热吐血等。

【用法用量】煎汤内服，1.5 ~ 3 克；或入散剂；或泡茶饮用。

【用药贴士】脾胃虚寒者慎用。

实用小偏方

药方：莲心、糯米、酒各适量。
用法：莲心、糯米共研为细末，酒调服，1 次 15 克，1 日 3 次。
适应证：劳心吐血。

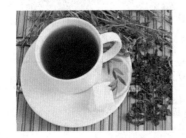

药膳食疗方

生地莲心饮
——滋阴泻火

/材料/ 生地黄 15 克，莲子心、甘草各 10 克
/做法/ 砂锅中注入适量清水，用大火烧开，倒入洗净的生地和莲心，盖上盖，煮沸后用小火煮约 10 分钟，至其析出有效成分，取下盖，搅拌片刻，用大火续煮一会儿，拣出材料，汤水装入汤碗中饮用即可。

覆盆子

别名： 小托盘、复盆子、覆盆

【植物形态】枝细圆，红棕色；幼枝绿色，有白粉，具稀疏、微弯曲的皮刺。叶单生或复叶簇生，长卵形或长椭圆形，先端渐尖，裂片边缘具重锯齿。聚合果近球形。

【药用部分】覆盆子的干燥果实。

【性味归经】性温，味甘、酸；归肝、肾经。

【功效主治】益肾、固精、缩尿；主治肾虚遗尿、排尿频数、阳痿、早泄等。

【用法用量】煎汤，7.5～10克；或入散剂。

【用药贴士】肾虚有火、排尿短涩者慎服。

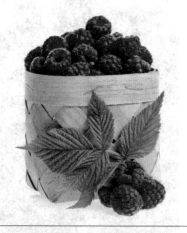

实用小偏方

药方：覆盆子10克。

用法：水煎服，1日1剂。

适应证：肺虚寒。

金樱子

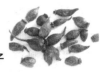

别名： 榆子、刺梨子、金罂子

【植物形态】常绿攀缘灌木，高达5米。茎红褐色，有倒钩状皮刺。三出复叶互生；小叶革质，椭圆状卵圆形至卵圆状披针形，侧生小叶较小，叶柄和小叶下面中脉上无刺或有疏刺。

【药用部分】金樱子的果实。

【性味归经】性平，味酸；归肾、膀胱经。

【功效主治】固精涩肠、缩尿止泻；主治滑精、遗尿、排尿频数等。

【用法用量】煎服，7.5～15克；或入丸、散。

【用药贴士】有实火、邪热者忌服。

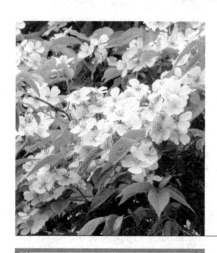

实用小偏方

药方：金樱子30克，党参9克。

用法：水煎服，1日1剂。

适应证：久虚泄泻下痢。

山茱萸

别名：山萸肉、药枣、枣皮

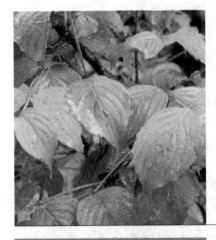

【植物形态】落叶小乔木或灌木，高 4～7 米。老枝黑褐色，嫩枝绿色。叶地生，卵形至长椭圆形，长 5～10 厘米，宽 2.5～5.5 厘米，先端渐尖，基部楔形，上面疏生平贴毛，熟时深红色。

【药用部分】山茱萸的成熟果肉。

【性味归经】性平，味甘、涩；归心、脾、肾经。

【功效主治】补益肝肾、涩精止汗；主治肝肾不足之腰酸遗精等。

【用法用量】煎服，7.5～15 克；或入丸、散。

【用药贴士】素有湿热、排尿淋涩者忌服。

实用小偏方

药方：生山茱萸肉 100 克。

用法：水煎分 2 次服，1 日 1 剂。

适应证：腰痛。

海螵蛸

别名：乌贼鱼骨、墨鱼骨

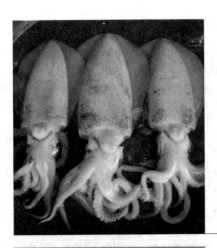

【动物形态】呈扁长椭圆形，中间厚，边缘薄。背面有磁白色脊状隆起，两侧略显微红色，有不甚明显的细小疣点；腹面白色，自尾端到中部有细密波状横层纹。

【药用部分】无针乌贼的干燥内壳。

【性味归经】性温，味咸、涩；归脾、肾经。

【功效主治】收敛止血、涩精止带、敛疮；主治溃疡病、胃酸过多、吐血衄血、崩漏便血、遗精等。

【用法用量】煎服，5～9 克。

【用药贴士】膀胱有热而排尿频数者忌用。

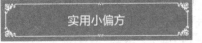

实用小偏方

药方：海螵蛸 25 克，贝母、甘草各 10 克。

用法：研末，温水送服，1 次 10 克，1 日 3 次。

适应证：腰痛。

鸡冠花

别名：笔鸡冠、小头鸡冠

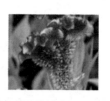

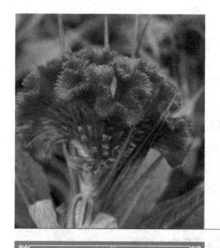

【植物形态】一年生直立草本。全株无毛，粗壮，分枝少，近上部扁平，呈绿色或带红色，有棱纹凸起。中部以下密生多数小花，每花宿存的苞片和花被片均呈膜质。胞果卵形，熟时盖裂，包于宿存花被内。

【药用部分】鸡冠花的干燥花序。

【性味归经】味甘、涩，性凉；归肝、大肠经。

【功效主治】收涩止血；主治赤白带下、久痢等。

【用法用量】煎汤内服，6～12克。

【用药贴士】不宜搭配其他花茶饮用。

实用小偏方

药方：鸡冠花 10 克，粟米 60 克。

用法：鸡冠花煎汁去渣，加入粟米煮粥食。

适应证：崩漏。

莲须

别名：莲花须、莲花蕊、莲蕊须

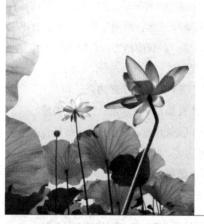

【植物形态】根茎横生，肥厚，节间膨大，内有多数纵行通气的孔洞。节上生叶，露出水面；叶柄粗壮，圆柱形，多刺；叶片圆形，下面叶脉从中央射出。花单生于花梗顶端，芳香，红色、粉红色或白色。

【药用部分】莲的干燥雄蕊。

【性味归经】性平，味甘、涩；归心、肾经。

【功效主治】清心、益肾；主治梦遗滑泄、崩漏等。

【用法用量】煎汤内服，4～7.5克；或入丸、散。

【用药贴士】忌地黄、葱、蒜。

实用小偏方

药方：莲须、沙苑蒺藜、芡实各 100 克。

用法：研末糊丸，盐汤下，1 次 15 克，1 日 3 次。

适应证：精滑不禁。

桑螵蛸

别名：蛸、螳螂子、赖尿郎

【昆虫形态】大刀螂体型较大，呈黄褐色或绿色。头部三角形。后部至前肢基部稍宽。前胸细长，侧缘有细齿排列。中纵沟两旁有细小的疣状凸起。前翅革质，后翅比前翅稍长，向后略微伸出。雌性腹部特别膨大。足3对，细长。前脚足粗大，为镰刀状，基部外缘有短棘。

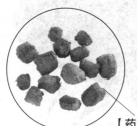

【药用部分】大刀螂的干燥卵鞘。

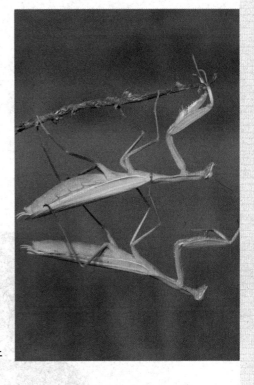

【性味归经】性平，味甘、咸；归肝、肾经。
【功效主治】益肾固精、缩尿、止浊；主治遗精、滑精、遗尿、尿频、腰膝酸软、阳痿、早泄、性冷淡等。
【用法用量】煎汤内服，6～12克；或者研细末入丸、散。
【用药贴士】阴虚火旺或膀胱有热者慎服。

实用小偏方

药方：桑螵蛸（炙）、白龙骨等份。
用法：为细末，盐汤下，1次10克，1日3次。
适应证：遗精白浊、盗汗虚劳。

药膳食疗方

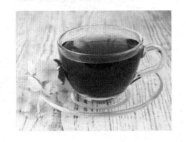

二桑枸杞茶
——补肾滋阴、益精缩尿

/材料/桑螵蛸、桑寄生各15克，枸杞5克，蜂蜜适量
/做法/锅中注水，倒入桑螵蛸、桑寄生，浸泡10分钟，大火煮开转小火续煮20分钟，放入枸杞，煮一会儿至枸杞熟软，关火后盛出煮好的药汤，调入蜂蜜即可。

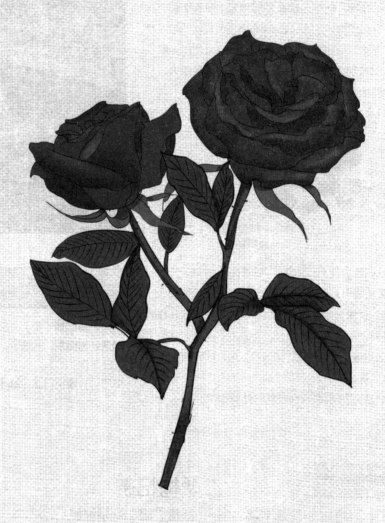

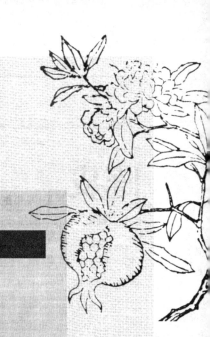

第十六章

其他药

本章药物包含有理气药、涌吐药、杀虫止痒药、拔毒消肿敛疮药四大类。

理气药具有理气宽中、行气止痛、宽胸止痛、疏肝解郁降逆和胃等作用。

涌吐药能通过诱发呕吐以排出蓄积体内的毒物、宿食及痰涎等有形实邪。

杀虫止痒药以外用为主，兼可内服，具有解毒杀虫、消肿定痛等功效。

拔毒消肿敛疮药能拔毒化腐、消肿敛疮，部分药物兼有止痛、破血等作用。

/理/气/药/

陈皮

别名：橘皮、红皮、黄橘皮

【植物形态】枝细，多刺。叶互生，叶柄长 0.5 ~ 1.5 厘米，有窄翼，顶端有关节；叶片披针形或椭圆形，长 4 ~ 11 厘米，宽 1.5 ~ 4 厘米，先端渐尖微凹，基部楔形，全缘或为波状，具不明显的钝锯齿，有半透明油点。果近圆形或扁圆形，横径 4 ~ 7 厘米，果皮薄而宽。

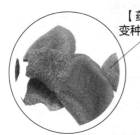

【药用部分】橘及其栽培变种的干燥成熟果皮。

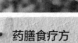
药膳食疗方

【性味归经】性温，味辛、苦；归肺、脾经。
【功效主治】理气调中、降逆止呕、燥湿化痰；主治脘腹胀满、饮食减少、呕吐、腹痛、腹泻、咳嗽痰多等。
【用法用量】煎汤内服，3 ~ 10 克；入丸、散。
【用药贴士】气虚、阴虚者慎服。

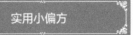
实用小偏方

药方：陈皮适量。
用法：陈皮煮软焙干研末，温酒调服 10 克，1 日 3 次。
适应证：大便秘结。

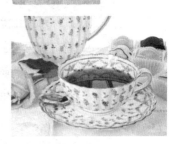

陈皮蜜茶
——疏肝气、补疲劳

/材料/陈皮 10 克，蜂蜜 2 大茶匙
/做法/砂锅中注入适量的清水烧开，倒入洗净的陈皮，盖上盖，烧开后用小火煮 30 分钟至熟，揭盖，捞出陈皮，留下汤汁，关火后盛出即可。

佛手柑

别名：佛手、五指柑、佛手香橼

【植物形态】老枝灰绿色，幼枝略带紫红色，有短而硬的刺。单叶互生；叶柄短，叶片革质。花单生，簇生或为总状花序。柑果卵形或长圆形，先端分裂如拳状，或张开似指尖，其裂数代表心皮数，表面橙黄色，粗糙，果肉淡黄色。种子数颗，卵形，先端尖，有时不完全发育。果熟期 10 ~ 12 月。

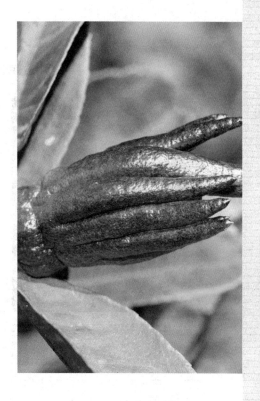

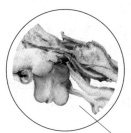

【药用部分】佛手的果实。

【性味归经】性温，味辛、苦、酸；归肝、胃、脾、肺经。

【功效主治】舒肝理气、和胃化痰；主治胸闷、肝胃不和、恶心、呕吐、湿盛痰多、饮食欠佳、腹胀痛等。

【用法用量】煎汤服，3 ~ 10 克。

【用药贴士】痢久气虚，非其所宜。

实用小偏方

药方：佛手柑 25 ~ 50 克，猪小肠 1 段。
用法：水煎分 2 次服，1 日 1 剂。
适应证：妇女白带。

药膳食疗方

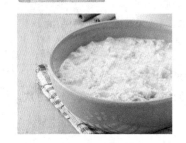

佛手柑燕麦粥
——健脾养胃、理气止痛

/材料/ 佛手柑 15 克，燕麦片 50 克，冰糖适量
/做法/ 砂锅中注入适量的清水，以大火烧热，将佛手柑煎汤去渣，再入燕麦片、冰糖同煮为粥，盖上锅盖，大火煮 10 分钟至熟软，掀开锅盖，持续搅拌片刻，关火，将粥盛出装入碗中即可。

刀豆

别名：豆刀子，挟剑豆、大刀豆

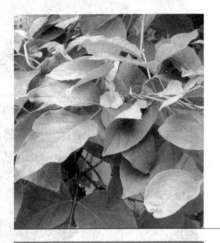

【植物形态】一年生缠绕草质藤本。荚果大而扁，被伏生短细毛，边缘有隆脊，先端弯曲成钩状。内含种子10～14粒，种子白色、褐色或红色，种脐约占全长的3/4，扁平而光滑。

【药用部分】刀豆的种子。

【性味归经】性温，味甘；归胃、肾经。

【功效主治】温中下气、益肾补元；主治虚寒呃逆、肾虚、腰痛、胃痛等。

【用法用量】煎汤，15～25克；或烧存性研末。

【用药贴士】胃热盛者慎服。

实用小偏方	**药方**：刀豆子10粒，甘草5克，冰糖适量。 **用法**：水煎服，1日1剂。 **适应证**：百日咳。

甘松

别名：甘香松、香松

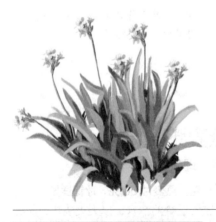

【植物形态】全株有强烈的松脂样香气。基生叶较少而疏生，叶片窄线状倒披针形或倒长披针形，先端钝圆，中以下渐窄略成叶柄状，基部稍扩展成鞘，全缘。花粉色。瘦果倒卵形，萼突破存。

【药用部分】甘松和宽叶甘松的根和根茎。

【性味归经】性温，味辛、甘；归脾、胃经。

【功效主治】理气止痛、醒脾健胃；主治胃痛、胸腹胀满、头痛、癔病、脚气。

【用法用量】煎汤，4～7.5克；或入丸、散。

【用药贴士】气虚血热者忌服。

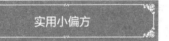实用小偏方	**药方**：甘松50克，半夏曲、天南星各100克。 **用法**：研末为丸如梧桐子，1次20丸，1日3次。 **适应证**：痰眩。

川楝子

别名：金铃子、楝实

【植物形态】树皮灰褐色，幼嫩部分密被星状鳞片。核果大，黄色或栗棕色，内果皮为坚硬木质。种子长椭圆形。花期 3 ~ 4 月，果期 9 ~ 11 月。

【药用部分】川楝的果实。

【性味归经】性寒，味苦，有小毒；归肝、小肠、膀胱经。

【功效主治】疏肝泄热、行气止痛、杀虫；主治胸胁痛、脘腹胀痛、疝痛、虫积腹痛等。

【用法用量】煎汤服，3 ~ 10 克；入丸、散。

【用药贴士】脾胃虚寒者禁服。不宜过量。

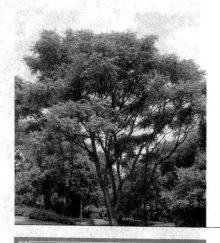

实用小偏方

药方：川楝子、延胡索各 50 克。
用法：研末，酒调下，1 次 15 克，1 日 2 次。
适应证：热厥心痛或发或止、久治不愈。

大腹皮

别名：槟榔皮、槟榔壳、大腹毛

【植物形态】高 10 ~ 18 米。不分枝，叶脱落后形成明显的环纹。小叶片披针状线形或线形，坚果卵圆形或长圆形，花萼和花瓣宿存，熟时红色。

【药用部分】槟榔的果皮。

【性味归经】性微温，味辛；归脾、胃、大肠、小肠经。

【功效主治】下气宽中、行水消肿；主治胸腹胀闷、水肿、脚气、小便不利等。

【用法用量】煎汤服，5 ~ 10 克；入丸、散。

【用药贴士】气虚体弱者慎服。

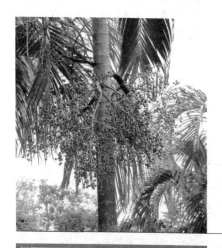

实用小偏方

药方：大腹皮适量。
用法：煎汤洗，1 日 1 次。
适应证：漏疮恶秽。

化橘红

别名：化州桔红、橘红、光五爪

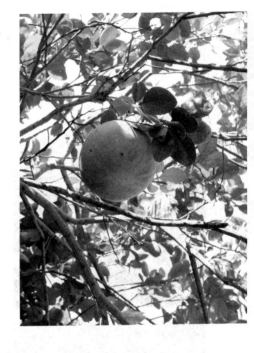

【植物形态】常绿乔木，高5～10米。小枝扁，幼枝及新叶被短柔毛，有刺或有时无刺。柑果梨形、倒卵形或扁圆形，柠檬黄色。果枝、果柄及未成熟果实上被短柔毛。种子扁圆形或扁楔形，白色或带黄色。花期4～5月，果熟期10～11月。

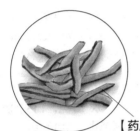

【药用部分】化州柚未成熟果实的外层果皮。

【性味归经】性温，味辛、苦；归肺、脾经。

【功效主治】理气调中、降逆止呕、燥湿化痰；主治脘腹胀满、饮食减少、呕吐、腹痛、腹泻、咳嗽痰多等。

【用法用量】煎汤内服，3～10克；或研细末入丸、散。

【用药贴士】气虚及阴虚有燥痰者不宜服。

实用小偏方

药方：化橘红、香附（炒）、半夏（制）各60克，甘草（炒）22.5克。
用法：上药锉末煎服，1次9克，1日2次。

药膳食疗方

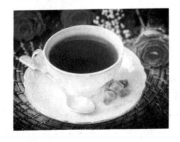

橘红杏仁饮
——燥湿化痰、止渴润肺

/材料/ 化橘红12克，杏仁25克，川贝10克，冰糖15克

/做法/ 砂锅注水烧热，倒入橘红、杏仁、川贝，煮约20分钟，至药材析出有效成分，倒入冰糖，煮至溶化，关火后盛出煮好的药茶，滤入杯中即成。

黄麻叶

别名：苦麻木、牛泥茨、三珠草

【植物形态】高 1 ~ 2 米，全株无毛。叶卵圆状披针形或披针形，基部圆形，先端渐尖，边缘具整齐粗锯齿，最下部 2 齿伸长为尾状裂片；托叶线形。花小，数朵生于叶脓内，花梗很短；萼片 5，淡紫色；花瓣 5，黄色；雄蕊多数，子房 5 室。蒴果球形，直径约 1 厘米，顶端不具喙。

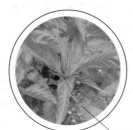

【药用部分】黄麻的叶。

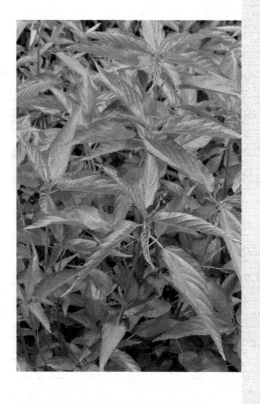

【性味归经】性温，味甘、微苦；归肝、脾经。

【功效主治】理气止痛、排脓、解毒；主治咯血、吐血、血崩、便血、脘腹疼痛、腹泻、痢疾、疔痛疮疹等。

【用法用量】煎汤内服，6 ~ 10 克；外用适量捣敷患处。

【用药贴士】孕妇慎食。

实用小偏方

药方：黄麻叶适量。

用法：连根捣烂，酒煎露一宿，次早服之，1 日 1 剂。

适应证：血崩。

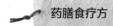

药膳食疗方

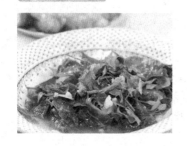

蒜炒麻叶
——解毒排脓、理气镇痛

/材料/ 油渣适量，麻叶 150 克，蒜末 10 克，盐 2 克，花生油适量

/做法/ 用油起锅，放入蒜末爆香，放入麻叶，翻炒均匀，加入油渣，炒出香味，放入少许盐，翻炒均匀，至食材入味，关火后将炒好的菜肴盛入盘中即可。

沉香

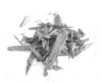

别名：密香、栈香、沉水香

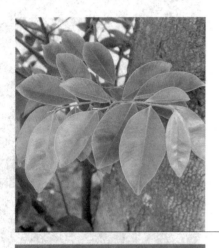

【植物形态】常绿乔木，高达15米。树皮灰褐色；小枝叶柄及花序均被柔毛或夹白色茸毛。叶互生；叶片革质，长卵形、倒卵形或椭圆形，先端渐尖，基部楔形，全缘。伞形花序顶生和腋生；花黄绿色。

【药用部分】沉香、白木香含树脂的木材。

【性味归经】性温，味辛、苦；归脾、肾、胃经。

【功效主治】温中降逆、暖肾纳气；主治脘腹冷痛、呕吐呃逆、气逆喘息、腰膝虚冷、精冷早泄等。

【用法用量】煎汤内服，2～5克，后下。

【用药贴士】阴亏火旺、气虚下陷者慎服。

实用小偏方

药方：沉香100克，莱菔子250克，姜汁适量
用法：研末加姜汁为丸，1次4克，1日3次。
适应证：哮喘。

荔枝核

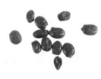

别名：荔仁、枝核、大荔核

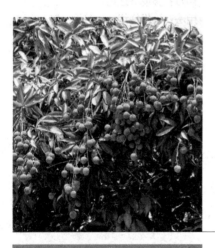

【植物形态】茎上部多分枝，灰色；小枝圆柱形，有白色小斑点和微柔毛。核果近球形，果皮成熟时红色至暗红色。种子椭圆状球形，外被白色、肉质、甘甜的假种皮。种子矩圆形，褐色至黑红色。

【药用部分】荔枝的种子。

【性味归经】性温，味甘、微苦；归肝、肾、脾经。

【功效主治】理气止痛、祛寒散滞；主治疝气痛、睾丸肿痛、胃脘痛等。

【用法用量】煎汤服，6～10克；或入丸、散。

【用药贴士】无寒湿滞气者勿服。

实用小偏方

药方：荔枝核49个，陈皮（连白）45克。
用法：研末糊丸绿豆大，酒服9丸，1日2次。
适应证：疝气腿肿。

龙眼核

别名：圆眼核、桂圆核仁

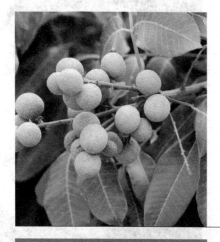

【植物形态】绿乔木，高10米左右。小枝粗壮，被微柔毛，散生苍白色皮孔。偶数羽状复叶，互生；种子茶褐色，光亮，全部被肉质的假种皮包裹。

【药用部分】龙眼的种子。

【性味归经】性平，味苦；归肝、脾经。

【功效主治】行气散结、止血、化湿；主治疥癣、创伤出血、湿疮等。

【用法用量】煎服，3～9克；研末用；外用煅存性研末撒或调敷。

【用药贴士】内有痰火者忌服。

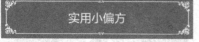

实用小偏方

药方：龙眼核、麻油各适量。

用法：龙眼核煅存性，麻油调敷。

适应证：一切疮疥。

野鸦椿

别名：雨伞树、鸡眼睛、鸡眼椒

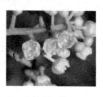

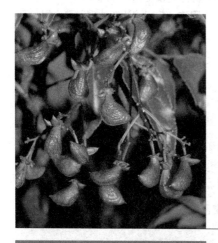

【植物形态】落叶性小乔木或灌木，株高4～8米。茎通常在20厘米以下，小枝平滑且光滑。7～10月间果实由绿色转为红色；蓇葖果1～3枚，肉质，呈鲜紫红色，开裂的荚果，近似球形或镰刀状卵形；内藏黑色且带有光泽的种子1～3粒。

【药用部分】野鸦椿的根或根皮。

【性味归经】性平，味甘；归心、脾、膀胱经。

【功效主治】镇痛；主治眩晕、头痛等。

【用法用量】水煎服，20克。

【用药贴士】不宜久服；胃溃疡患者勿用。

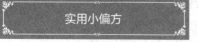

实用小偏方

药方：野鸦椿花15～25克，鸡蛋2～3个。

用法：酌冲开水服，1日2次。

适应证：头痛、眩晕。

玫瑰花

别名：花、刺玫花、刺玫菊

【植物形态】直立灌木，高约 2 米。枝干有皮刺和刺毛，小枝密生绒毛。叶柄及叶轴上有绒毛及疏生小皮刺和刺毛；托叶大部附着于叶柄上；小叶 5 ～ 9 片，椭圆形或椭圆状倒卵形，边缘有钝锯齿，上面光亮，多皱，无毛，下面苍白色，被柔毛及腺体，网脉显著。果扁球形，红色。

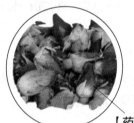

【药用部分】玫瑰和重瓣玫瑰的花。

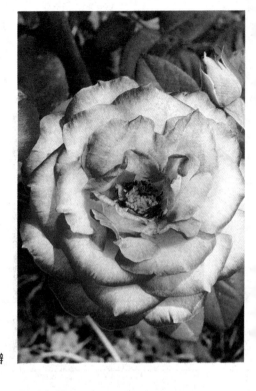

【性味归经】性温，味甘、微苦；归肝、脾经。

【功效主治】舒肝理气、和胃化痰；主治胸闷、肝胃不和、胸胁胀痛、恶心、呕吐、腹胀、腹痛、月经不调等。

【用法用量】煎汤内服，5 ～ 10 克；也可浸酒或熬膏。

【用药贴士】阴虚火旺慎服。

实用小偏方

药方：玫瑰花蕊 300 朵。
用法：煎取浓汁加冰糖收膏，早晚开水冲服。
适应证：肝郁吐血、月经不调。

药膳食疗方

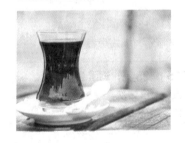

玫瑰花茶
——滋阴美容、调理血气

/材料/ 大枣 4 枚，玫瑰花 3 朵，枸杞 20 克，白冰糖适量

/做法/ 所有材料洗净，放入杯中，加入开水 300 毫升，浸泡 5 分钟，捞出所有材料，稍凉即可饮用，可根据口味调入冰糖或蜂蜜，代茶随意饮用。

茉莉花

别名： 白茉莉、小南强、末梨花

【植物形态】直立或攀缘灌木，小枝圆柱形或扁状，有时中空，疏被柔毛。叶对生，单叶。聚伞花序顶生，通常有花3朵；花序梗被短柔毛，苞片微小，锥形；花极芳香；花冠白色，裂片长圆形至近圆形。果球形，呈紫黑色。花期5～8月，果期7～9月。

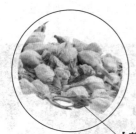

【药用部分】茉莉的花。

【性味归经】性温，味辛、微甘；归脾、胃、肝经。

【功效主治】理气止痛、辟秽开郁；主治湿邪中阻、胸膈不舒、胸胁胀痛、乳房胀痛、腹痛、腹泻、痢疾等。

【用法用量】煎场内服，3～10克；或代茶饮；外用适量，煎水洗目或菜油浸滴耳。

【用药贴士】茉莉花根有毒，内服宜慎。

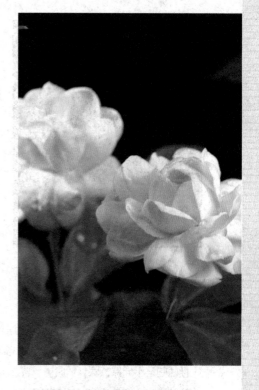

实用小偏方

药方： 干茉莉花适量。
用法： 洗净，水煎，外洗眼睛。
适应证： 目赤肿痛。

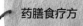

药膳食疗方

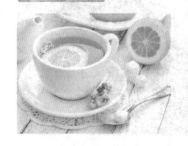

茉莉花柠檬茶
——消脂去油腻、理气止痛

/材料/ 柠檬半个，茉莉花2克，蜂蜜适量
/做法/ 柠檬洗净，切薄片，取一个干净的茶壶，放入切好的柠檬片，加入茉莉花茶叶，注入开水300毫升，浸泡2分钟即可饮用，稍凉后根据口味调入蜂蜜，代茶随意饮用。

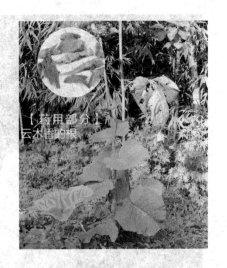

【药用部分】
云木香的根

木香

【植物形态】高 1.5 ~ 2 米。主根粗壮，茎生叶较小，叶基翼状。瘦果线形，有 2 层黄色的羽状冠毛，果熟时多脱落。花期 5 ~ 8 月，果期 9 ~ 10 月。

【性味归经】性温，味辛、苦；归脾、胃、大肠、三焦、胆经。

【功效主治】行气止痛、调中导滞；主治胸胁胀满、脘腹胀痛、呕吐泄泻、里急后重等。

【用法用量】煎汤服，3 ~ 10 克；入丸、散。

【用药贴士】脏腑燥热、阴虚津亏者禁服。

荞麦

【植物形态】一年生草本。茎直立，绿色或红色，具纵棱。叶三角形或卵状三角形，基部心形。

【性味归经】性凉，味甘；归脾、胃、大肠经。

【功效主治】开胃宽肠、下气消积；主治绞肠痧、肠胃积滞、慢性泄泻、噤口痢疾等。

【用法用量】内服入丸、散，9 ~ 20 克；外用研末掺或调敷。

【用药贴士】身体消化功能较差、脾胃虚寒、经常腹泻、体质敏感的人群不宜食用。

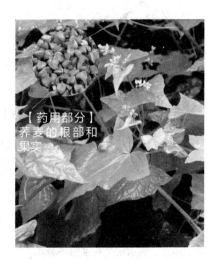

【药用部分】
荞麦的根部和
果实

青木香

【植物形态】叶柄长 1 ~ 2 厘米；叶片卵状三角形、长圆状卵形或戟形。花单生或 2 朵聚生于叶腋。蒴果近球形。种子扁平，钝三角形，边缘具白色膜质宽翅。花期 7 ~ 8 月，果期 9 ~ 10 月。

【性味归经】性辛，味寒；归肺、胃经。

【功效主治】行气、解毒、消肿；主治脘腹胀痛、疝气、泄泻、痢疾、咳喘、高血压等。

【用法用量】煎汤服，3 ~ 9 克；研末，1.5 ~ 2 克。

【用药贴士】脾胃虚寒者慎服。

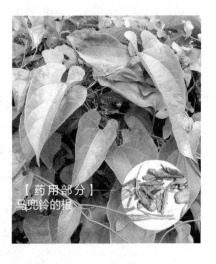

【药用部分】
马兜铃的根

青皮

别名：小青皮、青橘皮

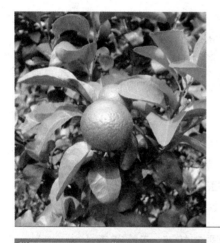

【植物形态】高3~4米。枝细，多有刺。叶互生；叶柄有窄翼，顶端有关节；花单生或数朵丛生于枝端或叶腋；柑果近圆形或扁圆形，果皮薄而宽，容易剥离。花期3~4月，果期10~12月。

【药用部分】多种橘类的未成熟果实的果皮或幼果。

【性味归经】性温，味苦、辛；归肝、胆、胃经。

【功效主治】疏肝破气、消积化滞；主治胸胁胀痛、疝气、乳核等。

【用法用量】煎汤内服，5~15克；也可入丸、散。

【用药贴士】气虚者慎服。

实用小偏方

药方：青皮25克，延胡索15克，甘草5克。

用法：水煎服，1日1剂。

适应证：心胃久痛不愈、得饮食米汤即痛。

柿蒂

别名：柿钱、柿子把、柿萼

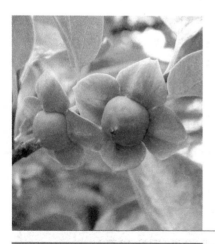

【植物形态】高达14米。花杂性，雄花成聚伞花序，雌花单生叶腋；花萼下部短筒状，4裂，内面有毛；花冠黄白色，钟形，4裂；浆果形状多为卵圆球形，橙黄色或鲜黄色，基部有宿存萼片。

【药用部分】柿的宿存花萼。

【性味归经】性温，味苦涩；归胃经。

【功效主治】降逆下气；主治呃逆、反胃等。

【用法用量】煎汤内服，5~10克；入散剂；外用适量，研末撒。

【用药贴士】风寒咳嗽者禁服。

实用小偏方

药方：柿蒂20克，乌梅核中之白仁10个。

用法：水煎服，1日2剂。

适应证：百日咳。

檀香

别名： 白檀、白檀木

【植物形态】高约 10 米。枝具条纹，有多数皮孔和半圆形的叶痕；小枝细长，节间稍肿大。叶片椭圆状卵形，膜质，先端锐尖，基部楔形或阔楔形，多少下延，边缘波状，稍外折，背面有白粉。

【药用部分】檀香树干的心材。

【性味归经】性温，味辛；归心、脾、肺、胃经。

【功效主治】行气散寒、止痛；主治胸腹胀痛、霍乱吐泻、噎膈吐食、寒疝腹痛及肿毒等。

【用法用量】煎汤内服，1.5～3 克，不宜久煎，后下。

【用药贴士】风寒咳嗽者禁服。

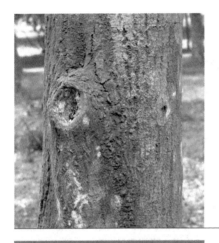

实用小偏方

药方：檀香末 15 克，干姜 25 克。
用法：干姜泡汤调下，1 日 2 剂。
适应证：心腹冷痛。

乌药

别名： 天台乌药、台乌药、细叶樟

【植物形态】高达 4～5 米。根木质，膨大粗壮，略呈连珠状。树皮灰绿色。叶片椭圆形或卵形。花单性，异株，伞形花序腋生。核果椭圆形或圆形，熟时黑色。花期 3～4 月，果期 9～10 月。

【药用部分】乌药的根。

【性味归经】性温，味辛；归肺、脾、肾、膀胱经。

【功效主治】行气止痛、温肾散寒；主治胸胁满闷、脘腹胀痛、头痛、寒疝疼痛、痛经及产后腹痛等。

【用法用量】煎汤服，5～10 克；入丸、散。

【用药贴士】气虚及内热证患者禁服；孕妇慎服。

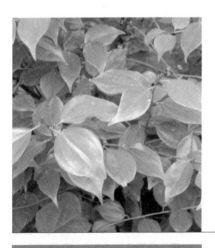

实用小偏方

药方：乌药 50 克，升麻 40 克。
用法：水煎服，1 日 1 剂。
适应证：小肠疝气。

香附

别名：香附米、莎草根、香附子

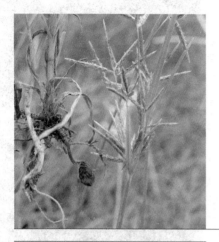

【植物形态】茎直立；根状茎匍匐延长，先端具肥大纺锤形的块茎，外皮紫褐色，有棕毛或黑褐色的毛状物，有时数个相连。叶片窄线形，小坚果长圆状倒卵形。花期5～8月，果期7～11月。

【药用部分】莎草的根茎。

【性味归经】性平，味甘；归肝、脾经。

【功效主治】理气解郁、调经、安胎；主治胁肋胀痛、乳房胀痛、疝气疼痛、月经不调、嗳气吞酸等。

【用法用量】煎汤内服，5～10克；入丸、散。

【用药贴士】气虚无滞、阴虚、血热者慎服。

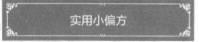

实用小偏方

药方： 香附500克，山楂500克，半夏曲200克。

用法： 研末为丸，1次15克，1日3次。

适应证： 脾胃不和、肝郁气滞、胸胁胀闷。

薤白

别名：野薤、野葱、野白头

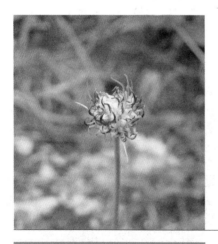

【植物形态】高30～60厘米。叶苍绿色，半圆柱状狭线形，中空，基部鞘状抱茎。花茎单一，伞形花序顶生，球状，下有膜质苞片。蒴果倒卵形。

【药用部分】小根蒜或薤的鳞茎。

【性味归经】性温，味辛、苦；归肺、心、胃、大肠经。

【功效主治】理气宽胸、通阳散结；主治胸痹心痛、胸脘痞闷、咳喘痰多等。

【用法用量】煎汤服，5～10克；或入丸、散。

【用药贴士】气虚者慎服。

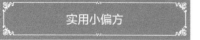

实用小偏方

药方： 薤白250克，栝楼实1枚，白酒1.5升。

用法： 水煎分3次服，1日1剂。

适应证： 胸痹之病、喘息咳唾、胸背痛。

枳实

别名：鸡眼枳实

【植物形态】常绿灌木或小乔木，高5~7米。茎枝具粗大腋生的棘刺，刺长3~4厘米，基部扁平；幼枝光滑无毛，青绿色，扁而具棱；老枝浑圆。花生于二年生枝上叶腋，通常先叶开放；花瓣白色，长椭圆状倒卵形。果圆球形，熟时黄色，芳香。花期4~5月，9~10月果熟。

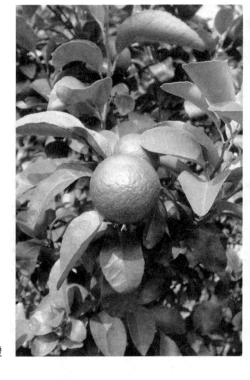

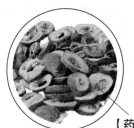

【药用部分】枸橘、酸橙的未成熟果实。

【性味归经】性微寒，味苦、辛、微酸；归脾、胃、肝经。

【功效主治】破气消积、化痰除痞；主治积滞内停、痞满胀痛、大便秘结、泻痢后重等。

【用法用量】水煎服，3~10克；入丸、散；外用研末调涂或炒热熨。

【用药贴士】孕妇慎服。

实用小偏方

药方：枳实12克，厚朴12克，薤白9克，桂枝6克，栝楼1枚（捣）。
用法：水煎分3次服，1日1剂。
适应证：胸痹心中痞气、气结在胸、胸满胁下逆抢心。

药膳食疗方

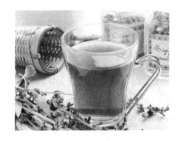

枳实白术茶

——健脾胃、助消化、破气除痞

/材料/ 炙枳实5克，白术5克
/做法/ 取一个干净的砂锅，注入适量的清水，放入炙枳实、白术，大火烧开后转小火煮约20分钟，至药材析出有效成分，捞出药材，将茶汤装入壶中，代茶频繁饮。

紫苏梗

别名：紫苏茎、苏梗、紫苏草

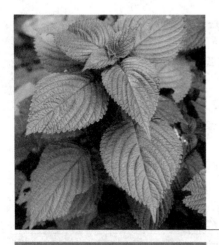

【植物形态】具有特殊芳香。茎直立，多分枝，紫色、绿紫色或绿色。叶片阔卵形、卵状圆形，边缘具粗锯齿，两面紫色或仅下面紫色。小坚果近球形，灰棕色或褐色，有网纹。

【药用部分】紫苏或野紫苏的茎。

【性味归经】性温，味辛；归脾、肺经。

【功效主治】理气宽中、安胎、和血；主治脾胃气滞、脘腹痞满、胎气不和等。

【用法用量】煎汤服，5～10克；或入散剂。

【用药贴士】温病及气弱表虚者忌服。

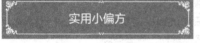

实用小偏方

药方： 紫苏梗 15 克，制半夏 7 克，陈皮 10 克。

用法： 水煎分 2 次服，1 日 1 剂。

适应证： 孕妇呕吐。

香橼

别名：枸橼、钩缘干、香泡树

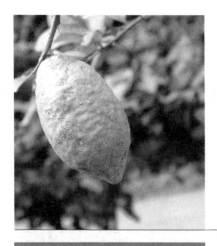

【植物形态】分枝较密，有短刺。单身复叶互生，柑果长圆形、圆形或扁圆形，先端有乳头状凸起，果皮通常粗糙而有皱纹或平滑，成熟时橙黄色。种子多。花期 4～5 月，果熟期 10～11 月。

【药用部分】香橼的成熟果实。

【性味归经】性温，味辛、苦、酸；归肝、肺、脾经。

【功效主治】理气、舒郁、消痰、利膈；主治胃痛胀满、痰饮咳嗽、呕哕少食等。

【用法用量】煎汤服，3～6 克；入丸、散。

【用药贴士】阴虚血燥者、孕妇及气虚者慎重服用。

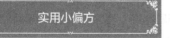

实用小偏方

药方： 鲜香橼 12～15 克。

用法： 沸水冲泡代茶饮。

适应证： 肝痛、胃气痛。

/涌/吐/药/

瓜蒂

别名：甜瓜蒂、瓜丁、苦丁香

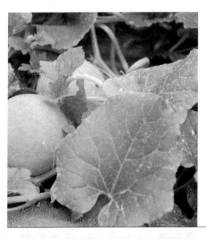

【植物形态】茎生多数刺毛；叶片圆形或近肾形。果皮通常黄白色或绿色，果肉一般黄绿色，芳香。

【药用部分】甜瓜的果蒂。

【性味归经】性寒，味苦，有毒；归心经。

【功效主治】泻水湿停；主治痰涎宿食、水肿等。

【用法用量】煎汤服，4 ~ 7.5 克；或入丸、散。

实用小偏方

药方：瓜蒂干适量。

用法：为细末，1 次 10 克，水调服，1 日 1 次。

适应证：风涎暴作、气塞倒卧。

常山

别名：黄常山、鸡骨常山

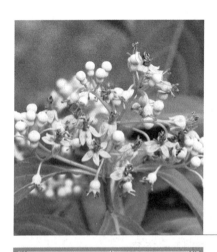

【植物形态】茎枝圆形，有节，幼时被棕黄色短毛。叶椭圆形，广披针形或长方状倒卵形，伞房花序，花浅蓝色。浆果圆形，蓝色。

【药用部分】黄常山的根。

【性味归经】性寒，味苦、辛，有毒；归肺、肝、心经。

【功效主治】截疟、劫痰；主治疟疾、痰涎壅盛、呕恶等。

【用法用量】煎汤内服，5 ~ 15 克；或入丸、散。

【用药贴士】正气虚弱，久病体弱者忌服。

实用小偏方

药方：常山、槟榔、厚朴、陈皮、甘草各 10 克。

用法：水酒各半煎，露之，第二日早晨温服。

适应证：疟疾。

胆矾

别名：石胆、毕石、君石

【植物形态】晶体成板状或短柱状，通常为致密块状、钟乳状、被膜状等。颜色天蓝、蓝色，有时微带浅绿。

【药用部分】硫酸盐类矿物胆矾的晶体。

【性味归经】性寒，味酸、辛，有毒；归肝、胆经。

【功效主治】催吐、祛腐、解毒；主治风痰壅塞、喉痹、癫痫等。

【用法用量】内服入丸、散，0.5～1克；外用研末撒或调敷。

【用药贴士】体虚者禁服胆矾，不宜过量或久服。

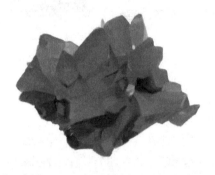

实用小偏方

药方：胆矾末0.5克，醋适量。

用法：胆矾末和醋一同灌之，1日1次。

适应证：百虫入耳。

藜芦

别名：黑藜芦、山葱、大叶藜芦

【植物形态】根多数，细长，带肉质。茎直立。叶广卵形、椭圆形至卵状披针形。顶生大圆锥花序；雄花常生于花序轴下部，两性花多生于中部以上。

【药用部分】黑藜芦的根及根茎。

【性味归经】性寒，味辛、苦，有毒；归肺、胃、肝经。

【功效主治】涌叶风痰、杀虫；主治中风痰壅、癫痫、疟疾等。

【用法用量】内服入丸、散，0.3～0.6克。

【用药贴士】体虚气弱及孕妇忌服。

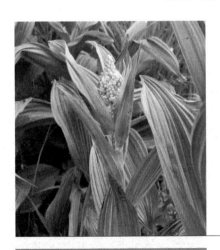

实用小偏方

药方：藜芦0.5克。

用法：研末，塞于牙孔中，不要咽汁，1日1次。

适应证：牙疼。

/杀/虫/止/痒/药/

大血藤

别名：血藤、红皮藤、红藤

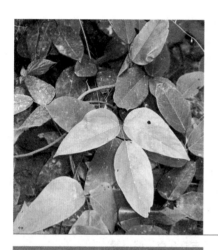

【植物形态】落叶木质藤本。三出复叶，顶生小叶倒卵圆形。种子卵球形；种皮黑色。

【药用部分】大血藤的茎。

【性味归经】性平，味苦；归大肠、肝经。

【功效主治】败毒消痈；主治风湿痹痛、虫痛等。

【用法用量】煎汤服，15～25克；研末或浸酒。

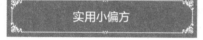
药方：大血藤、钩藤、喇叭花、凤叉蕨各15克。

用法：水煎分2次服，1日1剂。

适应证：钩虫病。

大风子

别名：麻风子

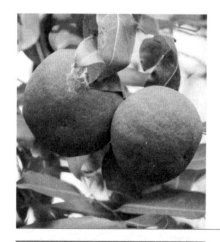

【植物形态】常绿乔木。浆果球形，果皮坚硬。种子略呈多角体，胚乳丰富。

【药用部分】大风子的成熟种子。

【性味归经】性热，味辛，有毒；归肝、脾、肾经。

【功效主治】祛风、杀虫；主治麻风。

【用法用量】内服入丸、散，2.5～5克；外用适量研烂敷；或烧存性，麻油调搽。

【用药贴士】本品有毒，过量可引起肢体颤动、惊厥、呼吸困难，甚至昏迷等中毒症状，故须严格控制剂量，并注意炮制。孕妇忌服。

药方：大风子50克，大蒜25克。

用法：捣烂煎水，涂患部。

适应证：荨麻疹。

大蒜

别名：胡蒜、独蒜、独头蒜

【植物形态】多年生草本，株高 50 ~ 100 厘米。鳞茎大形，球形或圆锥形，由 6 ~ 10 个肉质瓣状小鳞茎紧密排列组成，外包灰白色或淡紫红色干膜质鳞皮。叶互生，实心，扁平，线状披针形，灰绿色，基部鞘状。

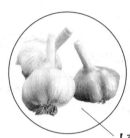

【药用部分】大蒜鳞茎

【性味归经】性温，味辛；归脾、胃、肺、大肠经。

【功效主治】杀虫、温中健脾、理气、消肿利尿；主治肾功能衰竭、饮食积滞、腹满等。

【用法用量】内服生食，或作为辛香料、一般蔬菜做菜食用，鲜茎 10 ~ 25 克；外用适量，捣烂外敷患处。

【用药贴士】眼睛有疾病的患者勿食用。

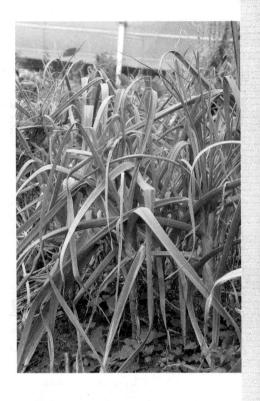

实用小偏方

药方：大蒜头 3 ~ 6 瓣。
用法：捣烂取其汁滴鼻，促使昏迷者苏醒，醒后停用。
适应证：中暑昏迷不醒。

药膳食疗方

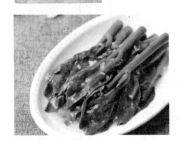

蒜蓉炒芥蓝
——清热解毒、杀菌消炎

/材料/ 芥蓝 150 克，蒜末少许，盐 3 克，鸡粉少许，水淀粉、芝麻油、食用油各适量

/做法/ 芥蓝洗净除根，焯水，用油起锅，蒜末爆香，倒入焯过水的芥蓝，加入清水、盐、鸡粉、水淀粉、芝麻油，炒匀炒透，关火后盛在盘中，摆好盘即可。

蜂房

别名：露蜂房、马蜂窝、蜂巢

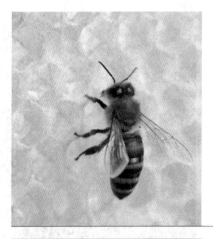

【植物形态】雌蜂体形狭长，呈黑色。头部三角形。复眼 1 对，暗褐色，分列于头之两侧；单眼 3 个，位于头之前上方。触角 1 对，细长弯曲，基部黑色，鞭节 12 节，呈赤褐色。

【药用部分】果马蜂、日本长脚胡蜂的巢。

【性味归经】性平，味甘，有毒；归胃经。

【功效主治】祛风、攻毒、杀虫；主治惊痫、风痹、瘾疹瘙痒、乳痈、疔毒、瘰疬等。

【用法用量】煎汤服，4 ~ 7.5 克；或烧存性研末。

【用药贴士】血虚弱者慎服。

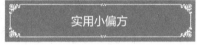
实用小偏方

药方：蜂房 1 个，独头蒜 1 碗，百草霜 7.5 克。
用法：捣烂敷患处。
适应证：手足风痹。

克兰树

别名：倒地铃、鹧鸪麻

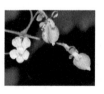

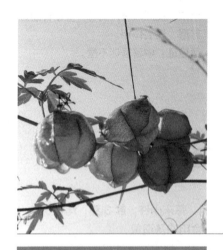

【植物形态】树干通直，树皮平滑而富纤维质。叶柄圆筒状，叶片心形或卵形，全缘，渐尖头，基部心形，大小不一。花着生于小枝，顶生，圆锥花序，被绒毛，花桃红色。雄蕊筒先端 5 裂。蒴果倒圆锥形，每室含种子 1 ~ 2 枚。

【药用部分】克兰树的树皮、根。

【性味归经】性温，味苦，有小毒。

【功效主治】杀虫、止痒；主治皮肤疹、疥癣等。

【用法用量】外用适量煎水洗或捣敷。

【用药贴士】孕妇忌服。

实用小偏方

药方：鲜克兰树叶适量。
用法：捣烂，外涂患部。
适应证：疥癣、皮肤疹。

硫黄

别名：流黄、石留黄、硫黄

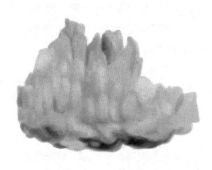

【植物形态】晶体的锥面发达，偶而呈厚板状。常见者为致密块状、钟乳状、被膜状、土状等。颜色有黄、浅黄、淡绿黄、灰黄、褐色和黑色等。条痕白色至浅黄色。

【药用部分】硫黄矿或含硫矿物冶炼而成。

【性味归经】性热，味酸，有毒；归肾、大肠经。

【功效主治】壮阳、杀虫；主治阳痿、虚寒泻痢，外用治疥癣、湿疹、癞疮等。

【用法用量】研末内服，2.5～5克；外用研末涂。

【用药贴士】阴虚火旺及孕妇忌服。

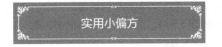

实用小偏方	药方：硫黄适量。 用法：研末，水调 10 克外涂。 适应证：疮痈肿痛。

炉甘石

别名：甘石、卢甘石、羊肝石

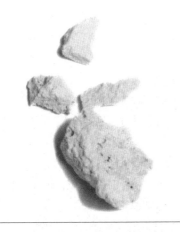

【植物形态】晶形呈菱面体，但少见。多为土块状、钟乳状、多孔块状等。颜色因杂质而不同，纯净者为白色，含铅者为深绿色，含镉者为黄色，含铁者呈褐色。条痕为白色。玻璃光泽，性脆。

【药用部分】矿物菱锌矿的矿。

【性味归经】性温，味甘；归胃、脾、肺经。

【功效主治】去翳退赤、收湿敛疮；主治目赤翳障、烂弦风眼等。

【用法用量】外用水飞点眼；研末调敷。

【用药贴士】不能内服。

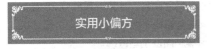

实用小偏方	药方：炉甘石粉 30 克，凡士林 60 克。 用法：调匀成眼膏，涂于睑缘，1 日 2 次。 适应证：各种睑缘炎。

木槿皮

别名：槿皮、川槿皮

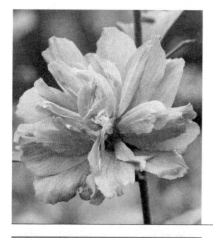

【植物形态】高3～6米。树皮灰褐色，无毛，嫩枝上有茸毛。叶互菱状卵形或卵形，边缘具圆钝或尖锐的齿，两面均疏生星状毛，后变光滑；叶柄光滑或被有茸毛或星状毛。

【药用部分】木槿的茎皮或根皮。

【性味归经】性微寒，味甘、苦；归大肠、肝、脾经。

【功效主治】清热、利湿、解毒、止痒；主治肠风泻血、痢疾、脱肛、白带、疥癣、痔疮等。

【用法用量】外用研粉醋调；或水煎，熏洗患处。

【用药贴士】脾胃虚弱、无湿热者慎用。

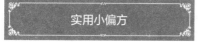

实用小偏方

药方：木槿皮、白矾、五倍子各适量。

用法：木槿皮煎汤洗，后以白矾、五倍子末敷。

适应证：大肠脱肛。

硼砂

别名：大朋砂、蓬砂、鹏砂

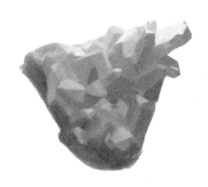

【植物形态】成短柱状晶体。多为粒状、土状块体。通常为白色或微带浅灰、浅黄、浅蓝或浅绿色。条痕白色。玻璃或油脂光泽。透明的硼砂，久置空气中会成白色粉状。

【药用部分】硼砂经提炼精制而成的结晶体。

【性味归经】性凉，味甘、咸；归肺、胃经。

【功效主治】清热消痰、解毒防腐；主治咽喉肿痛、口舌生疮、目赤翳障、骨哽、噎膈等。

【用法用量】入丸、散，2.5～5克；研末调敷。

【用药贴士】内服宜慎。

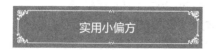

实用小偏方

药方：硼砂、马牙硝各0.5克，丹砂0.25克。

用法：研末糊丸如梧子大，1次2丸，1日2次。

适应证：咽喉肿痛及走马喉痹。

土荆皮

别名：土槿皮、荆树皮、金钱松皮

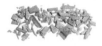

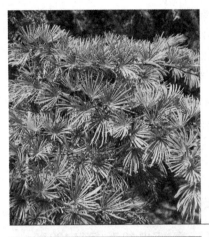

【植物形态】高20~40米。茎干直立，枝轮生平展。球果卵形，直立，鳞片木质，广卵形至卵状披针形，成熟后脱落，苞片披针形。种子每鳞2个，富油脂，有膜质长翅，与鳞片等长。

【药用部分】金钱松的干燥根皮或近根树皮。

【性味归经】性温，味辛，有毒；归肺、脾经。

【功效主治】祛风除湿、杀虫止痒；主治疥癣瘙痒、湿疹、神经性皮炎等。

【用法用量】外用浸酒涂擦或研末调敷。

【用药贴士】本品有毒，不宜内服。

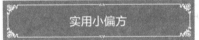
实用小偏方

药方： 土荆皮30克。

用法： 煎汤泡脚，每晚1次。

适应证： 脚气。

雄黄

别名：黄金石、石黄、天阳石

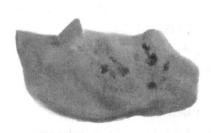

【植物形态】晶体柱状，晶面上有纵行条纹，大多成致密块状或粒状集合体。颜色为橘红色，少数为暗红色。条痕淡橘红色。晶面具金刚光泽，断面呈树脂光泽。半透明。解理较完全。

【药用部分】雄黄族雄黄，主含二硫化二砷。

【性味归经】性温，味辛、苦，有毒；归肝、大肠经。

【功效主治】燥湿祛风、杀虫解毒；主治疥癣、秃疮、痈疽等。

【用法用量】入丸、散，0.5~2克；研末调敷。

【用药贴士】阴亏血虚及孕妇忌服。

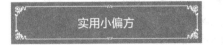
实用小偏方

药方： 雄黄5克，吴茱萸50克。

用法： 以上共同研末，香油熬熟调搽。

适应证： 对口疼痛。

樟脑

别名：韶脑、潮脑

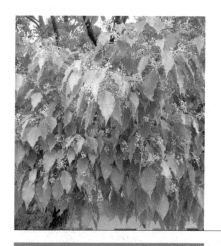

【植物形态】高 20 ~ 30 米。树皮灰褐色或黄褐色，纵裂；小枝淡褐色，光滑；枝和叶均有樟脑味。叶卵状椭圆形以至卵形，圆锥花序腋生；花小，绿白色或淡黄色。

【药用部分】樟的根枝叶蒸馏所得的颗粒状结晶。

【性味归经】性热，味辛；归心、脾经。

【功效主治】通窍、杀虫、止痛、辟秽；主治心腹胀痛、脚气、疮疡疥癣、牙痛等。

【用法用量】入散剂，0.1 ~ 0.25 克；研末敷。

【用药贴士】气虚及孕妇禁服；皮肤过敏者慎用。

实用小偏方

药方： 樟脑 5 克，花椒 10 克，芝麻 100 克。

用法： 以上共同研末，水调搽患处。

适应证： 小儿秃疮。

蛇床子

别名：野茴香、野胡萝卜子、蛇米

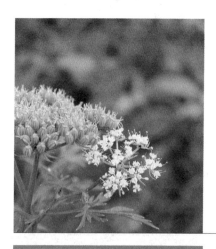

【植物形态】茎直立，圆柱形，疏生细柔毛。叶片卵形，羽状分裂，最终裂片线状披针形，先端尖锐。双悬果椭圆形，无毛。果皮松脆，揉搓易脱落，种子细小，灰棕色，显油性。

【药用部分】蛇床的果实。

【性味归经】性温，味辛、苦；归肾经。

【功效主治】温肾助阳、祛风、燥湿、杀虫；主治男子阳痿、阴囊湿痒及女子带下阴痒等。

【用法用量】煎汤内服，5 ~ 15 克；外用煎水熏洗。

【用药贴士】肾阴不足、相火易动者忌服。

实用小偏方

药方： 蛇床子 50 克，白矾 10 克。

用法： 煎汤频洗。

适应证： 妇人阴痒。

麻疯树叶

别名：水漆、臭油桐

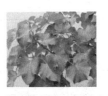

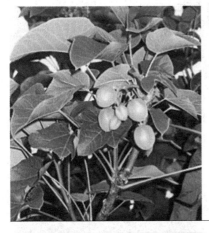

【植物形态】小乔木或灌木，全株含有透明状白色乳汁。单叶互生，多丛生于枝条先端，阔心形。纸质，全缘或 3 ~ 5 浅裂或角棱状，表里两面皆光滑无毛。

【药用部分】麻疯树的叶。

【性味归经】性微寒，味辛，有毒。

【功效主治】杀虫、止痒、止血；主治急性胃肠炎腹痛、霍乱吐泻、富贵手等。

【用法用量】外用适量捣敷、研末调敷、煎水洗。

【用药贴士】本植物有毒，内服时慎用。

实用小偏方

药方： 鲜麻疯树叶适量。

用法： 煎水外洗患处。

适应证： 皮肤瘙痒、湿疹。

白鹤灵芝

别名：癣草、白鹤灵芝草

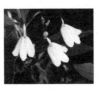

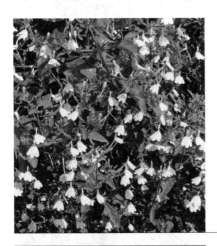

【植物形态】茎稍粗壮，密被短柔毛，干时黄绿色。叶尖卵形，背面中肋叶脉明显，先端尖或钝。圆锥花序由小聚伞花序组成顶生或有时腋生。

【药用部分】白鹤灵芝的叶。

【性味归经】性平、微寒，味甘、淡；归肺、肝、胃、大肠、小肠经。

【功效主治】平喘、祛痰、止咳；主治肺热燥咳、肺结核咳嗽、早期肺结核等。

【用法用量】水煎内服，10 ~ 15 克；外用捣敷。

【用药贴士】孕妇不宜多服。

实用小偏方

药方： 白鹤灵芝草 50 克，夏枯草 50 克。

用法： 水煎分 2 次服，1 日 1 剂。

适应证： 肺结核。

/拔/毒/消/肿/敛/疮/药/

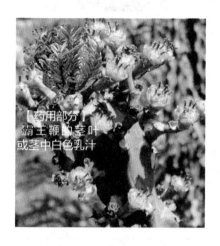

【药用部分】
霸王鞭的茎叶
或茎中白色乳汁

金刚纂

【植物形态】常绿灌木或小乔木。茎肉质，直立，绿色或暗绿色，多分枝。

【性味归经】性寒，味苦，汁有大毒。

【功效主治】拔毒消肿、清血、通便、杀虫、截疟；主治急性胃肠炎、腹胀、痈疮疥癣、无名肿毒、虫痛等。

【用法用量】外用 50 ~ 100 克，煎水洗或捣敷。

【用药贴士】禁止内服。

人工牛黄

【植物形态】呈粉末状，或不规则的球形、方形，表面浅棕色或金黄色。质轻松，气微清香而略腥，味微甜而苦，入口无清凉感。

【性味归经】性凉，味甘，归心、肝经。

【功效主治】清热解毒、化痰定惊；主治痰热谵狂、神昏不语等。

【用法用量】入丸、散，0.15 ~ 0.35 克；外用调敷。

【用药贴士】孕妇慎用。

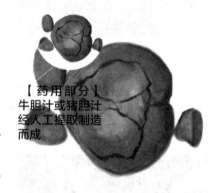

【药用部分】
牛胆汁或猪胆汁
经人工提取制造
而成

山香圆叶

【植物形态】小乔木，叶呈椭圆形或长圆形，先端渐尖，基部楔形，边缘具疏锯齿。

【性味归经】性寒，味苦，归肺、肝经。

【功效主治】清热解毒、利咽消肿、活血止痛；主治喉痹、咽喉肿痛、疮疡肿毒、跌扑伤痛、尿热赤痛等。

【用法用量】内服，15 ~ 30 克；外用捣敷。

【用药贴士】脾胃虚寒者慎服。

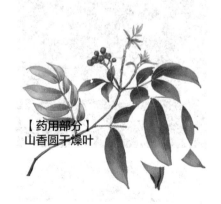

【药用部分】
山香圆干燥叶

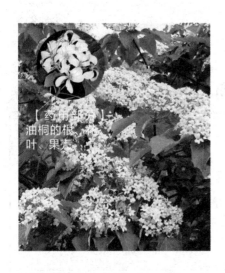

【药用部分】
油桐的根、花、
叶、果壳

油桐

【植物形态】落叶性乔木，树型修长。单叶互生，纸质、卵状或心脏形，种子有厚壳状种皮。

【性味归经】性寒，味甘，有小毒。

【功效主治】解毒杀虫、清热解毒、生肌；主治食积痞满、臌胀、哮喘、水肿、瘰疬、牙齿肿痛、疮痈肿痛等。

【用法用量】水煎内服，干根 15 ～ 50 克，花、叶适量；外用捣敷。

【用药贴士】孕妇忌服。

土贝母

【植物形态】块茎肉质，白色，扁球形，或不规则球形。茎纤弱，有单生的卷须。叶互生，具柄；叶片心形，表面及背面粗糙，微有柔毛，尤以叶缘为显著。花单性，雌雄异殊。

【性味归经】性凉，味苦；归肺、脾经。

【功效主治】散结毒、消痈肿；主治乳痈、瘰疬痰核、疮疡肿毒及蛇虫毒等。

【用法用量】煎汤，15 ～ 50 克；外用研末调敷。

【用药贴士】孕妇忌服。

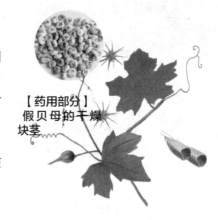

【药用部分】
假贝母的干燥
块茎

皂角刺

【植物形态】高达15米。棘刺粗壮，红褐色，常分枝。小叶片卵形、卵状披针形或长椭圆状卵形。花杂性，成腋生及顶生总状花序，花部均有细柔毛形；花瓣淡黄白色，卵形或长椭圆形。

【性味归经】性温，味辛；归肝、胃经。

【功效主治】消肿托毒、排脓、杀虫；主治痈疽初起或脓成不溃、疠癣麻风等。

【用法用量】煎汤，3 ～ 9 克；外用适量，醋煎涂。

【用药贴士】凡痈疽已溃及孕妇亦忌之。

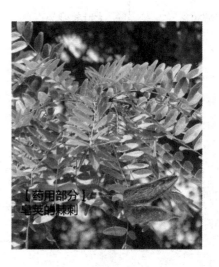

【药用部分】
皂荚的棘刺

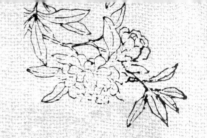

【附录】

中药材笔画检索

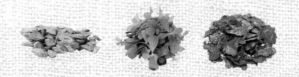

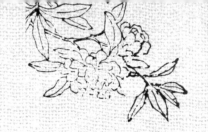

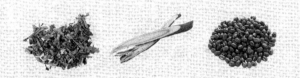

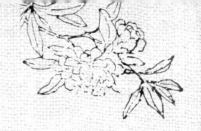
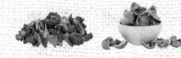

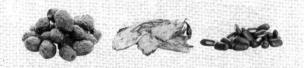

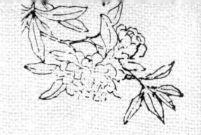

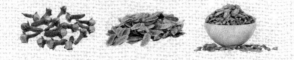

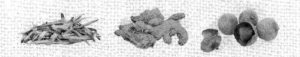

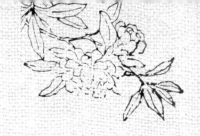

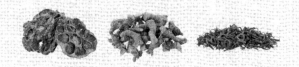

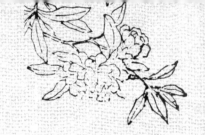

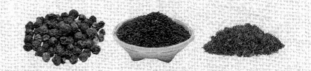

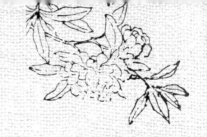

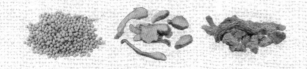

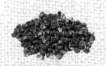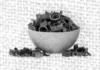

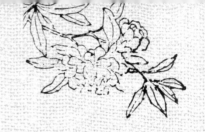

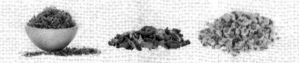